当代麻醉药理学丛书

总主编 杭燕南 罗爱伦 吴新民

INHALATIONAL ANESTHETICS

吸入麻醉药

主编◎ 王祥瑞 俞卫锋 杭燕南

世界图书出版公司

图书在版编目(CIP)数据

吸入麻醉药/王祥瑞,俞卫锋,杭燕南主编. —上海:上海世界图书出版公司,2017.1
ISBN 978 - 7 - 5192 - 2217 - 8

Ⅰ.①吸… Ⅱ.①王…②俞…③杭… Ⅲ.①吸入麻醉—麻醉药 Ⅳ.①R971

中国版本图书馆 CIP 数据核字(2016)第 280087 号

责任编辑: 胡　青
装帧设计: 石志春

吸入麻醉药

主编　王祥瑞　俞卫锋　杭燕南

上海世界图书出版公司 出版发行

上海市广中路 88 号 9 - 10 楼
邮政编码 200083
杭州恒力通印务有限公司印刷
如发现印装质量问题,请与印刷厂联系
(质检科电话: 0571 - 88914359)
各地新华书店经销

开本:787×1092　1/16　印张:18　字数:360 000
2017 年 1 月第 1 版　2017 年 1 月第 1 次印刷
ISBN 978 - 7 - 5192 - 2217 - 8/R · 403
定价:140.00 元
http://www.wpcsh.com

总 主 编 杭燕南　罗爱伦　吴新民

总副主编 黄宇光　王祥瑞　于布为（按姓氏拼音排序）

审　　校 孙大金　庄心良

分册主编

第一分册　麻醉药理基础　　　　　于布为　杭燕南

第二分册　静脉麻醉药　　　　　　叶铁虎　罗爱伦

第三分册　吸入麻醉药　　　　　　王祥瑞　俞卫锋　杭燕南

第四分册　肌肉松弛药　　　　　　闻大翔　欧阳葆怡　杭燕南

第五分册　局部麻醉药　　　　　　李士通　庄心良

第六分册　疼痛治疗药　　　　　　黄宇光　罗爱伦

第七分册　围术期液体治疗　　　　薛张纲　江　伟　蒋　豪

第八分册　围术期心血管治疗药　　杭燕南　邓小明　王祥瑞

主编助理 周仁龙　张马忠

编 写 人 员

主　编　王祥瑞　俞卫锋　杭燕南
副主编　熊利泽　方　才　陈　杰

参编人员（排名不分先后）

上海交通大学医学院附属仁济医院	杭燕南　王祥瑞　陈　杰
	杨跃武　朱慧琛　苏殿三
	周　密　王蓓蕾　周仁龙
上海交通大学医学院附属上海市儿童 医学中心	陈　煜
第二军医大学附属东方肝胆医院	俞卫锋　陆智杰
第二军医大学附属长海医院	邓小明　万小健
	陈　辉　江　来
华中科技大学同济医学院附属同济医院	罗爱林　金小高
安徽省立医院	方　才　康　芳
武汉大学附属中南医院	王焱林　陈　畅
第四军医大学附属西京医院	熊利泽　丁　倩
上海交通大学医学院附属瑞金医院	彭章龙

秘　书　赵延华

编 写 说 明

上海交通大学医学院附属仁济医院、北京大学第一附属医院和中国医学科学院北京协和医院都是国家药物试验基地,均建立了麻醉药理研究室或实验室,也都是麻醉学博士和硕士研究生的培养基地。多年来,3家医院开展了许多麻醉药理的基础和临床研究,培养了数十名博士和硕士研究生,发表了大量麻醉药理方面的论文。

2004年底,上海交通大学医学院附属仁济医院首先提出编写一本《肌肉松弛药》,得到了吴新民教授和庄心良教授的支持。在这基础上,2005年提出编写《当代麻醉药理学丛书》,杭燕南教授与黄宇光教授不谋而合,罗爱伦教授表示全力支持和合作。上海世界图书出版公司已同意出版《当代麻醉药理学丛书》。

《当代麻醉药理学丛书》得到学术造诣很深的诸多教授的支持,全书分为8部分册:(1)麻醉药理基础(于布为);(2)静脉麻醉药(叶铁虎);(3)吸入麻醉药(王祥瑞);(4)肌肉松弛药(闻大翔);(5)局部麻醉药(李士通);(6)疼痛治疗药(黄宇光);(7)围术期液体治疗(薛张纲);(8)围术期心血管治疗药(杭燕南)。汇编工作汇聚了北京、上海、广州、沈阳、武汉、浙江等地的专家、教授、学者,他们具有扎实的理论基础、高超的学术水平以及丰富的临床经验,并以严谨的学术态度,经过反复修改,完成编写工作。《当代麻醉药理学丛书》由德高望重的孙大金教授和庄心良教授审阅,由上海交通大学医学院附属仁济医院、北京大学第一附属医院、中国医学科学院北京协和医院麻醉科同仁协作完成,并得到上海世界图书出版公司的支持,在此表示衷心感谢。

我国麻醉医学、疼痛和重症监护治疗医学正在迅速发展,麻醉药及急救与心血管用药日益增多,进口药与国产药争相媲美。临床麻醉如何正确选择药物?如何合理用药?必须了解和熟悉药物的药代动力学及药效动力学,了解和熟悉药物的相互作用与个体差异,甚至应懂得药物经济学和药物的性价比,这样才能做到正确用药和合理用药。麻醉科和ICU用药,多数通过静脉途径,也有经椎管内用药,万一失误,容易发生不良反应,甚至造成严重后果。因此,正确的用药方法与途径也至关重要。我们希望《当代麻醉药理学丛书》对推进与指导临床麻醉和ICU医师正确、合理地用药发挥重要作用。

《当代麻醉药理学丛书》将陆续以分册形式再版,2016年底全部完成,最终将出版合订精装本《当代麻醉药理学》。本丛书虽然经过几十位教授、专家的努力,书中也难免有不当和错误之处,敬请读者批评指正。

杭燕南　罗爱伦　吴新民

2016年3月

序

众所周知，1846 年 10 月在美国波士顿麻省总医院乙醚麻醉的公开演示成功标志着现代麻醉学的诞生。此后的 161 年，吸入麻醉在全世界始终是使用最为广泛的全身麻醉方法。在这 160 余年里，麻醉医师们在实施吸入麻醉中不仅为数十亿人免除了手术、分娩和有创检查的痛苦，更为重要的是意识到患者的安全与患者的无痛苦是同样的重要，或者说安全更为重要。在这个基本理念指导下，临床麻醉实践中形成了现代麻醉学基本理论和基本技能的核心，即对病人基本生命功能进行监测与调控。麻醉医师对吸入麻醉，特别是对呼吸的监控与支持的能力又为重症医学的诞生和发展奠定了基础。所以，现代麻醉学的诞生，发展和今日的成熟都与吸入麻醉紧密相关。

还应提及的是，吸入麻醉丰富的理论基础和成功的临床经验为现代静脉麻醉的发展创造了条件。许多与现代静脉麻醉有关的概念、理论和方法都是借鉴了吸入麻醉的相应理论与实践而产生的。

由众多知名麻醉学家编写的《吸入麻醉药》一书的出版，为我国广大麻醉医师又增添新的参考资料，相信读者们在阅读这本专著中能与现代静脉麻醉的知识和技能融会贯通，并从中获得更大的乐趣。并为临床麻醉实践提供指导和帮助。

中华医学会麻醉学分会副主任委员

中国医师学会麻醉学分会会长

四川大学华西医院麻醉科教授

刘　进

2016 年 7 月 20 日于成都

前　言

自 William Morton 于 1846 年在美国麻省总院演示吸入乙醚麻醉以来,吸入麻醉迄今已经有 160 多年历史,乙醚麻醉的成功标志着近代麻醉史的开端。以后随着人们对吸入麻醉药药动学和药效学认识的深入,新型麻醉药推陈出新,目前临床使用的吸入麻醉药(主要是氟类麻醉药)已经几乎代替了除氧化亚氮外的所有药物。医药研究人员仍在不断寻求更合乎理想的药物。虽然近年来静脉麻醉药有很大发展,如起效快、苏醒快的丙泊酚在临床中得到了广泛应用,但吸入麻醉药具有麻醉效能强、易于抑制应激反应和调控麻醉深度等的优点,故在全身麻醉中仍占有重要地位。

全书共分为 20 章,较为系统地介绍了吸入麻醉药的发展历史、作用机制、药物动力学、对机体各系统器官的影响以及新型麻醉药等方面的新理论、新技术和新进展。本书是全国麻醉学界近 20 位资深专家和前辈心血的结晶,历经两年多时间的辛勤耕耘,终于和读者见面了,我们感到无比欣慰。我们殷切希望本书能为广大临床麻醉医生特别是工作在第一线的临床麻醉医生提供有价值的参考资料,全面深入地了解吸入麻醉药相关的理论和临床应用知识。虽然作者们在近两年的编写过程中,经过仔细校对和反复讨论,但书中不免有错误之处,诚请广大读者批评和指正。

最后衷心感谢在全书编写和审阅中倾注了大量心血的教授、专家以及仁济医院麻醉科的医生们,衷心感谢上海世界图书出版公司对本书的出版和发行所给予的大力支持。

王祥瑞　俞卫锋　杭燕南

2015 年 12 月

目　录

第 1 章　吸入麻醉药的历史

　　自 1846 年 10 月 16 日，William T. G. Morton 医生在美国麻省总医院公开示范乙醚麻醉获得成功以来，迄今已有 160 多年历史。近些年来随着人们对吸入麻醉药药动学和药效学认识的深入，新型麻醉药推陈出新，现代的吸入麻醉药（主要是氟类麻醉药）几乎代替了除氧化亚氮外的所有其他类型吸入麻醉药。

第一节　吸入麻醉的初级阶段

　　早在 1540 年 Valerings 合成乙醚，Cordus 和 Paracelsus 在有关著作中提到乙醚有消除疼痛的作用。1818 年 Faraday 发现乙醚具有麻醉作用。1842 年美国佐治亚州的乡村医生 Crawford Long 使用乙醚吸入麻醉给患者做颈部肿物手术成功，但直到 1849 年才在《南方医学外科》杂志进行报道，因而 Long 被认为是将乙醚用于临床麻醉的开创者。1846 年美国康涅狄格州牙科医生 Morton 在医学家兼化学家 Jackson 的指导下，验证了牙科手术吸入乙醚蒸气的麻醉作用。同年 10 月 16 日 Morton 在麻省总医院给患者施以乙醚吸入麻醉，由著名外科医生 Dr. John C. Warrn 从患者下颌部成功切除一个肿瘤，当时在场的有许多外科医生和新闻记者，这消息也随即轰动全世界。Morton 被认为是临床麻醉第一杰出人物，乙醚麻醉的成功开创了近代麻醉的历史（图 1-1）。同年英国 Liston 首先使用乙醚麻醉，俄国 Jiuporob 在乙醚麻醉下

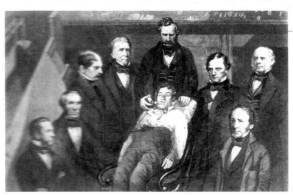

图 1-1　1846 年 10 月 16 日 Morton 演示乙醚麻醉

施行了乳癌切除术,而且他是大规模使用乙醚全身麻醉的组织者。1847 年 Snow 发行了《乙醚吸入麻醉》,这是第一本麻醉专著。吸入麻醉药发展的历史年份见图 1-2。

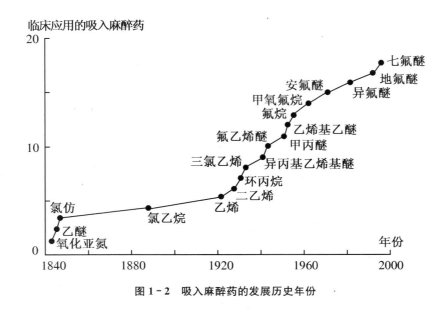

图 1-2　吸入麻醉药的发展历史年份

第二节　吸入麻醉药的发展

虽然乙醚安全性好,但有易燃,诱导期长,有刺激性气味,恶心、呕吐发生率高等缺点。因此,在乙醚麻醉开始应用后的一年内,研究者开始寻找其他更好的麻醉药物。关于吸入麻醉药的研制和应用详见表 1-1。

表 1-1　吸入麻醉药

吸入麻醉药	时间(年)	发明或使用者	事　例
乙醚(ether)	1540	Valerius Cordus	首先制成了乙醚
	1540	Paracelsus(瑞士医生)	用混有乙醚的饲料使家禽入睡,后又安全醒来
	1842	Crawford W. Long William E. Clark	将乙醚用于患者
	1846	William T. G. Morton(英国医生)	公开演示乙醚麻醉
	20 世纪 60 年代早期		乙醚成为经典的全身麻醉药
氧化亚氮(N_2O)	1772	Joseph Priestley	制成氧化亚氮
	1799	Humphry Davy(英国化学和生理学家)	首次提出氧化亚氮含有镇痛成分

（续表）

吸入麻醉药	时间(年)	发明或使用者	事　例
	1844	Horace Wells（美国牙科医生）	首先将氧化亚氮用于临床麻醉
	1868	Edmund Andrens（外科医生）	将氧化亚氮混以20%的氧用于麻醉
氯仿(chloroform)	1831	Von Leibig Gutherie Soubeiran	制成氯仿
	1847	Holmes Coote	首先使用氯仿
	1847	James Simpson（苏格兰产科医生）	将氯仿用于分娩镇痛
氟烷(halothane)	1951		制成(1956年上市)
甲氧氟烷（methoxy-flurane）	1958		制成(1960年上市)
安氟醚(enflurane)	1963	Terrell	制成(1973年上市)
异氟醚(isoflurane)	1965		制成(1981年上市)
地氟醚(deflurane)	1990		制成(1992年上市)
七氟醚(sevoflurane)	20世纪60年代晚期	BM Regan（Baxter实验室）	制成(1984年在日本上市，1995年在美国上市)

一、氯仿

1831年Vonliebig、Guthrie和Sanbeiren分别合成了氯仿，但从未在人体进行过吸入麻醉的试验。1847年Flourens经动物实验证明氯仿具有麻醉作用。同年英国外科兼妇产科医生Sinposon第一次将氯仿成功用于分娩镇痛。1848年发生了使用氯仿死亡的病例，以后继续有报道，因此认为应用氯仿不能超过一定浓度。1853年Sinposon又开始应用氯仿麻醉，特别是他给维多利亚女王施行氯仿麻醉生下王子，使氯仿麻醉在英国得到公认。1858年Snow又刊行了《氯仿及其他麻醉剂》一书。1862年Clover氯仿麻醉机问世，到1868年才开始普遍使用。氯仿一直使用了几十年，直到1894年Leonard和Guthrie报道了氯仿麻醉后有几例儿童发生了迟发性肝毒性反应。Goodman和Levy的动物试验表明，氯仿浅麻醉复合肾上腺素可诱发致死性室颤。此后，氯仿逐渐被弃用。

二、氧化亚氮

氧化亚氮是Pristley于1772年发现的，1778年Davy证明氧化亚氮具有镇痛作用。1844年Wells出席了化学家Colton的示范，氧化亚氮吸入令患者神志消失，引起Wells的注意，在自己拔牙时吸入氧化亚氮获得成功。Wells向Colton学习了氧化亚氮的合成方法并将这种药物用于拔牙手术,但在哈佛医学院演示吸入氧化亚氮下进行无痛拔牙手术时失败。1867 年 6 月,Colton 首次在巴黎第一届国际医学大会上演示了氧化亚氮吸入麻醉,从此该方法在欧洲风行。直到 1870 年氧化亚氮才与氧气一起用于麻醉中,这样就可以提供满意的麻醉效果而不引起缺氧。

三、氯乙烷、乙烯

在将近一个世纪的时间里,乙醚、氯仿和氧化亚氮应用于大多数外科手术的麻醉,这也证明了它们的重要作用。1848 年 Heyfelder 首先在人体使用氯乙烷产生麻醉作用。1918 年 Luckhardt 证明乙烯有全身麻醉作用,乙烯在 1923 年用于临床,它需要在高浓度下才能产生麻醉作用,而且易燃、易爆,具有刺激性气味。1926 年 Eichhaltz 将阿弗丁应用于临床。1928 年 Lucuo 和 Hendersen 发现环乙烷有麻醉作用,1930 年 Waters 临床应用环乙烷获得满意效果。1933 年 Gelfan 和 Bell 发现乙烯醚有麻醉作用可供临床使用。1935 年 Shiker 试用三氯乙烯作为麻醉药,1941 年 Lange Hewer 应用于临床。由于这些药物都具有易燃易爆的特性,限制了外科电刀和监护仪的应用,因此很快就被临床淘汰。

四、氟类麻醉药

从理论上讲,可以通过卤素化来降低烃化物的可燃性。早期合成非易燃性麻醉药的方法就是使某种易燃性的药物氟化。用氟原子来代替氯原子和溴原子,可以获得更稳定的分子结构和更低的溶解度,从而使得吸入麻醉药的毒性更小并具有更好的药物动力学特性。1954 年化学家 Suckling 合成了氟烷,1956 年 Johnstone 将其应用于临床。

(一)安氟醚、异氟醚和地氟醚的合成

从 1959 年到 1980 年 Dr. Rossc. Terrell 及其在俄亥俄州 Medical Products 公司(现为 Baxter 公司)的同事们为了研制出更好的吸入麻醉药,分析了 700 多种复合物。安氟醚(第 347 种复合物,因此被称为复合物 347)和异氟醚(第 467 种复合物)均由这次试验研制成功,并分别成为 20 世纪 70 年代和 80 年代的主要麻醉药。其他未入选的复合物都有这样或那样的缺点。有的不能诱导麻醉,有的具有毒性。一些复合物可以产生很好的麻醉效果,但却发现有其他缺点,如具有危险和(或)价格昂贵而不能应用。

地氟醚($CHF_2 - O - CHF - CF_3$)是这一系列研究的复合物中第 653 种复合物,因此地氟醚被称为复合物 653。它开始是由具有潜在爆炸危险的氯元素合成的。它还有两个其他的潜在局限性:① 在室温下饱和蒸气压相当于一个大气压,因此不便使用常规的蒸发系统。② 麻醉强度仅是异氟醚的 1/5,因此产生麻醉就需要更多的药物,从而就使它的应用更加昂贵。

（二）合成七氟醚

七氟醚是在 20 世纪 60 年代后期由 Wallin 和他的同事在 Travenol 实验室合成的。像地氟醚一样，七氟醚合成困难且价格昂贵。吸入七氟醚，苏醒很快。七氟醚与二氧化碳吸收剂接触后结构不稳定，并且它本身及其代谢产物存在一定潜在毒性。动物试验和临床研究表明，七氟醚代谢产生无机氟，增加血浆氟离子浓度。七氟醚因与碱石灰不相容，直到 20 世纪 80 年代末期才投入使用。

（三）地氟醚和七氟醚的发展

因为上述的潜在局限性，地氟醚和七氟醚并没有随着经济的发展而立刻得到发展。到了 20 世纪 80 年代人们对它们的发展给予重新考虑，主要基于两方面原因。第一，门诊患者麻醉成为麻醉操作的重要部分，这就需要研制作用快、清除快的麻醉药。这一理念扩展到其他麻醉药和麻醉辅助药中，并使它们得到发展，包括短效肌肉松弛药（如阿曲库铵和维库溴铵代替氯筒箭毒碱和泮库溴铵）、阿片类药物（阿芬太尼代替吗啡、哌替啶和芬太尼）、苯二氮䓬类（咪达唑仑代替地西泮）和麻醉诱导药丙泊酚。第二，含氟的卤化吸入麻醉药（如地氟醚和七氟醚）在血液中溶解度较低，因此满足了短效麻醉药的要求。

在 20 世纪 80 年代中期，有少量的地氟醚合成，并进行了血中溶解度试验（血/气分配系数）。正如所期望的，地氟醚的血/气分配系数（0.45）远低于其他的吸入麻醉药，与氧化亚氮的血/气分配系数相当（0.46）。这些发现也激励了人们开始了两个尖端项目的研究。其一，寻找一个更高效并且危险较小的研究方法。其二，研究地氟醚的生理学和药理学特性。在充分的动物药理学研究后进行志愿者和患者试验。

在 Maruishi Pharmaccutical 公司的赞助下，人们再次产生了对七氟醚研究的兴趣。在日本七氟醚于 1990 年被允许应用于临床，一时间成为日本最流行的麻醉药。七氟醚在北美批准应用后，同样成为美国最流行的麻醉药。

地氟醚和七氟醚的生理和药理价值证实了这个设想，即这些氟化麻醉剂具有较低的溶解度，能够使患者较快地从麻醉中苏醒。经体内和体外研究发现，地氟醚比近期应用于人体的其他强效挥发麻醉药更稳定。

近期研究表明，与那些较早发现的现代吸入麻醉药相比，最新的现代麻醉药地氟醚和七氟醚既有优点又有缺点。地氟醚的特点就是血和组织中的溶解度低，从而使患者能够快速从麻醉中苏醒。它能够使血压快速下降，这也可以解释其活性很强。其独特的抗降解能力也是一个值得关注的优点。其他药理特性与一般强效吸入麻醉剂相同，特别是在低浓度和麻醉稳定阶段（如麻醉维持期）。七氟醚的特点也在于血和组织中溶解度低，较经典的卤化吸入麻醉剂（如异氟醚）苏醒更快，但较地氟醚要慢。七氟醚没有刺激性气味，可以用于吸入麻醉诱导，并且对循环系统影响较小。

第三节　吸入麻醉实施方法的发展过程

吸入麻醉药的历史也包括吸入麻醉药物传送装置和分析方法的发展。在19世纪初,施行全身麻醉时,是将乙醚、氯仿简单地倒在毛巾上进行吸入麻醉,以后创造出简单的麻醉工具,如Esmarch口罩,由钢丝网构成,上蒙以数层纱布,用乙醚滴瓶点滴吸入乙醚挥发气。以后Sxhimimeldusch作了改进,将口罩与患者面部接触部分卷边,以防止乙醚流到患者面部及眼引起刺激受到伤害。开放点滴吸入麻醉的缺点是麻醉药物丢失较多,麻醉的深度及呼吸不易控制。以后出现简单的可以调节乙醚气体浓度(Cauobehko)的口罩。1910年设计出Mckesson断续流的麻醉机。1915年Jackson试用二氧化碳吸收剂与动物实验,为紧闭法吸入麻醉之前驱。1923年Waters设计来回式CO_2吸收装置,1928年又出现循环式紧闭吸入麻醉装置,目前已发展成为精密复杂的各种类型的麻醉机。

气管内麻醉方法的出现,意义尤为重大。1543年Vesalius曾给动物实施气管内插管;1667年Hooke于动物实验用气管切开插入导管进行麻醉。1792年Curry首先在人进行气管内插管。1869年Trendelenburg行气管切开术,直接经气管导管吸入麻醉药。1880年Mceven用手引导施行气管内插管。1859年Krursstein制成喉镜作明视气管内插管。1921年Magill和Rowvotham改良气管内麻醉术,将金属导管改用橡皮管,经鼻腔盲探插管。Guedel和Waters倡导用带有套管的气管内插管导管。喉镜方面设计出Miller、Guedel、Flagg型及Macintosh弯型喉镜。气管内插管普遍应用于各种全身麻醉及实施复苏术的患者,并设计出各种气管内麻醉的导管和技术操作方法。蒸馏器能够使麻醉气体以精确的浓度进行传输,这一装置也提供了呼气末气体浓度监测,这样可以精确地控制麻醉深度,这在以前是不太可能做到的。这一装置增加了吸入麻醉的安全性和有效性。

第四节　我国吸入麻醉的发展过程

20世纪50年代在我国应用的吸入麻醉药主要是乙醚,应用开放点滴的方法,小儿麻醉中先用氯乙烷或氟烷诱导,再滴乙醚维持。20世纪50年代末60年代初开展小儿三氯乙烯开放麻醉。由于我国仿制麻醉机成功,应用回路内简易蒸发器,逐渐开始乙醚和氟烷紧闭吸入麻醉。气体吸入麻醉药环丙烷(cyclopropane)也曾经在我国临床麻醉中应用。一般成人先静注硫喷妥钠诱导,再吸入乙醚维持麻醉。因为乙醚具有可控性好,还有肌肉松弛作用,也没有其他更好的全身麻醉药物代替,这样的吸入麻醉方法一直沿用至20世纪70年代末。1981年后由于安氟醚等吸入麻醉药及现代麻醉机的引进,静吸复合麻醉逐渐成为我国全身麻醉的主流,在设备、理论和技术上有了很大进展。20世纪90年代,又有许多新药、新技术和新仪器引进,包括吸入全身麻醉药异氟醚、七氟醚和地氟醚以及密闭性很好的全能型麻醉机,精确度很高的蒸发器,吸入麻醉药浓度监护仪等。随着最低肺泡有效浓度及吸入麻醉方法和理论的发展,低流量和全紧闭吸入法也在我国开展起来。通常吸入性全身麻醉都在高流量(5 L/min)半紧闭或中流量(<5 L/min,>2 L/min)半紧闭下进行。但在上述流量下,全身麻醉药的残气造成手术室内空气污染,同时造成氧和全身麻醉药的浪费。另一方面,现代的麻醉机工艺和性能明显改进,麻醉机各部件的泄漏量已小于每分钟100 ml,又有精密的气体和二氧化碳监测仪。因此,目前主张采用低流量(1 L/min)和小流量(500 ml/min)紧闭法,改进了吸入全身麻醉的方法。1994 年七氟醚、1997 年地氟醚分别引入我国,但七氟醚因故中断供用 10 年,2005 年恢复应用,我国目前临床麻醉中主要使用的吸入麻醉药是异氟醚和七氟醚。吸入麻醉药是目前临床麻醉中主要使用的药物之一,新型吸入麻醉药、吸入麻醉的方法改进和非麻醉作用研究将会成为我们今后主要的研究方向。

(王祥瑞)

参考文献

1 Herrman WM, Irrgang U. An absolute must in clinic-pharmacological research: Pharmaco-electroen-cephalography, its possibilities and limitations. *Pharmacopsychiatry*, 1983, 16: 134 - 142.

2 庄心良等. 现代麻醉学. 3 版. 北京:人民卫生出版社,2003. 390 - 418.

3 Seutin VM. Mechanism of action of inhaled anesthetic. *N Engl J Med*, 2003, 349: 909 - 910.

4 Alkire MT, Corsnil A. Relative amnesic potency of five inhalational anesthetics follows the Meyer-Oventon rule. *Anesthesiology*, 2004, 101: 417 - 429.

5 杭燕南,庄心良,蒋豪. 当代麻醉学. 上海:上海科学技术出版社,2002. 1 - 6.

第2章 吸入麻醉药的理化特性

吸入麻醉药的作用是基于其在脑中维持足够的分压而保证患者处于睡眠状态。某些因素如麻醉药的溶解性、患者的心排血量以及肺泡气体交换量等均可影响到麻醉药物的效能。同时,吸入麻醉药的保存、作用强度及清除等过程除了与通气量、血流、麻醉时间的长短等有关外,和吸入麻醉药的理化性质也密切相关。一般而言,脂溶性越高,血/气分配系数、组织/血分配系数越大,则清除越慢。

第一节 吸入麻醉药的分类

根据吸入麻醉药在常温常压下是挥发性液体还是气体,可以分为挥发性吸入麻醉药和气体吸入麻醉药。挥发性吸入麻醉药又可以分为3类:① 烃基醚,如乙醚、双乙烯醚、乙基乙烯醚等;② 卤代烃基醚,如甲氧氟烷、安氟醚、异氟醚、七氟醚、地氟醚等;③ 卤烃,如氟烷、三氯乙烯、氯仿等。气体吸入麻醉药常见的有:环丙烷、乙烷、氧化亚氮等。

临床上一般按照血/气分配系数的不同,将麻醉药分成3类:① 易溶性:乙醚、甲氧氟烷;② 中等溶解度:氟烷、安氟醚、异氟醚;③ 难溶性:N_2O、地氟醚、七氟醚。见表2-1。

表2-1 吸入麻醉药的分类

化学结构分类 (挥发性吸入麻醉药)	代表药物	按血气分配系数分类	代表药物
烃基醚	乙醚	易溶性	乙醚,甲氧氟烷
卤代烃基醚	甲氧氟烷,安氟醚 异氟醚,七氟醚 地氟醚	中等溶解度	氟烷,安氟醚,异氟醚
卤烃	氟烷	难溶性	N_2O,七氟醚,地氟醚,氙气

第二节 理想的吸入麻醉药标准

吸入麻醉药发展至今已有许多品种,但在临床使用中仍然没有找到一种理想完美的药物。一般对于吸入麻醉药的评价要从以下几个方面来考虑,既要保证患者生命体征的平稳和手术室工作人员的安全,又要满足外科手术的需要。

理想的吸入麻醉药要具备以下的标准:① 理化性质稳定,易于长期保存,无燃烧、爆炸性,与麻醉器械、碱石灰或其他药物接触不产生毒性物质。② 无臭味,对气道无刺激性。③ 在血和组织中溶解度低,诱导时间短,麻醉深度易于调节,可控性强。④ 麻醉作用强,可使用低浓度,以避免缺氧。⑤ 诱导和苏醒迅速、平稳、舒适。⑥ 有良好的镇痛、肌松、安定和遗忘作用。⑦ 能抑制异常应激反应,保持机体内环境的稳定。⑧ 在体内代谢率低,无蓄积作用,代谢产物无明显药理作用和毒性。⑨ 安全范围大,毒性低,不良反应少而轻,尤其是对循环、呼吸影响小,对心、脑、肺、肝、肾等重要脏器无明显毒性,无致癌、致畸、致突变作用,无严重过敏反应,不污染空气,不损害手术室工作人员的健康。⑩ 所需设备简单、使用方便、药源丰富、价格低廉等。

第三节　吸入麻醉药的理化性质

一、物理性质

气体麻醉药通常以液态贮存于高压钢瓶内,挥发性麻醉药在室温时易挥发成蒸气。常用吸入麻醉药的结构式见图 2-1,基本物理性质见表 2-2。

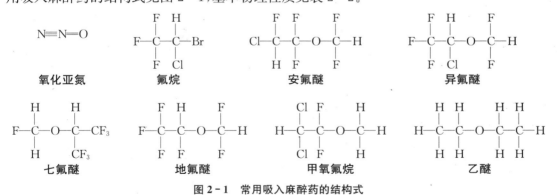

图 2-1　常用吸入麻醉药的结构式

表 2-2　常用吸入麻醉药的物理性质

	乙醚	氟烷	甲氧氟烷	安氟醚	异氟醚	七氟醚	地氟醚	氧化亚氮
分子量	74.1	197.4	165.0	184.5	184.5	200	168	44.0
沸点(℃)(1个大气压)	34.6	50.2	104.7	56.5	48.5	58.5	23.5	−88.0
蒸气压(20℃)(kPa)	59.1	32.1	3.0	23.3	31.8	20.9	89.3	5200

（续表）

	乙醚	氟烷	甲氧氟烷	安氟醚	异氟醚	七氟醚	地氟醚	氧化亚氮
蒸气压(20 ℃时)(mmHg)	442	241	22.5	175	240	156.9	670	39000
潜热(20 ℃时)(kJ/mol)	27.6	28.9	33.9	32.3	—	7.90	—	18.2
液体比重(g/ml)	0.72	1.86	1.43	1.52	1.50	1.25	1.45	—
Antoine 常数(kPa) A	6.151	5.892	6.206	6.112	4.822	—	—	6.702
B	1109.58	1043.70	1336.58	1107.84	536.46	—	—	912.90
C	233.2	218.3	213.5	213.1	141.0	—	—	285.3
每毫升液体产生的蒸气(20 ℃时)(ml)	233	227	208	198	196			

理化性质不仅决定了吸入麻醉药的麻醉强度、给药方法、摄取速率、分布与排除,也关系到全身麻醉器械、诱导和苏醒的快慢、患者和手术室工作人员的安全等。

（一）蒸发和蒸气压

物质由液态转变成气态的过程叫汽化。麻醉中使用的乙醚、异氟醚、氟烷等麻醉药就是从液态挥发成气态供患者吸入的。汽化有蒸发和沸腾两种方式,而吸入麻醉药的汽化主要是蒸发的方式。

蒸发是液体表面发生汽化的现象。液体在蒸发时要吸收热量,所以蒸发具有致冷作用。这是因为蒸发是液体分子变成蒸气分子的过程。在蒸发过程,只有动能较大的分子才能逸出液面,留存液体内部的分子平均动能较小;如外界不给液体补充能量,液体的温度就会下降。如液态氧化亚氮迅速从贮气筒释放时,贮气筒内温度可降至−60 ℃,若筒内有水,可以凝成冰块,导致减压阀堵塞。而乙醚、异氟醚、氟烷的蒸发引起的温度降低,对输出浓度影响很大,是设计蒸发器时必须考虑的。

要保持液体的温度不变必须给液体加热,使单位质量的液体变成同温度蒸气所需的热量称为该物质的汽化热。不同的液体汽化热不同,同一种液体汽化热随着温度升高而减小。表 2-3 是几种含氟麻醉液体的汽化参数。

表 2-3　常用含氟液体的汽化参数

麻醉液体	分子量	沸点(℃)(101.3 kPa 时)	汽化热(J/ml)	饱和蒸气压(kPa)(20 ℃时)
氟烷	197	50.2	209.8	32.05
异氟醚	184.5	48.5	259.2	33.25
安氟醚	184.5	56.5	263.3	23.28

蒸发在任何温度下都能发生,但温度越高,蒸发表面越大,表面上方通风越好,则蒸发越快。各种麻醉蒸发器的设计都要考虑上述因素。为了加速蒸发通常采取下列方法:① 增加蒸发表面积。在蒸发室内装有用棉线等织物制成的吸收芯,吸收芯的下部浸泡于麻醉液

体中,由于虹吸作用,整个吸收芯渗透麻醉药液,因此可使蒸发表面积大大增加。另一种方法是将气体分散成小气泡通过麻醉药液,当小气泡逸出液面时,表面都携有药液分子,大量的气泡表面积也可使蒸发有效面积显著增加。② 增加表面气流。在半开放条件下,利用通过麻醉液表面的气流不断携带麻醉蒸气进入患者呼吸道。③ 温度补偿。由于麻醉药液在蒸发过程中吸收热量导致本身温度降低,温度降低又会引起蒸发量下降,为保证蒸发器输出浓度的稳定,早期有的蒸发器在蒸发室周围用电热板或温水槽直接加热以保持蒸发药液的温度。这种方法的缺点是可能分解破坏麻醉药,现已不用。现在采用的是间接加热方法,利用青铜材料制作蒸发器,因为青铜的比热高,并有良好的热传导性能。比热高的物质温度变化缓慢,良好的导热性能可将从外界吸收的热量很快传递给麻醉药液,达到温度补偿的目的。

在蒸发过程中,由于分子的无规则运动,一方面液体内动能较大的分子可以逸出液面成为蒸气分子,另一方面蒸气分子也能不断返回液体,蒸发过程实际是一个动态过程。当容器敞开时,离开液面的分子不断向外扩散或被流动的空气带走,离开液面的分子多,返回液体的分子少,因此敞口容器中的液体可以不断蒸发直到全部汽化为止。

在密闭容器里,从液面蒸发出去的分子不能扩散掉。随着蒸发过程的进行,液面上方蒸气分子的密度不断增大,返回液体的蒸气分子也不断增多。经过一段时间,最后达到在单位时间进出液面的分子数相等的动态平衡状态。从这时起,液面上蒸气分子的密度不再增加,液体也不再减少,和液体处于动态平衡的蒸气称为饱和蒸气,饱和蒸气的压强称为饱和蒸气压。

在一定温度下,因为饱和蒸气密度不变,所以饱和蒸气压不变。随着温度升高,分子无规则运动的动能增大,液体中逸出液面的分子数增加,饱和蒸气密度增大,因而饱和蒸气压随温度升高而增大。例如,水在 20 ℃、30 ℃、37 ℃时的饱和蒸气压分别为 2.33 kPa、4.23 kPa、6.26 kPa。挥发性麻醉药的汽化特点是沸点低、汽化热小、饱和蒸气压高、容易汽化(表 2-3)。在一定温度下,地氟醚的饱和蒸气压是目前吸入麻醉药中最高的。地氟醚较高的饱和蒸气压使旁路挥发较困难,所以需要使用特殊的挥发器。液态地氟醚密度比液态异氟醚和七氟醚小,而氟烷的密度则最大。

氟烷的沸点比安氟醚低,饱和蒸气压比安氟醚高,所以氟烷比安氟醚容易汽化,而异氟醚的沸点、饱和蒸气压和氟烷相近,故两者的汽化特点相似。

蒸发器内的麻醉气体浓度,实际上是一定温度下的饱和蒸气浓度,即在该温度下蒸发器所能蒸发的最大气体浓度。例如,20 ℃时蒸发器内异氟醚浓度高达 32%,但是麻醉中需用的仅是 0.7%~1.5%,因此必须经空气或氧气等气体稀释后,才能送入患者呼吸道。

液面形状凹面时,由于与水平面相比,分子离开液面要受到更多分子的吸引,就使蒸气压下降;相反,凸液面时,由于与水平面相比,分子受到液面较少分子的吸引,更易离开液面,使蒸气压上升。所以表面曲率越小,气压就越大。

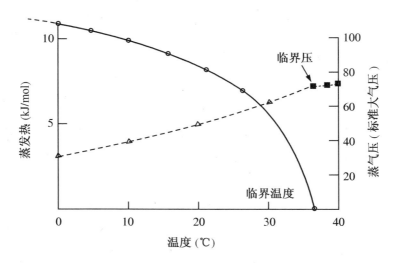

图 2-2 N_2O 蒸发热、饱和蒸气压与温度的关系

图 2-2 是 N_2O 的蒸发热、饱和蒸气压与温度的关系曲线,N_2O 的蒸发热变为零时的温度是它的临界温度(36.5 ℃),即可自发地从液态变成气态,而不需要额外的外部能量。事实上,物质以气态存在是比较稳定的。蒸发热的热量与被蒸发物质的量成正比,即蒸发的速度过快,所需要的热量就大于实际能供给的热量,此时温度就下降。所以当液化气钢瓶供给大流量的 N_2O 时,钢瓶的温度下降,蒸发热增加。临床上使用的 N_2O 是加压液化后装入贮气筒内的,贮气筒下部是液态的 N_2O,液面上是 N_2O 的饱和蒸气,室温下(20 ℃时)是 $51×101.3\ kPa$。由于饱和蒸气压随温度改变,在使用过程中,因为蒸发吸收热量,使 N_2O 温度降低。若 N_2O 温度从 20 ℃降到 -19.5 ℃,则压强从 $51×101.3\ kPa$ 降至 $17×101.3\ kPa$,这并不表明 N_2O 已经用掉 2/3。这时,若停止使用 N_2O,当温度回升到 20 ℃时,压强又恢复到 $51×101.3\ kPa$。换言之,在室温下,压力表显示 $51×101.3\ kPa$,就说明贮气筒内还有液态 N_2O,其多少可由称量贮气筒重量减去贮气筒净重算出。当贮气筒全部液态 N_2O 蒸发完后,随着气态 N_2O 的释放,减压表则逐渐下降,一直降到 $101.3\ kPa$ 为止。在室温下,一个 900 L 的贮气筒,从 $51×101.3\ kPa$ 降至 $101.3\ kPa$,可以放出 164.6 L 的 N_2O,若以每分钟 8 L 的流量输送给患者,可供使用 20min。

由表 2-4 可知,二氧化碳、乙醚及氧化亚氮的临界温度都可高于室温(20 ℃),所以在常温下加压就可以液化;氮、氧、氢及氦气的临界温度比室温低得多,所以常温和一般低温下,即使加压也无法液化。随着低温技术的进步,现有所有的气体都能在相应的临界温度下液化了。目前,临床上使用的液态氮作冷冻手术,用液态二氧化碳作病理标本的冷冻切片,甚至液态氧都是在临界温度下制成的。

表 2-4　物质的临界恒量

物质	临界温度($^\circ$C)	临界压强(1.013×10^5Pa)	临界密度($\times10^3$kg/m^3)
氮	-147.0	33.5	0.11
氧	-118.4	50.1	0.41
二氧化碳	31.1	72.9	0.468
氧化亚氮	36.1	51.0	
乙醚	193.8	35.0	
水	374.2	218.3	0.32

(二)克分子容量

分子量及密度(比重)常用于计算挥发性麻醉药由液态变为气态的量。1摩尔的任何物质都含有相等的分子数(6.023×10^{23} Avogadro 常数)。它是指在标准状态下(0 ℃、1个大气压力)等容积的气体含有相等的分子数,1摩尔容积都是22.4 L。一般情况下,由测得的气体密度来计算气体的克分子容积均低于理论值。挥发性麻醉药的蒸气比较近似于理想气体,符合22.4 L/mol这个数值,如20 ℃ 1 ml氟烷液体能挥发出0.227 L气体,计算方法如下:

$$1\times\frac{1.86}{197.4}\times22.4\times\frac{293}{273}=0.227 \text{ L}$$

1.86是氟烷的液体密度,197.4是分子量。用此计算法可计算蒸发器的液体麻醉药的消耗量。如使用1.5 %安氟醚,新鲜气流量为2 L/min时,1h约消耗安氟醚9.1 ml。其计算方法为:

消耗的吸入麻醉药的量=新鲜气流量(ml)×挥发器的刻度读数×吸入时间(min)÷每ml吸入麻醉药的液体所产生的蒸气量,具体如下:

$$\frac{2\times1\,000\times0.15\times60}{198}=9.09 \text{ ml}$$

(三)溶解度

血/气、脑/血、肌肉/血和油/血分配系数是决定吸入麻醉药摄取、分布和排除的重要因素,表明麻醉药最重要的物理特性是它在体内不同组织的溶解度。分配系数是麻醉药分压在不同的两相中达到平衡时的麻醉药浓度比。当第二相是气体时分配系数就等于奥斯特瓦尔德(Ostwald)溶解度系数,即在测量时的温度和发生溶解时的压力下,每单位容积的溶剂所能吸收的气体容积数。由于分配系数一般不受麻醉药绝对浓度的影响,所以它符合亨利(Henry)定律。亨利定律是温度恒定时,气体溶解在溶剂中的分子数与液面上气体分压成正比。分配系数(λ)的优点是不同相之间的数值可以换算,如表2-5是不同的麻醉气体的分配系数,有些因素影响麻醉药的溶解度。

表2-5 吸入麻醉药的分配系数

药　　物	血/气	脑/血	肝/血	肌肉/血	脂肪/血
乙醚	12.1	2.0	1.9	1.3	4.9
甲氧氟烷	13.0	1.4	2.0	1.6	61
氟烷	2.3	2.0	3.1	4.0	62
安氟醚	1.9	1.4	2.1	1.7	36
异氟醚	1.4	1.6	1.8	3.4	52
N_2O	0.47	1.1	0.8	1.2	2.3
七氟醚	0.63	1.7	1.8	3.6	55
地氟醚	0.42	1.3	1.4	2.3	30

药　　物	水/气	油/水	油/油	橡胶/气	油/气
乙醚	131	30	5.4	58	65
甲氧氟烷	4.5	211	73.0	630	970
氟烷	0.8	280	97.4	120	224
安氟醚	0.78	126	51.8	74	98.5
异氟醚	0.61	70.7	162.2	62	94.0
N_2O	0.44	3.2	3.0	1.2	1.4
七氟醚					53.9
地氟醚					18.7

影响溶解度的因素如下。

1. 麻醉药本身的性质　对于同一种溶剂(橄榄油)甲氧氟烷的溶解是N_2O的700倍。

2. 溶剂的影响　一般麻醉药较难溶于水,而较易溶于油或脂质,氟烷在油中的溶解度约为水的300倍,在血中的溶解度介于水和脂肪之间。麻醉药在血中溶解度因血液成分、分配系数以及随机体的营养和血液状态不同而变化(图2-3)。

一般溶解度由小到大排列顺序是水、血液、脂肪。溶解的越多,其血中分

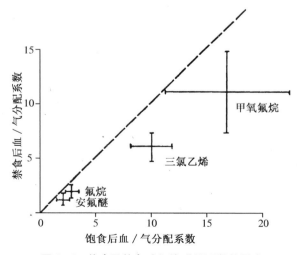

图2-3 饱食及禁食对血/气分配系数的影响

压升高就越慢,也就是说气体的溶解度越大,麻醉起效也就越慢,如甲氧氟烷比氧化亚氮要慢得多。当吸入氧化亚氮时血中氧化亚氮分压就会快速升高,这是因为氧化亚氮的血/气分配系数低(0.47),相比之下由于甲氧氟烷的血/气分配系数高(13),在血中溶解较多,其血中分压就升高得非常慢。

　　血/气分配系数也因年龄的不同而变化(图2-4),各种血浆成分随年龄的增加而增加,表2-6给出了不同年龄中国人吸入麻醉药血/气分配系数。各种组织的分配系数还有种属间差异。非生物性溶剂对橡胶、塑料/气分配系数的影响见表2-5。说明了某些麻醉药可被麻醉机上的橡胶或塑料大量摄取。

　　3. 温度的影响　气体溶解时释放热量,温度越高,溶解度越低(表2-7)。麻醉气体在水和油介质中的温度系数与麻醉药的溶解性有关,即麻醉药越易溶解,负性温度系数就越大。也就是说,油/气分配系数随着温度下降而增加,意味着在疏水作用点的有效浓度增加,使麻醉药的强度增加,即 MAC 在低温时减小,在高温时增加。

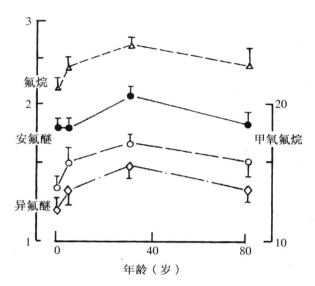

图2-4　年龄对血/气分配系数的影响
○———○ 甲氧氟烷　△———△氟烷
●———●安氟醚　◇———◇异氟醚

表2-6　不同年龄中国人的吸入麻醉药血/气分配系数

年龄	地氟醚	七氟醚	异氟醚	安氟醚	氟烷
新生儿 (出生～30天)	0.51±0.04	0.59±0.03	1.20±0.09	1.73±0.11	2.11±0.13
幼儿 (1～3岁)	0.62±0.05	0.71±0.08	1.32±0.06	1.90±0.13	2.23±0.09
学龄前儿童 (4～6岁)	0.62±0.06	0.72±0.03	1.39±0.10	2.03±0.08	2.43±0.14
学龄儿童 (7～14岁)	0.59±0.05	0.73±0.05	1.39±0.13	2.07±0.17	2.37±0.23
成人 (26～45岁)	0.62±0.07	0.71±0.07	1.40±0.12	2.05±0.18	2.59±0.25

表 2-7　温度和分配系数的变化

	λ水/气 20 ℃	水温度系数 (%℃)	λ油/气 20 ℃	油温度系数 (%℃)
甲氧氟烷	9.3	-4.18	2108	-4.58
三氯乙烯	3.4	-3.94	1570	-4.53
氯仿	7.7	-3.76	881	-4.54
氟烷	1.6	-4.01	469	-4.36
安氟醚	1.4	-3.22	180	-3.51
乙醚	30.5	-4.89	117	-3.39
环丙烷	0.3	-2.11	16.7	-2.18
氧化亚氮	0.7	-2.33	1.7	-1.13

吸入麻醉药的药物动力学受溶解度的影响很大。麻醉诱导与苏醒的速度多与含水组织的溶解度有关,如与血/气分配系数成正比;而油/气分配系数多与麻醉药的强度成正比。氧化亚氮两者分配系数均最低,所以诱导迅速而作用很弱。此外,易溶于橡胶的麻醉药,诱导时一部分可被橡胶吸收,停药后又可不断从橡胶中释出,影响麻醉的诱导和苏醒。

二、化学性质

地氟醚与异氟醚相比仅仅是以氟原子替代氯原子,氯原子结构的改变使其蒸气密度变小。这说明化学性质对于吸入麻醉药的物理性质也有着很大的影响。作为一种理想的吸入麻醉药物,我们希望其化学性质要具有稳定性,这样易于保存,无燃烧、爆炸性。有些吸入麻醉剂为达到稳定,其成品中还可能加了某些稳定剂。表 2-8 是一些吸入麻醉药的化学性质。

表 2-8　吸入麻醉药的理化性质

药物	乙醚	氟烷	甲氧氟烷	安氟醚	异氟醚	地氟醚	七氟醚	氧化亚氮
分子量	74	197.4	165.0	184.5	184.5	168	200	44
气味	刺激性臭味	果香	果香	无明显刺激	微有刺激	明显刺激	醚香味	甜味
稳定剂	0.001%二苯胺	0.01%百里酚	0.1%甲苯					
最低燃烧浓度(%)(N₂O : O₂=7:3)	1.5	4.8	大于蒸气压	5.8	7.0			能助燃
空气中爆炸性(%)	1.83～48	+	-					-
氧气中爆炸性(%)	2.1～82.5	+10	-					-
碱石灰中稳定性(40℃)与金属反应	不稳定反应	稳定反应	稳定不反应	稳定不反应	稳定不反应	稳定不反应	不稳定不反应	稳定不反应

三、分配系数

分配系数(partition coefficient),又名溶解度,是指麻醉药(蒸气和气体)在两相中达到动态平衡时的浓度比值。常用吸入麻醉药的分配系数见表 2-5。血/气分配系数即是在体温 37 ℃时相同的分压下,吸入麻醉药在血中和肺泡气中达到动态平衡时的浓度比值。吸入浓度恒定时,血/气分配系数高,说明该药吸入肺泡后,经肺循环大量溶解于血液中,肺泡内分压上升缓慢,难以达到有效的麻醉水平,麻醉诱导时间长、苏醒慢;反之,血液中的溶解度低,诱导时间短、苏醒快。吸入麻醉药以扩散方式通过肺泡膜,它的摄取和分布很大程度上受肺循环和心排血量的影响。对于血/气分配系数大的麻醉药,心排血量的影响更大。诱导时静脉血将麻醉药转运至全身各组织,其分压低于肺泡内分压。当全身各组织、静脉血和肺泡内麻醉药分压差达到动态平衡时,摄取将趋于停止。

组织对麻醉药的摄取取决于麻醉药在组织中的溶解度,组织的血流量和动脉血-组织间的麻醉药分压差:① 组织/血分配系数是指体温 37 ℃时相同的分压下,吸入麻醉药在组织和血液中达到动态平衡时的麻醉药浓度比值。由于麻醉药的理化性质、组织生化特点不同,各种麻醉药在机体各组织的溶解度(组织/血分配系数)也不同。组织/血分配系数大,说明组织分压上升慢;反之则上升快。组织摄取能力=组织容积×组织/血分配系数。机体组织中,由于脂肪的容积较大;常用的吸入麻醉药中,除了 N_2O 和乙醚的脂肪/血分配系数较小,其他的吸入麻醉药脂肪/血分配系数均较大;脂肪的血流仅占心排血量的 1.5%,因此脂肪组织对吸入麻醉药的摄取量最大,但分压上升慢,达到与动脉血分压平衡的时间长。② 尽管各种吸入麻醉药对同一组织的组织/血分配系数不同,但由于数值较小,差异并不显著(脂肪除外),故组织中麻醉药分压升高主要受组织血流的影响。血流丰富的组织,如脑、心脏、肝脏、肾脏和肺脏的血流量占心排血量的 75%,因此,组织分压上升快,达到与动脉血麻醉药分压平衡的时间短。如肌肉的容积大于脂肪,但肌肉/血分配系数小,对麻醉药的摄取量小于脂肪;肌肉的血流量占心排血量的 18.1%,达到与动脉血麻醉药分压平衡的时间在脂肪与血流丰富组织之间。③ 动脉血—组织间的麻醉药分压差随着麻醉时间的延长而缩小,组织对麻醉药的摄取也相应减少,直至二者达到动态平衡,摄取停止。

吸入麻醉药的可控性与血/气分配系数的大小呈反比。如前所述,该系数越小,麻醉药在血液中的溶解度越低,则肺泡气与血供良好的神经系统内的浓度越容易达到平衡,也就越容易控制麻醉药在中枢神经系统中的浓度。

第四节　常用吸入麻醉药的理化性质

常用麻醉药的理化性质归纳见表 2-2,表 2-8。

一、氧化亚氮

为无色、带有甜味、无刺激性的气体,在常温常压下为气态。通常在高压下使 N_2O 变为液态贮于钢筒中以便运输,应用时经减压后在室温下再变为气态以供吸入。N_2O 无燃烧性,但与可燃性全身麻醉药混合时有助燃作用。N_2O 的化学性质稳定,与碱石灰、金属、橡胶等均不起反应。N_2O 在血液中不与血红蛋白结合,仅以物理溶解状态存在于血液中。N_2O 的血/气分配系数仅为 0.47,在常用吸入全身麻醉药中最小。

二、乙醚

为无色液体,极易挥发,具刺激性臭味。乙醚蒸气的比重是空气的 2.6 倍,易沉积于手术室地面。乙醚易燃、易爆,明火或过热物体、电路火花等均可引起燃烧甚至爆炸(尤以与氧合用时)。遇到光、热、空气易分解成乙醛、过氧化物和其他有机酸,应贮于棕色玻璃瓶或内壁涂铜的金属罐中。有些制剂加入稳定剂如二苯胺、对二苯酚或 40% 乙醇等以减慢分解。乙醚的血/气分配系数高达 12.1,在常用吸入麻醉药中仅略低于甲氧氟烷,表明乙醚在血中溶解度很高。

三、氟烷

为无色透明液体,略带水果香味,无刺激性,临床使用浓度不燃不爆。化学性质不太稳定,遇光可缓慢分解,产生盐酸和光气,碱石灰可使氟烷产生毒性物质 CF_2CClBr。氟烷易溶于橡胶和多种塑料,并可腐蚀锡、铝、铅、黄铜等多种金属,但与聚乙烯不起反应。氟烷应贮存于褐色瓶中,并需加入 0.01% 百里酚作为稳定剂。

四、甲氧氟烷

为无色透明带有果香的液体,临床使用浓度不燃不爆,不易蒸发。甲氧氟烷在橡胶、血和脂肪中溶解度均很大,血/气分配系数(13.0)在常用吸入全身麻醉药中最大。

五、安氟醚

为无色透明液体,无明显刺激味。化学性质非常稳定,遇空气、紫外线、碱石灰不分解,对金属、橡胶无腐蚀作用。临床使用浓度不燃、不爆,无需加入稳定剂。血/气分配系数为 1.9(37℃)。

六、异氟醚

理化性质在很多方面与安氟醚相似,但有刺激性气味且任何温度下的蒸气压均高于安氟醚。它的化学性质非常稳定,临床作用浓度不燃不爆,暴露于日光或与碱石灰接触也不分解,不腐蚀金属,无需加稳定剂,贮存 5 年未见分解产物。其血/气分配系数低于其他挥发性吸入全身麻醉药,故麻醉浓度易于调节。除微有刺激味外,理化性质接近理想。血/气分配系数为 1.4(37 ℃)。

七、七氟醚

为无色透明液体,无臭味。分子量为 220.05,沸点为 58.6 ℃,20 ℃时蒸气压为156.9 mmHg,25 ℃时为 197.0 mmHg。临床使用浓度不燃不爆,对金属无腐蚀性。其血/气分配系数仅 0.63,低于前述各挥发性麻醉药。碱石灰可吸收、分解七氟醚,高温时尤著。

八、地氟醚

分子量为 168,沸点仅 23.5 ℃,22 ℃～23 ℃时饱和蒸气压高达 700 mmHg,接近 1 个大气压,故不能使用标准蒸发器,而应用电加温的直接读数蒸发器。地氟醚有刺激性气味,化学性质非常稳定,超过异氟醚。地氟醚的血/气分配系数仅为 0.42,与 N_2O 接近。

(周仁龙　杭燕南)

参考文献

1　段世明,郑斯聚.麻醉药理学.上海:上海科学技术文献出版社,1996. 65-89.

2　范从源,郑方.麻醉物理学.上海:上海科学技术文献出版社,1996. 65-89,8-11.

3　安刚,薛富善.现代麻醉学技术.上海:科学技术文献出版社,2001. 165-191.

4　黄宇光,罗爱伦.麻醉学.北京:中国协和医科大学出版社,2000. 31-34.

5　Laurence DR, Bennett PN, Brown MJ. Clinical Pharmacology. 8th ed. Harcourt Asia Pte, Churchill livingstone, 1999;379-381.

6　Eger EI, Eisenkraft JB, Weiskopf RB. The pharmacology of inhaled anesthetics. 3rd ed. USA, Library of Congress, 2003. 7-20.

7　杭燕南,庄心良,蒋豪.当代麻醉学.上海:上海科学技术出版社. 2002. 222-239.

8　庄心良,曾因明,陈伯銮.3 版.北京:人民卫生出版社. 2003. 419-451.

第 3 章　最低肺泡有效浓度

目前对吸入麻醉药作用强度的评价中,最公认的指标是最低肺泡有效浓度(minimum alveolar concentration,MAC),这一概念是指在一个大气压下,能使50%的受试者对切皮刺激不发生体动反应时的麻醉药的肺泡气浓度,动物研究中用夹尾试验或皮下电刺激等方法来进行测定。MAC通常以吸入气的百分数来表示。研究证明MAC物种内变异小(人与人之间MAC的差异仅为10%~20%)。

MAC的概念包含有4个基本要素:① 当受到强的有害刺激后发生一个全或无的体动反应;② 把肺泡内呼气末麻醉药浓度作为一个平衡点,以反映脑内麻醉药浓度;③ 用适当的数学方法表达肺泡内麻醉药的浓度与相应反应间的量化关系来评估MAC;④ MAC还可量化以反映生理或药理状态的变化,如可以作为一项敏感的指标以确定与其他麻醉药、中枢性药物与吸入麻醉药的相互影响。

在平衡时,肺泡麻醉药浓度可以直接表示该麻醉药在中枢神经系统内的浓度,且不受其他组织摄取和分布的影响。要产生同样深度的麻醉,各种麻醉剂的肺泡气浓度有很大区别。而MAC非常类似药理学中反映量-效曲线的ED_{50}值,通过此指标可进行各种吸入麻醉药药效(或不良反应)的比较,而且还能以相加的形式来计算,即两种麻醉药的MAC均为0.5时,可以认为它们的总MAC为1.0 MAC。这个概念不但应用于临床麻醉,而且还可用于吸入麻醉药的基础研究。用MAC来评价不同的吸入麻醉药的效能存在着不同的观点,MAC并不能反映肌肉对疼痛的反应。有研究认为,疼痛刺激反应MAC的95%可信限约为25%MAC值。

第一节　MAC 的测定方法

一、吸入麻醉药浓度测定

麻醉机蒸发器上的刻度浓度,由麻醉医师设定,刻度浓度与在吸气端测到的浓度相近即为吸入浓度(F_i),与在气管导管接口或呼气端(小儿应将采样管顶端接近气管隆突处)测到的浓度为呼气末浓度（F_e）；呼气末浓度与肺泡浓度（F_A）相近。在临床监测时，一般呼气末浓度较吸入浓度低，与吸入麻醉时设定的流量高低及时间有关，经过一段时间（约 10～15 min）才能达到平衡。吸入麻醉药浓度监测仪的原理是利用其吸收红外线的量不同与气体样本的浓度呈函数关系，因各种吸入麻醉药对同一波长红外线吸收率各异，仪器可自动识别所用的吸入麻醉药，电子屏幕上可持续显示吸入麻醉药的浓度及 MAC。

二、MAC 的测定

在人体测定 MAC，通常用手术切皮作为疼痛刺激，必须测定一组患者才能获得一定范围呼气末麻醉中患者的反应。麻醉前不用任何药物，吸入待测麻醉药使呼气末浓度恒定至少 15 min；手术切皮期间，观察患者有无体动反应（四肢及头颈部可见的肌束收缩动作）。将所有呼气末麻醉药浓度由低至高排列，计算出每个浓度中患者出现体动反应的百分数，再以（纵坐标）与呼气末麻醉药浓度（横坐标）对应点绘图。连接各点可得到一条曲线，选取 50％在曲线上的点，该点在横坐标的对应刻度即为该麻醉药的 MAC 值。

第二节　MAC 的临床意义

麻醉强度与油/气分配系数有关，该系数越大，则最低肺泡有效浓度（MAC）越小，麻醉强度也就越大。在临床应用过的吸入麻醉药中，甲氧氟烷的 MAC 最小，为 0.16％；N_2O 最大，MAC 高达 105％，此值通过其油/水分配系数 3.2 而计算得来，并通过志愿者在 2 个大气压的高压氧舱内 MAC 为 52.5％而证实。吸入浓度高达 80％也难以达到手术所需要的麻醉三期一级，若加大浓度将难免导致缺氧。因此常压下单独使用 N_2O 难以达到满意的麻醉深度，所以通常与其他麻醉药联合使用。N_2O 的个体差异较大，部分患者吸入浓度达 30％时意识即丧失，而更多患者需吸入 80％ N_2O 时意识才丧失。

MAC 在临床实践中是一个很实用的指标，但是，1 MAC 所达到的麻醉深度大都不能满足麻醉的深度，在临床麻醉时，必须增加 MAC。事实上，很少单独使用吸入药物来进行麻醉，而是与其他药物合用，联合使用的药物通常是 N_2O、镇痛药、镇静催眠药及肌松药等。联合用药的结果可以使吸入麻醉药的 MAC 减小。不同的麻醉药在相同的 MAC 下可产生类似的中枢神经系统的麻醉效应，但对呼吸、循环等系统的影响不同。

MAC 使用的是量子剂量（浓度）—反应曲线，区别于等级反应和顺序反应曲线。等级反应可以连续地在度量衡上精确地测定出来，如体温、脉率、血压等。顺序反应在本质上是定性的，如可以知道 X 大于 Y，Y 大于 Z，但其差别无法用数字表示，即尚无精确的测定方法。乙醚麻醉深度体征就是一种顺序反应。量子反应是"是"或"不是"观察数目的计算，受试者仅能反映两种中的一种。这种量子剂量—反应曲线实质上是一种累积频数分布，它适用于 MAC。

MAC 提供了一种麻醉药效能的测量方法,不是麻醉深度的剂量—反应曲线,而是表示连续麻醉深度中一个设定的点,其他端点表示不同水平的麻醉深度。MAC 的各种扩展皆基于此原理。表 3-1 列出的是一些 MAC 的数值。

表 3-1　一些 MAC 的数值

MAC_{95}(切皮无体动)	1.3MAC	$MAC\ BAR_{50}$	1.6MAC
$MAC_{awake50}$	0.4MAC	$MAC\ BAR_{95}$	2.5MAC
$MAC\ EI_{50}$	1.5MAC	AD_{95}	1.3MAC
$MAC\ EI_{95}$	1.9MAC	ED_{99}	1.3MAC

在临床中以下一些扩展使用的 MAC 值较为多用:① 半数苏醒肺泡气浓度($MAC_{awake50}$),这是一个亚 MAC 水平,表示 50%患者对简单的指令能睁眼时的肺泡气麻醉药浓度。$MAC_{awake95}$ 则是指 95%患者对简单的指令能睁眼时的肺泡气麻醉药浓度,可视为患者苏醒时脑内麻醉药分压。② $MAC\ EI_{50}$ 是半数气管插管肺泡气浓度,指吸入麻醉药使 50%患者于咽喉镜暴露声门时,容易显露会厌,声带松弛不动,插管时或插管后不发生肢体活动所需要的肺泡气麻醉药浓度,而 $MAC\ EI_{95}$ 是使 95%患者达到上述气管内插管指标时吸入麻醉药肺泡气浓度。在小儿气管插管较切皮的 MAC 高 30%。③ MAC BAR 是阻滞肾上腺素能反应的肺泡气麻醉药浓度,$MAC\ BAR_{50}$ 是指 50%患者在皮肤切开时不发生交感、肾上腺素等内分泌应激反应(通过测定静脉血内儿茶酚胺的浓度)所需要的肺泡气麻醉药浓度,而 $MAC\ BAR_{95}$ 是使 95%患者不出现此应激反应的浓度。④ 95%麻醉剂量(AD_{95})与 99%有效剂量(ED_{99}):AD_{95} 为 95%患者对手术刺激无反应时的麻醉药剂量,临床麻醉中两者剂量很接近。这两个概念与静脉麻醉药的 ED_{95} 及 ED_{99} 表示的麻醉药物的作用强度基本相同。⑤ 0.65 MAC 是较常用的亚 MAC 剂量,大多是一种挥发性麻醉药与 N_2O 或其他静脉麻醉药、麻醉性镇痛药合用时,常采用的挥发性麻醉药浓度。⑥ 超 MAC:超 MAC 一般为 2MAC,多用于确定吸入麻醉药的毒副作用以及确定麻醉药安全界限,为动物实验时提出的参考指标。临床麻醉中在诱导期及手术刺激过大或饮酒患者时应用。表 3-2 给出的是临床上常用的麻醉药的 MAC、AD_{95} 及 MAC_{awake}。

表 3-2　常用麻醉药的 MAC、AD_{95} 及 MAC_{awake}

麻醉药	0.65MAC	1.0MAC	MAC_{awake}	AD_{95}	2 MAC
氟　烷	0.48	0.75	0.30	1.00	1.50
甲氧氟烷	0.10	0.16	0.06	0.20	0.32
氧化亚氮	65.00	101.00	41.00	131.00	202
安氟醚	1.09	1.68	0.67	2.20	3.36
异氟醚	0.75	1.16	0.46	1.51	2.32
七氟醚	1.11	1.71	0.68	2.22	3.42

图 3-1 显示的是异氟醚麻醉下,机体对不同刺激的反应与吸入麻醉药浓度的关系曲线。对于不同刺激能使 50% 患者产生不动的呼气末异氟醚浓度如下:呼唤反应时的浓度是 0.37%;挤压斜方肌时为 0.84%;50 Hz 电强直刺激时为 1.03%;喉镜检查时为 1.0%;切皮时为 1.16%;喉镜插管时为 1.76%。说明了不同刺激需要不同浓度的吸入麻醉药,而这个不同浓度即可反映出麻醉的深度。

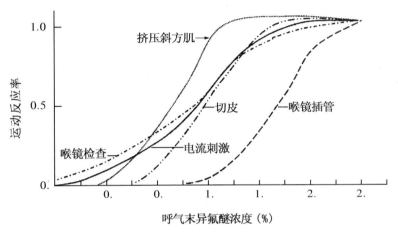

图 3-1 异氟醚吸入浓度与反应曲线

MAC 也可作为探讨麻醉作用机制的手段。吸入麻醉药应在溶剂中发挥作用,其作用部位是在细胞膜还是细胞质,是水还是脂质或蛋白质等仍有待于进一步确定。如果该溶剂中有相同数目的麻醉药分子时,则应得到相同水平的麻醉效果。虽然不同麻醉药的 MAC 及脂肪/气分配系数 $\lambda(f/g)$ 的差异甚大,但其 $MAC \cdot \lambda(f/g)$ 值却很近似(表 3-3)。这就表明,在 MAC 浓度下存在于脂肪内吸入麻醉药分子数大致是一定的,而水中溶解量及含水化合物的形成不一致(图 3-2)。由此可以推测吸入麻醉药的作用部位是脂质或与脂质性质近似的蛋白质疏水部分。

表 3-3 各种吸入麻醉药的 MAC 和脂肪/气分配系数及乘积

吸入麻醉药	MAC(%)	$\lambda(f/g)$	$MAC \cdot \lambda(f/g)$
甲氧氟烷	0.16	970	155
氯 仿	0.17	394	67
氟 烷	0.75	224	168
安氟醚	1.68	98	165
乙 ·醚	1.92	65	125
环 丙 烷	9.2	11.2	109
氙	71	2.8	199
氧化亚氮	105	1.4	147
六氟化硫	490	0.29	142

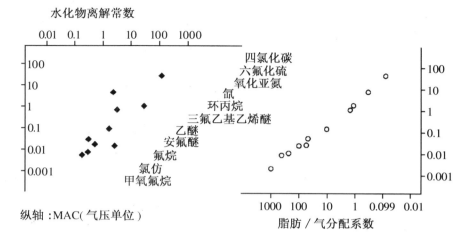

图 3-2　脂肪、水的溶解度与 MAC 的关系

在常用的吸入麻醉药有关 MAC 的研究中，MAC 常常与吸入麻醉药的药效学研究相结合。

安氟醚对循环系统有抑制作用，吸入 1 MAC 的安氟醚即可产生抑制；2 MAC 可严重减少心排血量。临床上把血压下降作为安氟醚麻醉过深的指标。吸入 1～1.5 MAC 安氟醚，可使血压分别下降 $30.0\pm3.3\%$ 与 $38.3\pm4.0\%$。安氟醚 1.5 MAC 对血压及心排血量的抑制程度相当于氟烷 2 MAC。1966 年 Virtue 等对健康人的研究表明，用 1 MAC 安氟醚时 $PaCO_2$ 为 8.1 kPa，1.5 MAC 时为 10.1 kPa，2 MAC 则可发生呼吸暂停。1976 年 Eger 给受试者吸入 9.6 MAC 安氟醚后，肝功能仅有轻度暂时性改变。安氟醚有松弛子宫平滑肌作用，0.5 MAC 安氟醚对子宫肌肉的松弛作用轻微，吸入 1.5 MAC 时抑制子宫肌收缩的程度可达 74%。1.25 MAC 时对肌肉刺激表现为收缩无力，进而抑制强直反应，强直后易化作用消失。

异氟醚对神经系统的抑制与浓度相关。1 MAC 以内，脑电波频率及波幅均增高；超过 1 MAC，脑电图为高幅慢波；深麻醉时两者皆降低。1.5 MAC 出现暴发性抑制，2 MAC 出现等电位波。0.6～1.1 MAC 异氟醚时，脑血流量不增加；1.6 MAC 时，脑血流量倍增，但程度比氟烷、安氟醚轻，故颅内压升高也少。这可能是异氟醚使脑内 cAMP 增加较少之故。在健康人保持 $PaCO_2$ 正常，1～2 MAC 的异氟醚不抑制或仅轻度抑制心功能。异氟醚在 0.9～1.4 MAC 时对右房压无明显影响，在 1.9 MAC 时稍增高，随吸入浓度的增加，心排血量明显减少。在 1.5 MAC 条件下，异氟醚麻醉时引起 50% 动物发生室性心律失常的肾上腺素量为氟烷的 3 倍多。在 1 MAC 时对 CO_2 的通气反应抑制 50%～70%；2 MAC 时反应消失、呼吸停止。

超声心动图示 1.2～2.4 MAC 七氟醚使左室收缩功能和心脏泵功能随药量增加而显

著降低。犬吸入 0.8～1.3 MAC 七氟醚,肺动脉压显著降低,而猪吸入 1.0～1.5 MAC 七氟醚,其平均肺动脉压和肺血管阻力无明显变化。犬吸入 2.5% 和 5% 七氟醚后,肝动脉血流分别降低 26% 和 39%。

0.5～1.5 MAC 浓度的地氟醚具有剂量相关性降低脑血管阻力和脑氧代谢率的作用,1.5 MAC 的地氟醚使脑血管自主调节能力几乎完全消失,在浓度大于 1.24 MAC 的地氟醚麻醉下脑电图显示脑皮质电活动呈剂量相关性抑制,但即使高浓度下地氟醚也不引起癫痫样脑电活动或其他异常脑电改变。

第三节　影响MAC的因素

一、无影响的因素

对 MAC 无影响的因素包括:① 性别,男女几无差别;② 麻醉时间的长短;③ 血红蛋白的高低;④ 甲状腺功能减低;⑤ PaCO$_2$ 在 10～90 mmHg 之间;⑥ PaO$_2$ 在 40～500 mmHg 之间;⑦ 等容性贫血(动物);⑧ 高血压(动物);⑨ 昼夜变化;⑩ 刺激强度:刺激达到一定的强度以后,再增大刺激强度对 MAC 无影响。

二、升高 MAC 的因素

升高 MAC 的因素包括:① 体温升高时 MAC 升高,但 42 ℃ 以上时 MAC 则减少(动物)。② 使中枢神经系统儿茶酚胺增加的药物,如右旋苯丙胺等(动物)。③ 电解质水平升高:如高钠可使犬的氟烷 MAC 增加 43%,低钠时脑脊液钠的浓度下降,MAC 随之减小。在试验中,钾离子浓度对 MAC 影响不大,钙离子的输入对犬的氟烷 MAC 无明显影响,而相对高浓度的钙离子阻断剂则能增加吸入麻醉药的强度。阴离子浓度的改变对 MAC 的影响轻微,如果在鞘内或脑池内注入药物阻断氯离子转运,可使动物的异氟醚和氟烷的 MAC 增加。临床上静脉输注甘露醇、高渗盐水等可以增加脑脊液中 Na$^+$ 含量而升高 MAC 值。④ 长期饮酒者可增加异氟醚或氟烷 MAC 约 30%～50%。⑤ 甲状腺功能亢进(动物)。⑥ 静脉压:随着静脉压的增加,多种动物对麻醉药的需要量增加,此现象称为麻醉的压力逆转,但是有种族的差异。

三、降低 MAC 的因素

降低 MAC 的因素包括:① PaCO$_2$>90 mmHg 或 PaCO$_2$<10 mmHg(动物)。② 低氧血症,PaO$_2$<40 mmHg(动物)。③ 代谢性酸中毒。④ 贫血(血细胞比容在 10% 以下,血中含氧量<4.3 ml/dl)。⑤ 平均动脉压在 50 mmHg 以下(动物)。⑥ 年龄:在人类,随着年龄

的增长,MAC 逐渐减小,大约在 6 个月时的婴儿 MAC 值最大,而在 80 岁的时候,大约是婴儿时期的一半。随着年龄的增加,中枢神经系统对吸入麻醉药的敏感性亦有所增加。表 3-4 显示的是几种吸入麻醉药与年龄的关系。⑦ 使中枢神经儿茶酚胺减少的药物(如利血平、甲基多巴等,动物)。⑧ 巴比妥类及苯二氮䓬药物。⑨ 麻醉药物,如氯胺酮或并用其他吸入麻醉药及局麻药。表 3-5 显示的是不同吸入麻醉药的在纯氧和在含 N_2O 时的 MAC 值。表 3-6 显示的是一些麻醉药物对于患者 MAC 的影响。⑩ 妊娠(动物)。⑪ 低体温:对于哺乳动物,随着体温的降低,MAC 亦随之减小,但是体温每降低 1℃ 各种麻醉 MAC 值随之而减小的量略有差别。体温每下降 1℃,氟烷 MAC 降低 5%。⑫ 长期应用苯丙胺(动物)。⑬ 胆碱酯酶抑制剂(动物)。⑭ α_2-激动剂(动物)。⑮ 术前大量饮酒可以减少 MAC。⑯ 某些药物(潘库溴铵、利多卡因、镁盐等)可以减少 MAC。

表 3-4　吸入麻醉药 MAC(%)与年龄的关系

年龄(岁)	地氟醚(O_2)	地氟醚(60%N_2O)	异氟醚(O_2)	七氟醚(O_2)	七氟醚(60%N_2O)
0.04	9.29		1.6	3.30	
0.6～0.7	9.96	7.15±0.82	1.8	2.50	
1.6～1.8	8.73			2.60	2.50
2～5	8.54	6.35±0.41	1.6	2.50	
7.6	8.16			2.50	
25	7.25	4.00±0.29	1.28	2.60	
36～49	6.00	2.83±0.58	1.15～1.22	1.85	0.87～0.97
65～70	5.17±0.58	1.67±0.38	1.05	1.77	—
74	—	—	—	1.47	
82	—	—	—	1.22	

表 3-5　不同药物的 MAC 值

	1 MAC(100%O_2)	1 MAC(70%N_2O)		1 MAC(100%O_2)	1 MAC(70%N_2O)
氟　烷	0.77	0.29	地氟醚	7.3	2.83
安氟醚	1.7	0.57	七氟醚	1.71	0.8
异氟醚	1.15	0.56	N_2O	105	—

表 3-6　麻醉药物对患者 MAC 的影响

麻醉药物	剂量或血药浓度	吸入麻醉药	麻醉监测	吸入麻醉药用量下降(%)
芬太尼	0.5 ng/ml	异氟醚	MAC	50
	0.78 ng/ml	地氟醚	MAC	59
	3 ng/ml	七氟醚	MAC	61
	3.26 ng/ml	氧化亚氮	MAC	33

（续表）

麻醉药物	剂量或血药浓度	吸入麻醉药	麻醉监测	吸入麻醉药用量下降（%）
	$2\mu g/kg$ 硬膜外（T_9）	氟烷	MAC	58
	3 ng/ml	七氟醚	MAC$_{awake}$	24
	$1.5\mu g/kg$（IV）	异氟醚	MAC－BAR	45
	$1.5\ \mu g/kg$（IV）	地氟醚	MAC－BAR	60
	3 ng/ml	七氟醚	MAC－BAR	83
舒芬太尼	0.145 ng/ml	异氟醚	MAC	50
阿芬太尼	28.8 ng/ml	异氟醚	MAC	50
	50 ng/ml	异氟醚	MAC	25
	101 ng/ml	氧化亚氮	MAC	36
瑞芬太尼	1.37 ng/ml	异氟醚	MAC	50
	32 ng/ml	异氟醚	MAC	91
吗 啡	0.75 mg 椎管给药	氟烷	MAC	43
	4 mg 硬膜外	氟烷	MAC	28
丁丙诺啡	$4\ \mu g/kg$	氟烷	MAC	35
	$4\ \mu g/kg$ 硬膜外	氟烷	MAC	32
咪达唑仑	539 ng/ml	氟烷	MAC	70
地西泮	0.5 mg/kg（IV）	氟烷	MAC	43
利多卡因	$3.2\ \mu g/ml$	氧化亚氮	MAC	33
可乐定	$4.5\ \mu g/kg$（PO）	七氟醚	MAC	35
	$4.5\ \mu g/kg$（PO）	七氟醚	MAC$_{awake}$	47
右旋美托咪啶	0.6 ng/ml	异氟醚	MAC	47
乙醇	100%	氟烷	MAC	32

IV 静注；PO 口服

由于 MAC 测定方法的限制，很多影响因素是在动物体内得到的结论，所以在考虑吸入麻醉药物 MAC 值的影响因素时，需要谨慎。表 3－7 给出了一些动物与人的 MAC 值的比较。

表 3－7 不同物种的 MAC 值（%）

物　种	氟烷	异氟醚	七氟醚	地氟醚	N_2O
人类（30～60 岁）	0.74～0.77	1.15	1.58～2.05	6.0	105
鼠	0.95～1.6	1.3～1.8	2.7±0.2	6.6～9.1	
大鼠	0.9～1.1	1.2～1.6	2.29～2.40	7.1±0.4	199～268
犬	0.87～0.89	1.31～1.50	2.36±0.46	7.2±0.1	188
仓鼠	1.10～1.20	1.54～1.69	2.22～2.40	7.5±0.5	
马	0.94±0.03	1.31	2.30±0.11	7.6±0.4	233
兔	1.05±0.09	1.39±0.23	3.70±0.16	8.9±0.3	
猫	0.82～1.19	1.61±0.10	3.07	9.8±0.7	255～258
猪	0.94±0.03	1.55～1.56	2.4～2.7	10.0±0.9	

（周仁龙　杭燕南）

参考文献

1 段世明,郑斯聚. 麻醉药理学. 上海:上海科学技术文献出版社,1996. 65 - 89.

2 范从源,郑方. 麻醉物理学. 上海:上海科学技术文献出版社,1996. 65 - 89,8 - 11.

3 安刚,薛富善. 现代麻醉学技术. 上海:上海科学技术文献出版社,2001. 165 - 191.

4 黄宇光,罗爱伦. 麻醉学. 北京:中国协和医科大学出版社,2000. 31 - 34.

5 Laurence DR, Bennett PN, Brown MJ. Ed: Clinical Pharmacology. 8th ed. Harcourt Asia Pte, Churchill livingstone, 1999: 379 - 381.

6 Eger EI, Eisenkraft JB, Weiskopf RB. The pharmacology of inhaled anesthetics. 3rd ed. USA: Library of Congress, 2003. 21 - 34.

7 杭燕南,庄心良,蒋豪. 当代麻醉学. 上海:上海科学技术出版社. 2002. 222 - 239.

8 庄心良,曾因明,陈伯銮. 3 版. 北京:人民卫生出版社,2003. 419 - 451.

9 Ebert TJ, Muzi M. Lopatka CW. Neurocirculatory responses to sevoflurane in humans. *Anesthesiology*, 1995: 83 - 88.

10 Scheller MS, Saidman LJ, Partridge Bl. MAC of sevoflurane in humans and the New Zealand white rabbit. *Can J Anaesth*, 1988: 35 - 153.

11 Dilger JP. From individual to population: the minimum alveolar concentration curve. *Curr Opin Anaesthesiol*, 2006, 19: 390 - 396.

12 Pandit JJ. Effect of low dose inhaled anaesthetic agents on the ventilatory response to carbon dioxide in humans: a quantitative review. *Anaesthesia*, 2005, 60: 461 - 469.

13 Sonner JM, Antognini JF, Dutton RC, et al. Inhaled anesthetics and immobility: mechanisms, mysteries, and minimum alveolar anesthetic concentration. *Anesth Analg*, 2003, 97: 718 - 740.

14 Eger EI. Age, minimum alveolar anesthetic concentration, and minimum alveolar anesthetic concentration - awake. *Anesth Analg*, 2001, 93: 947 - 953.

第4章 吸入麻醉药的作用机制

目前用于临床的吸入麻醉药主要有氧化亚氮、氟烷、安氟醚、异氟醚、七氟醚和地氟醚等。氯仿、环丙烷、甲氧氟烷、三氯乙烯、乙醚、氟乙烯醚等虽然也曾在临床上使用，但由于理化和生物特性方面的缺陷已被淘汰。而氙气、化合物485、硫甲氧氟烷、n-戊烷等仍在实验研究阶段。

吸入全身麻醉药作用机制的研究也经历了漫长的历程，所提出的一些理论和学说（如脂质学说和近期的蛋白学说）不仅具有理论意义，而且具有重要的实用价值，对今后的实验和临床研究均有重要的指导作用。

由于产生全身麻醉作用的吸入药物多种多样，其分子大小、结构、理化特性等有很大差异。这些不同药物是否具有基本的共同作用原理，抑或彼此间的作用各不相同？从已知的神经系统基本活动方式看，机体不可能对每种药物均以不同的方式进行反应，而应该在同一亚细胞结构和分子水平以相同的机制发挥作用。许多研究表明全身麻醉药的理化特性与其效能确实存在一定的关系（如吸入全身麻醉药效能与其脂溶性的关系），提示有共同或单一的作用机制。例如以脂质理论为核心的传统学说认为，吸入全身麻醉药是通过作用于神经细胞膜的疏水部位，使脂质双层膜发生膨胀或流体性增加，导致镶嵌在细胞膜上的特殊蛋白（即离子通道）无法维持或改变其功能构型，致使离子经通道运输受阻、神经传递功能受抑而产生全身麻醉。近年来，由于分离纯化和分子克隆技术以及膜片钳技术在全身麻醉原理研究方面的进展，愈来愈多的证据显示，全身麻醉药可直接作用于受体通道蛋白，干扰离子的通透及运输而产生全身麻醉作用，即作用于蛋白质而不是脂质，这对传统的全身麻醉作用脂质学说提出了强有力的挑战。

但无论何种麻醉理论或学说，都必须能解释全身麻醉药在活体动物和人体上的作用。例如，麻醉给药后何以能迅速诱导入睡，停药后又可迅速苏醒？这种由全身麻醉药引发的生理和生化方面的改变为何能在数秒钟内完成？而由麻醉引起的其他生理生化方面的改变又如何在数小时或数天内恢复稳定？如何解释温度和压力对活体动物麻醉作用的影响等等。此外，如以体外实验结果解释整体麻醉现象时，应特别注意所用麻醉药的浓度和实验环境的温度,因为全身麻醉药引起的生理和生化改变是在临床浓度和生理体温下进行的,高浓度时产生的反应是与全身麻醉机制无关的毒性作用。

一、吸入全身麻醉药强度的测定方法

评估麻醉效能最好的指标是最低肺泡有效浓度,即MAC,指在1个大气压下能使50%的个体对伤害刺激无体动反应时的肺泡浓度。测定人的MAC时,伤害性刺激采取外科切皮,动物采用夹尾或以通电电极刺激皮肤,而对小动物则以消除翻正反射作为测定指标。MAC亦即麻醉药的半数有效量(ED_{50})。MAC的优点之一是可通过测定呼气末浓度直接得到,而且当药物在肺泡、血液和脑组织分布平衡后,此浓度直接代表麻醉药在中枢神经系统(CNS)的分压,与药物在其他组织的摄取和分布无关。资料分析显示,采用翻正反射所测鼠的ED_{50}与在人体所测MAC紧密相关,表明不仅在某一类或种系动物,而且在不同种系动物之间MAC都是一致的,这是MAC的另一优点。因此,实验中若出现MAC的变化即可反映麻醉药需要量的改变,可为全身麻醉药作用的探讨提供线索。另外,由于测定的是呼气中的药物浓度而不是真正的肺泡浓度,测定时应有足够的时间使药物分布平衡,最好选用迅速平衡的药物(血溶解度低者)。

必须注意到,全身麻醉作用至少应包括对疼痛、意识、自主神经和运动神经反射3个方面的抑制。不同药物间对此3个方面的抑制可能有所不同,同一药物的抑制也不一定是均等的。例如,夹尾的ED_{50}(MAC)与翻正反射的ED_{50}并不相同,前者的ED_{50}高于后者,两者测定值的比率平均为1.8,该比值在不同麻醉药间有轻微差异。至少提示抑制翻正反射与抑制夹尾刺激反应是通过两种不同的途径。目前认为引起伤害性刺激反应的中枢位于脊髓,抑制夹尾刺激反应可能主要通过脊髓途径;而消除翻正反射的主要途径可能是脑干以上部位中枢。因此吸入麻醉药效能的测定与伤害性刺激的方式及其作用途径有关。

二、理化因素对全身麻醉作用的影响

在近代全身麻醉机制研究中发现,某些物理及生理因素对全身麻醉药的作用产生影响。如温度、压力、年龄及离子浓度等,在一定范围内发生改变时,可影响全身麻醉药的用量,并一直作为验证全身麻醉药作用和全身麻醉学说的标准,任何麻醉理论都必须能证明并能解释上述因素对麻醉药需要量的影响。

1. 温度　临床及动物实验均显示,体温从42℃降低至26℃时,全身麻醉所需的MAC随之减少,但不同的全身麻醉药在体温下降时减少用量的幅度并不相同,如体温每下降1℃,环丙烷的用量减少2%,而氟烷则减少5%。

2. 压力　逐渐增加静水压力时,吸入全身麻醉药的麻醉效能在许多种类动物逐渐减弱直至消失,称作压力逆转麻醉作用,这是全身麻醉药最为显著的特征之一。在哺乳动物实验中,采用无麻醉作用或仅在高压力下才有微弱麻醉作用的氦气加压,至总气压为 100 个大气压时,消除鼠翻正反射所需的吸入全身麻醉药分压增加 $30\%\sim60\%$。但近期研究表明,压力逆转麻醉现象并非是必然而是偶然性的,因为并非所有种系动物均显示存在压力逆转麻醉,如氟烷、氯仿及乙醚对淡水虾在水中活动的抑制不被高压逆转。

3. 年龄　在人的麻醉中发现 MAC 值随年龄的增加而逐渐减低(麻醉药效能随年龄增长而增加),该现象见于所有的吸入麻醉药。6 个月龄左右的婴儿的吸入麻醉药 MAC 值最大,80 岁时仅为婴儿的一半。因此,老年患者神经中枢对全身麻醉药的抑制更为敏感。在动物的麻醉中也发现全身麻醉药效能随年龄而发生的这种改变。例如,消除鼠翻正反射所需氧化亚氮的 ED_{50} 随年龄增加而从 1.48 atm(标准大气压)降至 1.09 atm。在鼠和人的相对寿命阶段作比较显示,二者随年龄增长所致麻醉药需要量的减少十分相似。

4. 离子浓度　中枢神经系统中 Na^+、K^+、Ca^{2+}、Mg^{2+} 等离子浓度的变化对全身麻醉药效能有一定的影响,高钠血症时脑脊液(CSF)中 Na^+ 成比例增加,氟烷的 MAC 也可增加达 43%。相反,低钠血症时 CSF 中 Na^+ 下降,氟烷 MAC 也降低。但实验性高钾血症时,犬的 CSF 中 K^+ 含量及 MAC 均无变化,甚至向鼠脑室内注射克罗吗宁和吡那地尔使流经钾通道的离子流增加时 MAC 也无改变。给犬输注钙剂使血清和 CSF 中 Ca^{2+} 浓度分别增加2.6 和 1.3 倍时,氟烷的 MAC 不受影响。但钙通道阻滞剂在相对高浓度时可增强吸入麻醉药的效能,如维拉帕米(0.5 mg/kg)可使犬氟烷 MAC 降低 25%,尼莫地平($1\ \mu g/kg$)则使异氟醚 MAC 降低 22%。增加犬血清镁 5 倍使 CSF 中 Mg^{2+} 增加 12%,对氟烷 MAC 无影响。鼠的血清镁增加到达对照值 10 倍时可降低氟烷 MAC 60%。

输注盐酸或碳酸氢钠改变阴离子浓度并使动脉血 pH 明显改变,MAC 几乎无变化;但给鼠鞘内或脑池内注射药物阻止氯离子转运时,则可增加异氟醚和氟烷的 MAC。

第一节　全身麻醉药作用部位的理化特性

早期的全身麻醉机制研究,多根据全身麻醉药的某些物理特性与其效能间的关系,探讨全身麻醉药的作用部位及其物理化学特性,如 MAC 与脂溶性的相关关系提示作用部位是疏水性的。此一基本原则至今仍受重视并广泛沿用。

一、疏水区作用学说

1. 作用部位的疏水特性(Meyer - Overton 法则)　早在 20 世纪初,Meyer 和 Overton 发现吸入全身麻醉药均具有较高的脂溶性,而且脂溶性的大小与其麻醉效能密切相关。并据此推测全身麻醉药与神经组织脂质发生物理化学结合,使神经细胞各组分的正常关系发生改变而产生麻醉。此种麻醉效能与脂溶性关系的特性称为 Meyer - Overton 法则,即全身麻醉机制的脂质学说。尽管各种吸入全身麻醉药之间的油/气分配系数和麻醉效能（MAC 值）相差甚大，可达 100 000 倍，但二者的乘积却十分相近，趋于一常数。不同种系的人、犬与鼠间也仅有微小差异，此种惊人的相关性意味着存在一个单一的分子作用部位，并提示当一定数量的全身麻醉药分子占据了 CNS 限定的疏水部位将产生麻醉。没有比麻醉效能与脂溶性关系能如此广泛的适合于吸入全身麻醉药的特性。该发现导致更多研究者致力于在细胞疏水区寻找麻醉作用的分子基础。

2. 疏水部位的其他特性　全身麻醉药效能与其在橄榄油的溶解性相关提示，橄榄油酷似麻醉的作用部位，当在此部位的药物浓度达到临界值时即可出现麻醉。但是橄榄油是多种分子油的混合物，从理化属性分析难于确定其特性。为了更好地确定麻醉作用部位的性质，应在结构较为单一的溶剂中确定全身麻醉药的脂溶性，并以表示水分子间力的溶解度值作为纯溶剂的划分指标。研究表明，在溶解度参数为 $8 \sim 11 (cal/cm^3)^{1/2}$ 的溶剂中，吸入全身麻醉药的麻醉效能与其溶解性呈最佳相关，此类溶剂的代表为苯和辛醇。结果提示全身麻醉药的作用部位类似于苯和辛醇的性质，即属疏水性。

但是，采用卵磷脂、苯、橄榄油、脂类乳剂及辛醇等作溶剂研究发现，全身麻醉药在这些溶剂中所测的 MAC 与溶剂/气分配系数的乘积并不一致，尤其是卵磷脂，其乘积值明显低于在其他几种溶剂中的检测值。另外，以 F、Cl 及 Br 替代地氟醚、异氟醚及化合物 I－537 等分子中的某一氢原子，可产生三种 MAC 和油/气分配系数值相差 10 倍以上的化合物。虽然此三种化合物的油/气分配系数和 MAC 乘积接近 1.2 ± 0.11atm，基本保持一致，但仅约为其他吸入麻醉药在鼠所获得的乘积值（2.38 atm）的一半。此种分布上的双相模式既对一元论提出挑战，又提示橄榄油作为麻醉作用部位性质的模型是不合适的。总之溶剂模型研究暗示麻醉作用点是疏水区和极性区的结合部位。

3. 吸入全身麻醉药的相加作用　根据 Meyer－Overton 法则，全身麻醉状态的产生主要取决于全身麻醉药溶解于作用部位的分子数量，而与其分子存在形态无关。据此推论，同时应用两种 0.5MAC 的不同吸入全身麻醉药所产生的麻醉效能，应该与单一应用任何一种 1.0MAC 的药物所产生的麻醉效能相等，此谓之吸入全身麻醉药的相加效应。在人和整体动物复合应用甲氧氟烷、氟烷、安氟醚及三氯乙烯等所获的实验数据，与此推论相符；虽然化合物 I-485 与上述药物同时应用时，不仅无相加效应，反有轻微拮抗现象，可能与后者具有致惊厥效应有关；在鼠和儿童也观察到同时吸入氧化亚氮和其他麻醉气时有轻微的拮抗作用，不过目前许多证据表明麻醉药间的作用在整体是相加的。

4. Meyer－Overton 法则的违例现象

（1）同分异构体的效能差异　违反 Meyer－Overton 法则之一是某些具相似脂溶性的同分异构体，却无相同的麻醉效能。例如安氟醚和异氟醚是同分异构体，油/气分配系数大致相同，但两者的 MAC 相距甚远，前者的麻醉需用量比后者大 45％ ～ 90％。上述差异提示,除脂溶性外尚有其他因素决定吸入全身麻醉药的效能。某些全身麻醉药具有的致惊厥作用可能是其中因素之一。

现知临床常用的几种吸入麻醉药中,氟烷、安氟醚、异氟醚及地氟醚均是以两种互为镜像的旋光异构体混合形式存在。两种旋光异构体有不同的理化性质,对各类受体和通道也有不同的影响,但在整体动物的麻醉效能似乎无大的差异。主要的差异可能在不良反应方面而不是在麻醉效能上。

(2) 脂溶性化合物的致惊厥效应   违反 Meyer-Overton 法则的另一现象是某些脂溶性化合物具有致惊厥作用。当某些烷烃及醚类完全被卤化或其终末甲基完全卤化时,趋向于麻醉效能减弱、致惊厥作用增强,不能作为理想的吸入麻醉药。例如化合物 I-485,结构上是安氟醚和异氟醚的同分异构体(其末端甲基组完全卤化),理应具有相似的效能和溶解特性。但事实上,它的 MAC 值高达 12.5 atm,而油/气分配系数低至 25.8,当吸入浓度达 6%atm 时可使犬产生惊厥。

(3) 长链脂溶性化合物的麻醉截止效应   在一同源系列化合物研究中发现,n-烷烃并不服从 Meyer-Overton 法则,当分子链增加到一定长度时,即使其脂溶性较强,但麻醉效能却减低或消失,称之为截止效应。对于这种截止效应很难作解释,因此任何有效的麻醉学说最终必须解释截止效应的机制。

(4) 某些特殊受体激动剂对全身麻醉药的减省效应   某些特异性受体激动药可改变全身麻醉药需要量。人和动物的实验均表明,4 种脑啡肽同系物芬太尼、阿芬太尼、舒芬太尼及吗啡能明显减低全身麻醉药的 MAC。当使 MAC 减少 50% 时,脑脂质中上述 4 种药物的含量与推算值相符。此结果提示存在两种可能的麻醉机制,即阿片特异机制和脂溶性非特异性机制,前者作用在特殊受体,可被阿片拮抗药逆转;后者作用在疏水部位,可被高压逆转。因此,吸入麻醉药需要量可被阿片减省。对 Meyer-Overton 法则的更大挑战是 α-激动剂 D-美托咪啶可显著减少全身麻醉药的需要量。其旋光异构体 L-美托咪啶具有完全相同的脂溶性,却无此减省作用。因此,右旋体对全身麻醉药用量的减省效应并非通过非特异性疏水部位起作用。

二、容积膨胀学说

(一)临界容积学说

根据 Meyer-Overton 法则,当一定数量全身麻醉药分子溶入某些特定部位时即出现麻醉效应。对其机制的解释认为是全身麻醉药引起了膜容积膨胀,因而提出了自由容积学说,以后进一步发展为临界容积学说和多部位膨胀学说。Mullins 是最早发现全身麻醉药效能与麻醉药的摩尔容积相关,他认为全身麻醉药分子进入作用部位,填充了膜脂质中孔隙的自由容积而导致全身麻醉。但根据此学说测定的多种全身麻醉药与其摩尔容积之间的关系仍存在一定误差。后经修正补充的临界容积学说认为,当全身麻醉药进入作用部位后,使疏水区容积膨胀,当此种膨胀超出一定临界值时,可阻塞离子通道或改变神经元的电特性而产生麻醉。

根据临界容积学说,吸入麻醉药在疏水的模型中应能使之产生容积膨胀,同时施加一定的压力或降低模型的温度应使疏水区的容积回缩,在整体动物中的全身麻醉状态也应随之逆转。如果此推测在体外和整体实验中得到证实,不仅进一步证实全身麻醉药的效能与其在神经脂区所占容积相关,尤其与所引起的膜膨胀相关,而且证明全身麻醉药作用部位与压力逆转部位是相同的,可一元化地解释全身麻醉原理。实验的确证实,临床麻醉剂量的吸入药物可引起疏水溶剂的容积显著增加。整体动物实验也表明高压可逆转麻醉。当环境压力增高时,消除鼠翻正反射所需吸入麻醉药量增加,而且每种全身麻醉药剂量增加的百分率相似,线性与坡度也基本一致,与公式推算亦大致相符,似乎较为圆满地阐述了压力与吸入全身麻醉药之间的相互作用。

临界容积学说还提示,降低温度应使疏水区膨胀的容积回缩,并像压力逆转一样产生"低温逆转",抵消全身麻醉作用。但是,这种假说不仅至今未能在动物实验中得到证实,而且恰恰相反。当体温下降时 MAC 非但不升反而进一步减低,事实与临界容积学说是矛盾的。但应注意到,低温的影响是复杂的,不仅使全身麻醉药在非极性成分中的分配增加,同时对机体有未确定的影响。

此外,在逆转某些全身麻醉药作用时发现,所需的压力并非像推测那样呈线性改变;不同全身麻醉药之间高压逆转全身麻醉的程度也有所不同,而且并非所有的脂溶性化合物都是麻醉剂。因此,企图以临界容积学说一元化解释全身麻醉药在同一分子部位发挥作用可能过于简单化。由于上述的矛盾和争议,导致了多部位膨胀学说的提出。

(二)多部位膨胀学说

此学说是对临界容积学说的补充与修正,其核心是全身麻醉药作用在多个大小和物理特性各不相同的疏水性部位而产生。此学说认为引起全身麻醉的基本机制仍是作用部位的容积膨胀,但作用部位并非是一元而是多元的;不同的部位具有不同的限定容积,可为全身麻醉药分子所饱和,压力及全身麻醉药也可改变其大小。由于高压逆转作用部位与全身麻醉药作用部位不尽相同,不难解释压力逆转各种全身麻醉药作用时呈现不同的曲线坡度及非线性改变。此外,各疏水部位的脂溶特性虽基本相同,但有些部位容积较大(如膜脂质),有些则容积较小(可能存在于某些具有受体特征的特异性膜蛋白上)。后一部位的作用可能是各类全身麻醉药具有不同生理效应的重要机制。多部位膨胀学说受到近期的一些研究结果支持,故日益受到重视。

三、亲水区作用学说

虽然全身麻醉机制研究主要集中在药物的脂溶性与作用部位的疏水性方面,但也有研究者认为作用部位并不一定是疏水性的。Pauling 和 Miller 认为全身麻醉药通过与水形成微结晶水合物而引起麻醉,称之为水相学说。此学说认为脑组织含水量占脑总重量的78%,某些吸入全身麻醉药如氯仿、氙气等在体外能形成水合物微结晶。故推测全身麻醉药进入脑组织后与水分子发生作用,形成以全身麻醉药分子为中心的水合物微晶,干扰了膜表面的电传导或突触部位的冲动传递,使中枢神经系统正常活动受抑制。但计算表明,全身麻醉药效能与水合物稳定性的关系远不如与油/气分配系数密切。而且至今未有吸入全身麻醉药形成水合物微晶的证据,因此这一学说现已基本被否定。

另一种亲水假说认为,某些吸入全身麻醉药可使作用部位或其邻近部位的水分子氢键断裂,致使携带电流的水合离子的传送发生改变,而引起神经元功能障碍。但此假说不能解释氙气和氩气具有麻醉药的作用,但并不形成氢键。还有认为,全身麻醉作用的疏水部位含有极性成分,此部位的氢键相对较弱,易被麻醉药影响。如果认为氢键改变是全身麻醉状态发生的关键,那么全身麻醉分子中的氢与重氢原子进行互换,应能改变氢的键合能力甚至其麻醉效能。但实验表明,氯仿和氘化氯仿、氟烷和氘化氟烷的麻醉效能是相同的,并不支持这种假说。

四、蛋白质作用学说

近年的研究结果显示,全身麻醉药是通过选择性作用在突触离子通道或通道的调节系统上而产生作用,但对于作用部位的分子基础是膜脂质还是蛋白质一直存在争议。基于以下理由,愈来愈多的人认为全身麻醉药作用在蛋白质而不是脂质。① 脂质学说本身不仅存在着严重的缺陷,而且所提出的预测并未能得到实验的证实。例如,临床浓度吸入麻醉药所引起的膜膨胀是极其微小的,只相当于 1 ℃ 的温度变化。脂质学说虽经反复修正,发展为多部位膨胀学说,但近期的研究结果对此提出了质疑,因为此学说不能解释具有相同分子结构和脂溶性的旋光异构体为何具有不同的作用效能。② 现知多数药物的作用机制是直接与蛋白质结合,有证据强烈显示,全身麻醉药是以同样的方式发挥作用。实验显示,多种浓度全身麻醉药可抑制可溶性游离脂酶和荧光素酶的活性,在 IC_{50} 浓度时非常接近动物的 EC_{50} 值,并发现某些酶可相互转换成对全身麻醉药敏感和不敏感形式。③ 全身麻醉药与蛋白质结合的确实证据是基于对立体选择性药物作用的观察,发现异氟醚不仅在整体动物而且在神经元的离子通道上具有立体选择性作用,而在纯的脂质双层中并无此种选择性作用。近期还发现乙醚和异氟醚等的作用似乎是与通道口蛋白质或其周围的残基结合而影响通道的功能。

虽然全身麻醉机制的蛋白质学说愈来愈受关注,但目前确切的证据仍不够充分,也存在难以解释的现象,如在立体选择性研究中,加入胆固醇的脂质双层对异氟醚的作用同样具有立体选择性;在全身麻醉药对蛋白质作用的研究中发现,大多数蛋白质对吸入全身麻醉药是不敏感的;对通道的研究也显示,全身麻醉药也可能作用于疏水部位,影响通道的功能等。

第二节　全身麻醉药与作用部位化学成分相互作用的研究

一、全身麻醉药与膜脂质的相互作用

（一）全身麻醉药在生物膜中的分布

1. 作用部位的膜结构　生理研究揭示,神经冲动只能在膜结构完整的神经纤维上传导,冲动传导时的电活动(即离子传递)主要发生在神经的浆膜层。因此推测,吸入全身麻醉药可能通过扰乱神经细胞膜的离子通透而影响冲动的传导,突触及轴突膜可能是全身麻醉药作用的基本部位。近期采用膜片钳进行的电生理研究也揭示,异氟醚、安氟醚、氟烷及甲氧氟烷等对乙酰胆碱、NMDA(N-甲基-D-门冬氨酸)及 GMA 等通道电流产生影响,其结果是减弱兴奋过程或增强抑制过程的神经元膜内外跨膜电位的变化,导致神经冲动的传导受抑制。尽管此种跨膜电位改变不一定是吸入全身麻醉药直接作用在膜脂质双层所致,而很可能是作用在上述受体、通道的特定结构造成,但至少说明全身麻醉药是作用在神经元的膜结构上。此推测与上述多部位膨胀学说理论也是一致的。

研究发现全身麻醉药对细胞浆内的某些结构也有直接作用。例如全身麻醉药可影响线粒体等细胞器的钙储存,导致细胞内游离钙水平改变。而细胞内游离钙降低可影响细胞膜的兴奋性传导特性及突触的神经递质释放。微管是与神经细胞膜有直接联系的亚细胞结构,有人提出全身麻醉药通过作用于微管和微丝产生逆向去极化,干扰兴奋性冲动的传导而产生麻醉。但并非所有的吸入麻醉药都可使微管去极化。

2. 全身麻醉药的分布　实验表明,吸入全身麻醉药的效能与其在膜脂质中的溶解性密切相关,其相关程度与用橄榄油作模型的结果相似。吸入麻醉药的分布几乎不受模型膜磷脂的脂肪酰链长度及饱和度的影响,但磷脂双层中加入胆固醇可减少全身麻醉药的分布,不过并不改变麻药效能与脂膜溶解性的相关性。温度降低也可增加全身麻醉药分布进入磷脂膜。脂质双层中吸入全身麻醉药的分布随全身麻醉药浓度升高而增加。当接近1.0MAC时,脂质膜中磷脂分子数与麻醉药分子数之比为 80∶1。全身麻醉药在脂质膜分布的确切部位尚不清楚,并可能受麻醉药的特性及实验模型的脂质成分的影响。

（二）全身麻醉药对膜通透性的影响

在盐溶液中制备的脂质体可捕捉脂质体外的自由离子。吸入麻醉药则以剂量相关方式增加脂质体对阳离子的通透性,使脂质体内的阳离子从内向外流出。此种阳离子外流无需脂膜载体的转运。不同的脂质体成分及不同种类全身麻醉药对增加脂质体离子通透性的影响也有所不同。运用高压(约 100 atm)可逆转全身麻醉药对离子通透性的影响,此种逆转作用与活体所见的高压拮抗全身麻醉相类似。

吸入全身麻醉药亦可增加质子(proton)经脂质囊泡的流动。质子的跨膜运转率取决于脂质的组成,当脂质体的胆固醇与磷脂比率为 1:2 时,其质子转运率大于单纯用磷脂制备的脂质体;比例为 1:1 时则小于后者。据此推测,由于全身麻醉药可使突触囊泡对质子的通透性增加,从而改变了囊泡贮存神经递质所需的 pH 梯度,致使突触囊泡内的儿茶酚胺释放以至耗竭,导致神经传递功能受抑制,并谓之"质子泵渗漏假说",但此种推测也只能部分地解释全身麻醉药的作用机制。

(三)全身麻醉药对膜容积的影响

实验证实,脂质双层膜的一侧吸收吸入全身麻醉药后,该侧的容积增大,同时侧向压力增加。此压力增加的程度与全身麻醉药的效能相一致,并可被高压所逆转,此发现与全身麻醉作用的临界容积学说是一致的。由于离子通道受到膜膨胀所致的外部压迫而关闭或开放受阻,冲动传导受到阻抑,从而产生全身麻醉。目前认为,全身麻醉药引起的膜膨胀除因其本身所占容积外,可能系多种因素综合作用所致,包括药物分子与总体水分及脂相中水分的相互作用,药物所致的脂相结构与容积的改变,以及药物引起的脂质分子与水分子的相互作用等。另外,有推测全身麻醉药引起的膜容积膨胀增加了脂质双层膜的厚度,使跨膜电位发生改变并影响离子经通道流入膜内。

但精确的容积测定显示,全身麻醉药引起的膜膨胀程度非常小。将膜悬挂在含 1.0 MAC 吸入全身麻醉药的水相介质中,其容积膨胀率仅为 0.1%。在显微镜下直接观测红细胞的表面,显示 1~4 MAC 的氟烷、甲氧氟烷、乙醚及异氟醚仅可使红细胞表面积膨胀 0.13%~0.62%。况且无麻醉作用的长链醚类也可使红细胞的表面积扩增。此外根据临界容积学说,增加压力或降低温度可使膜容积压缩,应能逆转麻醉。但是,临床上体温降低时不仅不能逆转反而增强麻醉。实验证明全身麻醉药与温度降低引起的膜改变并不相同,前者引起膜膨胀时并不改变膜厚度,而低温所致的膜收缩则伴随膜厚度的增加。鉴于上述,有关膜膨胀在全身麻醉产生中的确切作用尚有待深入研究与证实。

(四)全身麻醉药对膜物理状态的影响

生物膜中的脂质双层不仅作为屏障以保持细胞内环境的稳定,而且对镶嵌其中的膜蛋白质起功能支持作用。当脂质环境发生改变,如膜脂质流动性增加,由排列较为整齐的胶晶态变为排列不规则的液晶态的相转换等,可致膜双层结构中脂质分子的侧向运动和立体旋转改变,可直接影响膜的受体蛋白和离子通道功能;当达到一定程度时,便产生全身麻醉状态。关于全身麻醉药分子对膜脂区物理状态的改变及其对膜蛋白功能的影响,有下述 3 种假说:① 膜流体化全身麻醉假说;② 相转换假说;③ 侧向分离假说。这 3 种假说因均可通过高压逆转实验证实,目前均获得不同程度的支持和认可;但由于这些假说对体温升降及随年龄增大所预计的膜紊乱程度及麻醉药需用量的改变,至今未能在临床及实验中确切证实,甚至结果相反,故也存在非议。因此全身麻醉药分子如何通过改变膜脂区的物理特性来改变膜蛋白功能,也只能依据这些假说予以推论,均无充足证据予以完全肯定或否定。

二、全身麻醉药与蛋白质的相互作用

许多学者认为,全身麻醉药最终可能作用在蛋白质上。不仅因为在蛋白质的结构上也存在着类似脂质的疏水区,全身麻醉药分子应与之产生相互作用,而且近期许多研究显示,全身麻醉药对各类受体和离子通道产生直接影响。虽然尚未最后阐明吸入全身麻醉药是通过作用在周围的脂质或第二信使,或直接与通道蛋白特异性结合而影响通道对离子的通透而发挥作用的。但已有证据表明,全身麻醉药直接作用在离子通道口上或与通道内某些残基结合而产生通道阻滞作用。此外,业已证实全身麻醉药分子确能对蛋白疏水区直接作用。用核磁分析技术对血红蛋白的研究表明,全身麻醉药影响蛋白疏水区的程度与其脂溶解度是成正比的;而且用同一种蛋白模型进行实验时,各种全身麻醉药的影响表现有特异性。这一现象可能是各种全身麻醉药物作用彼此不同的一种解释。

(一)全身麻醉药对可溶性蛋白的作用

在血红蛋白、肌红蛋白及血清白蛋白等几种可溶性蛋白中,业已确定存在全身麻醉药的结合部位。而且全身麻醉药分子可在结合部位与蛋白外周液体之间快速移动,与血清白蛋白结合的平均时间是 $200\,\mu s$。肌红蛋白由于其分子侧链相互堆积,其内部可形成一系列腔穴,并借助通道相互连通或通达蛋白分子表面;内部的蛋白侧链群构成多个腔穴,每个腔穴可容纳 4 个氙原子。据推测,外周液相中的全身麻醉药物分子需通过一段通道并可能借助某种协同的蛋白运动,方能到达结合部位,引起构型改变;而且这种干扰可传递到远离麻醉药结合点的其他分子部位,以至于非疏水区的结构及整个蛋白构型发生改变。有学者认为,这些变化可进一步改变蛋白分子表面的离子电荷,使蛋白表面的簇形水分子结构断裂。血红蛋白的实验表明,吸入全身麻醉药对其构型的干扰程度与麻醉药的脂溶性及效能相关。

酶活性变化可间接反映吸入全身麻醉药与可溶性酶的相互作用。很多可溶性酶对临床浓度吸入全身麻醉药高度敏感。如接近 1.0MAC 的各种全身麻醉药均可阻抑荧光素酶与其作用基质荧光素的特异性结合,而使其活性抑制近于 50%,并可被高压所逆转。对氟烷的研究表明,全身麻醉药抑制此酶活性的机制是与荧光素相互竞争此酶的结合部位。该部位虽可容纳 2 个氟烷分子,但只要 1 个氟烷分子与其结合即可有效抑制此酶。故有推测认为,吸入全身麻醉药是通过与控制神经元兴奋性的内源性配体相互竞争与蛋白的结合而发挥作用。此外,荧光素酶尚可模拟全身麻醉药的截止效应。例如,链烷同系物为抑制此酶 50％活性所需的浓度，随着碳原子数目的增加而减低，直至碳链长度达到 6 个碳原子时为止；如超过此长度则发生截止效应。其发生机制可能因长链化合物在水中的溶解度较低，或由于蛋白腔穴容积受限所致。但也发现即使高浓度的吸入全身麻醉药，对其他多种酶的活性并无有效抑制作用，如对多种糖解酶、乙酰胆碱酯酶、胆碱乙酰基转移酶及血浆胆碱酯酶等。

（二）全身麻醉药对膜蛋白的作用

提纯全身麻醉机制研究所需的离子转运蛋白方法复杂且费时，这些提纯的膜蛋白须再与脂质组合才能测定其离子转运功能，因此尚难确定麻醉药是直接作用在膜蛋白上或是作用在蛋白周围的脂质而间接起作用。

乙酰胆碱受体-离子通道复合物是反映此种作用最具特征的膜蛋白。该蛋白复合物由 5 个跨越膜脂质的多肽链（亚单元）组成，共同构成膜通道的壁。其中 2 个 α 亚单元中含有能与激动剂（如乙酰胆碱等）结合的部位。挥发性麻醉药可稳定地保持乙酰胆碱受体的构型，使之与其激动剂呈高亲和力结合，随后通道失敏而关闭，呈失活状态。吸入全身麻醉药对此种高亲和力结合的增强作用，与其麻醉效能呈良好相关性，并可被高压逆转。但应予指出，在临床常用浓度下，挥发性麻醉药对加速受体失敏或增加乙酰胆碱结合作用常不明显，而浓度很高时乙酰胆碱与受体的结合反而明显减低。尽管全身麻醉药增加激动剂的亲和性和稳定性，受体的失敏状态又被认为与全身麻醉机制有关，但在激动性结合与麻醉状态间并无简单的相关关系。

在完整的细胞，可通过测定吸入全身麻醉药在膜蛋白特异位点上与特异性配体竞争性结合的能力，推测全身麻醉药与蛋白的直接相互作用。鼠神经胶质细胞上的 $Na^+-K^+-Cl^-$ 复合转运载体，可被氟烷以剂量相关及竞争性方式抑制。1.0％atm 氟烷可抑制其活性的 33％，提示全身麻醉药确可与膜蛋白产生直接相互作用，但其他吸入麻醉药（乙醚、安氟醚、异氟醚、氯仿、甲氧氟烷和三氯乙烯）在临床浓度时对此蛋白复合体无抑制作用。因此，有人认为此载体蛋白可能含有一个疏水穴，此穴只能与氟烷结合而其他吸入药则不能与之结合。此外，目前能提纯的另一种膜蛋白是视紫红蛋白。临床浓度吸入全身麻醉药可干扰其兴奋期的构型转换，抑制其活性近 10％。对细菌型视紫红蛋白的光谱学研究亦证实了此种作用，但需在近 10MAC 的高浓度下才发生。

G 蛋白是神经元膜内与鸟苷酸相连的膜蛋白，可将某些抑制性神经递质的受体与相应离子通道耦合在一起。当这些递质与受体结合后可改变 G 蛋白的功能状态，依此控制离子通道的开闭。研究提示，G 蛋白是全身麻醉药在膜内作用的潜在部位。例如，临床浓度吸入麻醉药改变鼠脑 M-乙酰胆碱和 $α_2$-肾上腺素能受体与 G 蛋白的相互作用，并降低鸟嘌呤对高亲和力激动剂与这些受体结合的抑制能力。向鼠脑室内注射可使 G 蛋白失活的百日咳毒素，可增加氟烷 MAC 达 70％，并可减弱 α-受体激动剂所致的氟烷减省效应。但目前未能确定上述作用是全身麻醉药对膜蛋白的直接或间接作用的结果。此外有实验提示,全身麻醉药可作用于酶并导致膜成分的改变。如吸入麻醉药通过抑制蛋白激酶影响蛋白磷酸化过程,导致神经递质释放和离子通透受阻;氟烷和异氟醚激活甲基转移酶使膜磷脂中甲基含量增加等,都可影响神经信息的传导。

第三节　全身麻醉机制的神经生理学研究

一、全身麻醉药对中枢神经的作用

由于全身麻醉在抑制疼痛的同时,也影响意识水平,全身麻醉药可能通过作用于 CNS 某些结构,改变神经元的活动而起作用。由于脑干网状结构在改变意识与觉醒状态及调节运动功能中起重要作用,通常认为此结构是麻醉作用的重要部位。但如果认为全身麻醉仅仅是由于网状上行系统张力降低所致则未免过于简单。事实上,全身麻醉药对网状结构神经元活动的影响是多种多样的,其结果可能是增加、不变或降低,取决于所用药物和所测定的神经元单元。因此,麻醉药引起的网状结构神经元活动障碍可能取决于具体的全身麻醉药与具体的神经元单元间的相互作用,况且意识并不能简单地等同于网状结构的活动。因为动物实验显示,大范围损伤网状结构可完全消除唤醒的脑电图反应,但动物仍有清醒行为。

实验显示,临床浓度吸入全身麻醉药对哺乳动物大脑皮质、嗅皮质及海马神经元的自主和诱发活动产生影响,通常是使大脑神经元的兴奋性减低,但也可见使之增高者。此外,抑制性传递也可被吸入全身麻醉药抑制,如氟烷可延缓兔嗅皮质 γ-氨基丁酸(GABA)诱导的抑制。吸入全身麻醉药既可增加海马神经元的抑制性突触后电位的幅度和持续时间,也可选择性降低抑制性突触后电位。因此,大脑皮质是全身麻醉药干扰冲动信息传递的重要部位。但此种大脑皮质内神经传递改变在全身麻醉中的意义尚有待明确,因为鼠去皮质或皮质局部低温时全身麻醉药需要量并未见减少,而单独选择性麻醉大脑时异氟醚的需要量几乎增加 2 倍。

在哺乳类动物,吸入麻醉药可影响脊髓的兴奋或抑制性神经传递。对神经传递影响的程度和性质取决于全身麻醉药的浓度和所测定的脊髓特殊通路。例如,0.2%～1.8%异氟醚可减弱鼠脊髓与伤害性感受有关的慢反应电位,此种减弱作用与所用异氟醚呈剂量依赖关系。相反,低浓度(0.14%)异氟醚则增加此电位幅度。此外,单独麻醉脑干和脊髓而不麻醉大脑时,抑制伤害性防卫反应所需异氟醚量减少,表明脊髓对异氟醚是敏感的。吸入全身麻醉药除直接作用在脊髓外,尚可通过调节来自大脑下行抑制系统的冲动影响脊髓神经元的活动。

总之,吸入全身麻醉药对 CNS 的许多部位的神经传递产生干扰,全身麻醉不可能选择性作用于某一部位。尽管大多数全身麻醉药的作用通常是抑制兴奋性和延长抑制性的传递,但也有这样的例证,即临床浓度麻醉药不仅无减弱反而增强兴奋性传递,或减低抑制性传递。人类 CNS 由数以百万计的神经元组成,而每一神经元拥有数千个突触,不同全身麻醉药具有各类不同性质并不奇怪。

二、全身麻醉药对神经冲动传递过程的影响

（一）对外周伤害性感受器的作用

伤害性刺激作用于外周感受器而产生传入冲动,但全身麻醉药通过抑制此伤害感受器起作用的可能性不大。因为临床浓度的乙醚、氟烷或甲氧氟烷不能改变鼠皮肤受体对触觉及毛发运动的反应,甚至可增强哺乳动物 A 和 C 纤维上感受器的兴奋性和敏感性。

（二）对神经轴突传导的影响

高浓度各种全身麻醉药确可阻断轴突传导,且可被高压所逆转。尤其是中枢内轴突的口径比周围神经为细,加上经过多次分支,口径逐级变小,到达突触前已极为纤细,对全身麻醉药作用理应更为敏感。因此长期来认为全身麻醉药与局部麻醉药相似,都是阻滞轴突的冲动传导,不同的是全身麻醉药作用点是在突触前轴突末梢。以此为据并联系全身麻醉分子学说的膜膨胀理论,对全身麻醉原理作一元化解释。然而资料表明,阻滞轴突末梢所需的全身麻醉药浓度,比临床应用浓度高得多。而且对海马结构和嗅皮质的研究显示,当兴奋性突触传递已被全身麻醉药明显抑制时,从轴突末梢传入冲动的电位幅度和潜伏期并无变化,均不支持轴突传导阻滞假说。况且,轴突阻滞说更不能解释全身麻醉药为何能增强抑制性突触的功能。因此,目前认为全身麻醉药对突触传递的阻滞,并非由于抑制轴突末梢的电传导,而是直接作用于突触的化学传递过程所致。

（三）对突触传递的影响

突触是神经元之间彼此广泛联系的基本结构,在中枢的调节活动中具有最重要的作用,按其功能特点可分为兴奋性突触和抑制性突触。全身麻醉药可通过干扰神经递质的释放、结合、效应及再摄取等生物学过程影响正常的突触传递。现已证实,多数吸入全身麻醉药可抑制兴奋性突触传递而增强抑制性突触传递,但对轴突—轴突型突触抑制过程的影响较为复杂。

（四）对突触前膜传递的影响

实验发现乙醚抑制突触前的兴奋性递质释放,而不改变突触后膜的化学敏感性。氟烷可减少心、肾上腺髓质交感末梢及脑皮质切片的去甲肾上腺素释放,虽然环丙烷对肾上腺髓质乙酰胆碱的释放无影响,但可抑制激动剂对其诱发的释放,上述证明吸入全身麻醉药具有突触前抑制神经递质释放作用。

但也有研究显示吸入全身麻醉药可促进神经递质的释放。如氧化亚氮可增加犬肺动脉去甲肾上腺素的释放。采用高压可逆转此类气体麻醉药在整体动物的麻醉作用，却不能逆转此类气体对乙酰胆碱释放的增加作用。

除对突触前神经递质释放影响外，吸入麻醉药尚可通过影响神经末梢递质的重摄取来改变递质的作用持续时间。氟烷和异氟醚以浓度相关的方式抑制鼠脑突触体 5 -羟色胺及多巴胺的重摄取。

（五）对突触后膜传递的影响

全身麻醉药的突触后作用可通过应用纯神经递质作用于突触后膜进行研究。根据所用特殊神经标本和神经递质，麻醉药可抑制或轻微影响或增加突触后的反应。吸入麻醉药尚可改变神经肌接头后膜的反应，可减低乙酰胆碱诱发的终极电位幅度及加快终极电位的衰减速率。

（六）对单突触与多突触传递的影响

如果全身麻醉药是通过阻滞突触传递而起作用的话，可以推测多突触通路比单突触通路更易被麻醉药所阻滞，因为突触接点数越多被阻滞的可能性就越大。但是，研究表明，吸入麻醉药抑制单突触或多突触的反应是等同的，甚至对前者的抑制更明显。因此在全身麻醉药对神经传递的影响上，突触通路的多少似乎并不重要。

三、全身麻醉药对中枢神经递质的影响

中枢神经递质的种类很多，大体可分为三大类，即传统的经典递质、氨基酸类递质和神经肽类递质。前者包括乙酰胆碱、肾上腺素、去甲肾上腺素、多巴胺及 5 -羟色胺等；氨基酸类递质包括谷氨酸、门冬氨酸、γ -氨基丁酸和甘氨酸等；而神经肽类包括 P 物质、脑啡肽、前列腺素等。目前认为神经肽类作为递质的条件尚不够充分。近期认为中枢内的 N_2O 和 ATP 可能也是神经递质。全身麻醉药对突触前膜内递质生物过程的影响环节较多，可能包括递质成分的摄取和合成、突触前受体对递质的重吸收、钙离子内流及递质释放等影响。

（一）对传统经典递质的影响

1. 乙酰胆碱（ACh）　ACh 属于兴奋性神经递质，对意识水平的控制起重要作用，实验提示中枢胆碱能传递系统可能是全身麻醉药的重要作用靶区。对鼠突触体的研究证实，氟烷、安氟醚及异氟醚可明显抑制神经末梢对胆碱的摄取，从而限制了 ACh 的合成速率。上述全身麻醉药的临床浓度虽对脑中 ACh 的总含量无显著影响，但可减低皮质及皮质下脑区 ACh 更新速率，某些脑核的 ACh 含量也可有增减改变。有关全身麻醉药对 ACh 释放过程影响的研究报道不一。多数研究表明，氟烷及甲氧氟烷可减少 ACh 的释放，但亦有报道临床浓度的氟烷、甲氧氟烷及安氟醚对 ACh 释放无影响。因此，全身麻醉药对 ACh 生物过程的影响目前尚难下确切的结论。

2. 儿茶酚胺 包括去甲肾上腺素(NA)、肾上腺素和多巴胺(DA)。NA 的生理功能主要与体温、摄食行为、镇痛、心血管和精神状态的调节有关。脑内 NA 减少可致精神抑郁,过多可出现狂躁。全身麻醉与 NA 关系的研究主要集中在对 NA 释放和脑内 NA 含量的影响。氟烷或环丙烷麻醉时,鼠大部分脑区的 NA 浓度并无改变,但部分脑区如蓝斑、听神经核及中央灰质中含量增加。并发现,凡是减少中枢 NA 含量的药物,可使 MAC 减低,并与所用剂量相关;反之,凡使中枢 NA 含量增加的药物,则引起全身麻醉药需用量增多。此外,当部分切除鼠脑干中 NA 含量较为丰富的区域后,MAC 可减少 $16\% \sim 35\%$。看来,虽无确凿证据表明全身麻醉药可减低脑中 NA 含量,但 NA 含量变化确可明显影响全身麻醉药的用量。

DA 在中枢的作用与 NA 相反,其含量似乎与麻醉需要量成反比关系。用甲基多巴增加鼠纹状体 DA 含量可产生与剂量相关的氟烷 MAC 下降。相反,以化学物损毁多巴胺能神经元并减少 DA 含量,可使氟烷 MAC 增加。晚近研究发现,氟烷麻醉鼠的中枢 DA 含量增加。因此,目前普遍认为多巴胺能系统是全身麻醉药作用的可能靶区之一。

α_2-肾上腺素能激动剂可显著降低吸入麻醉药的需要量。给犬注射可乐定,可使氟烷的 MAC 减少 42%。比可乐定更具选择性的 α_2-受体激动剂右美托咪啶,可使犬的氟烷和异氟醚 MAC 降低到对照值的 10% 以下。实验显示,右美托咪啶的旋光异构体 L-美托咪啶对 MAC 无明显影响,提示激动剂对 α_2-受体的作用具有高度特异性。在分离的海马神经元,右美托咪啶仅轻微增强异氟醚的作用,提示海马神经元不是 α_2 激动剂作用的中枢部位。而蓝斑核则可能是 α_2 激动剂作用的重要部位,因为向此部位注射右美托咪啶可消除鼠的翻正反射。

3. 5-羟色胺(5-HT) 脑内 5-HT 与睡眠、行为、镇痛、体温调节及精神活动等有关。实验显示,毁损中缝核或用药物阻断 5-HT 的合成,引起睡眠障碍、痛阈降低及吗啡镇痛作用减弱甚至消失。近年来涉及 5-HT 的全身麻醉机制研究,主要侧重于突触前膜对其摄取和释放过程的改变。

应用突触体标本进行的系列实验研究证实,氟烷、安氟醚及异氟醚等均可抑制突触体对 5-HT 的摄取。目前查知 5-HT 对突触后受体作用的终止,主要依赖于突触前膜对其重吸收的速率,全身麻醉药对后者的抑制则必然增强 5-HT 对突触后受体的效应。

全身麻醉药对 5-HT 释放影响的研究极少。对鼠的研究显示,氟烷或环丙烷麻醉时多数脑区的 5-HT 水平无改变,但在黑质和侧缝核等脑结构中 5-HT 的含量是增加的。损毁富含 5-HT 的侧缝核可减少全身麻醉药需要量的 25%。

(二) 对氨基酸类递质的影响

1. 抑制性氨基酸 主要有 γ-氨基丁酸(GABA)和甘氨酸。GABA 是脑内主要抑制性递质,睡眠时大脑皮质 GABA 释放增多。GABA 对中枢神经元有普遍抑制作用,既可作用于突触前神经末梢,减少兴奋递质的释放,引起突触前抑制;又可作用于突触后膜,引起突触后神经元超极化抑制。在脊髓以突触前抑制为主,在脑内则以突触后抑制为主。GABA的突触前或突触后抑制是通过 Cl^- 内流所致。巴比妥和固醇类全身麻醉药可增加GABA诱发的 Cl^- 内流,而吸入全身麻醉药对此作用极弱。与 5-HT 一样,GABA 激动突触后膜受体产生的生理效应,有赖于邻近的胶质细胞和神经末梢对其重摄取而终止。各种全身麻醉药对此吸收过程无明显影响,但临床剂量的氟烷、安氟醚、氯仿、乙醚等可明显抑制 GABA 的降解代谢过程,如用 3%氟烷处理的脑皮质片上,因 GABA 代谢受抑制而含量增加。突触内 GABA 积聚增多,可致中枢抑制过程增强。如果因为 GABA 在抑制性神经元中堆积而出现抑制性作用增强,则可推论全身麻醉状态的产生是突触传递减弱所致。实验证明,GABA 的同类物 THIP 可透过血脑屏障进入中枢,使啮齿类动物产生麻醉状态,支持了上述假说。

甘氨酸是脊髓中主要抑制性神经递质,也存在于其他脑区。与 GABA 相似,主要作用于受体- Cl^- 离子通道复合物。有关全身麻醉药对其传递过程影响的研究甚少。

2. 兴奋性氨基酸 包括谷氨酸和门冬氨酸,二者均为兴奋性递质。谷氨酸是脑内含量最高的氨基酸,参与学习、记忆和精神状态等中枢神经活动的神经传递。门冬氨酸在脊髓腹根中分布较多,是脊髓中间神经元的兴奋递质。

兴奋性氨基酸在脑内分布广泛,对中枢神经功能也有重要作用,可能是全身麻醉药作用的重要靶位。现知,吸入麻醉药可抑制谷氨酸诱发的神经传递,而兴奋性氨基酸传递抑制剂可减少吸入全身麻醉药需要量的 50%。安氟醚增加突触体释放谷氨酸被认为与安氟醚麻醉时出现的异常脑电波有关。迄今为止,尚未发现全身麻醉药对其摄取过程有影响。

四、全身麻醉药对某些活性介质的影响

(一)腺苷

给予犬或鼠腺苷或腺苷同类物可减低氟烷 MAC50%,其机制可能与腺苷减少中枢去甲肾上腺素能的传递有关。虽然外源腺苷可减少全身麻醉药用量,内源腺苷浓度的轻微改变对 MAC 并无实质性影响。

(二)内源性阿片

20 世纪 70 年代后期发现,各种麻醉性镇痛药可显著减少吸入全身麻醉药的用量。而且,经静脉或第四脑室注射阿片拮抗药纳洛酮,可部分逆转吸入麻醉药的作用。因此提出吸入全身麻醉药作用于阿片受体的假说曾风行一时。但是,量-效曲线分析发现纳洛酮的"拮抗"只是使全身麻醉药量效关系发生偏移。即使纳洛酮的剂量高达 250mg/kg,仅使 MAC 轻微增加(不超过 10%)。因此,大剂量纳洛酮对吸入全身麻醉药作用的拮抗是轻微的,可能与其使 CNS 兴奋性普遍增加而不是药理学上与阿片受体的竞争有关。尽管某些吸

入全身麻醉药可通过释放内源性阿片样物质产生止痛作用,但内源阿片在吸入全身麻醉药中的作用尚无定论。现知,吸入全身麻醉药对中枢神经各类受体和通道有广泛作用,单以阿片受体作用来解释全身麻醉显然是过分简单。

（三）钙

麻醉药可改变细胞内钙浓度,钙浓度的改变又可影响神经元的兴奋性(通过钙相关的神经递质释放),因此有人认为钙是一种神经调节剂。据推测,氟烷对鼠海马脑片的抑制与神经元内的储备钙释放导致 GABA 增加有关。实验显示,临床浓度氟烷和异氟醚可抑制由钾、谷氨酸或甲状腺释放激素等诱发的嗜铬细胞,海马神经元,及克隆垂体细胞内的钙增加,其机制可能包括影响细胞外的钙流入及减少肌糖磷酸盐以减弱细胞内的钙释放,其结果差异取决于所用麻醉药及实验组织。

五、全身麻醉药对离子通道的作用

现已证实,吸入全身麻醉药可通过抑制兴奋性突触及增强抑制性突触的传递发挥作用,而这些作用应在离子通道上有所表现。因此,测定全身麻醉药对各类离子通道的作用是近期全身麻醉原理研究的热点。目前根据通道开启时是否需要特殊激动剂将其分为配体门控和电压门控离子通道两类。

（一）配体门控离子通道

1. 谷氨酸受体通道　根据谷氨酸受体对多种激动剂存在不同的敏感性,至少可分为 3 种亚型,如 NMDA、KA 及 AMPA 受体亚型。在 3 种亚型中,NMDA 受体最受关注,并认为与全身麻醉和脊髓镇痛机制有密切关系。在 3 种亚型中,NMDA 亚型对氟烷最为敏感。研究显示,吸入全身麻醉药作用在 NMDA 受体通道复合物位点上,此位点不同于已知的谷氨酸、甘氨酸和通道阻滞剂的结合位点。鉴于上述,有学者提出全身麻醉的共同机制是全身麻醉药间接或直接作用于 NMDA 系统所致。

2. n-乙酰胆碱受体(nAChR)通道　虽然对神经肌肉接头的 nAChR 已进行了深入的研究,但对神经元的 nAChR 了解甚少。两类 nAChR 具有同源性,均由 5 个亚单位组成。许多全身麻醉药可减低 nAChR 对激动剂的敏感性。在吸入麻醉药中,异氟醚和安氟醚可有效抑制 nAChR,使单通道的平均开放时间缩短。虽然 nAChR 对多种全身麻醉药敏感,但以此作出全身麻醉是 nAChR 通道抑制所致的结论为时尚早。

3. GABA$_A$受体通道　据分析,全身麻醉药增强中枢神经系统的抑制过程,主要是全身麻醉与 GABA 受体相互作用的结果,并一直认为 GABA$_A$受体是全身麻醉药作用的潜在靶位。现知氟烷、安氟醚及异氟醚等吸入全身麻醉药均可延长及增强 GABA 的超极化作用,并证实是对氯的传导性增加所致。尽管目前仍未完全明确全身麻醉药对完整 GABA 能突触功能的增强程度,但已显示 GABA$_A$受体通道是多数全身麻醉药作用的主要靶区。

4. 甘氨酸受体通道　GABA 是大脑最重要的抑制性递质,甘氨酸则在脊髓和低位脑干中起主要作用。近期的去大脑研究显示了低位中枢的重要性,也强调了甘氨酸的重要作用。不过目前此方面的研究尚不多,对鼠孤束核分离神经元的研究发现,吸入全身麻醉药可增强低浓度甘氨酸诱发的抑制性 Cl^- 电流。表明与 $GABA_A$ 受体一样,全身麻醉药可增加甘氨酸与受体的亲和性。

（二）电压门控离子通道

1. Na^+ 和 K^+ 通道　大多数全身麻醉药使 Na^+ 通道去极化稳态活动曲线和超极化稳态失活曲线移位,但在临床麻醉浓度时这种移位是非常微小的,故轴突的传导基本不受影响。另一电压门控通道 KA,被认为在调节轴索冲动发放中起作用,并一直推测为全身麻醉药作用的可能靶位。变异型果蝇对异氟醚敏感性降低,是由于 KA 通道功能不全,导致神经元的兴奋性普遍增高所致。曾有设想,轻微干扰电压门控离子通道可改变神经元的冲动发放,但有证据显示,电压门控 Na^+、K^+ 通道不可能对全身麻醉的产生起实质作用。

2. Ca^{2+} 通道　电压门控 Ca^{2+} 通道有 4 种亚型,分别为 T、L、N 和 P 亚型。T 和 L 型通道广泛分布在兴奋性和非兴奋性细胞,而 N 和 P 型通道主要发现在神经元。P 型通道对突触前神经递质的释放有直接影响。多数研究表明,Ca^{2+} 通道对吸入麻醉药不敏感,但近期有报道鼠感觉神经元上低电压激活 Ca^{2+} 电流对氟烷高度敏感。总体上,电压门控 Ca^{2+} 通道似乎对临床浓度麻醉药不敏感,在此浓度下偶尔发生的轻微抑制不足以产生全身麻醉。

六、对第二信使的影响

第二信使系统主要涉及 Ca^{2+}、三磷酸肌醇(IP3)、ryanodine(Ry)、蛋白激酶 C(PKC)、cAMP、cGMP 及 G 蛋白等,为多种酶及通道活动的调节剂,主要通过与受体结合或磷酸化途径调节酶和通道的活性,实现对细胞膜内的信息传递过程及其他生理效应的影响。

细胞内 Ca^{2+} 是重要的第二信使,其释放主要受 IP3 和 Ry 系统的调控。IP3 通过与受体结合后触发 K^+ 通道开放,K^+ 进入钙池而使 Ca^{2+} 释放。Ry 触发 Ca^{2+} 释放的机制较复杂。一直认为全身麻醉药有通过增加神经元内 Ca^{2+} 浓度而干扰神经元的功能;但近期研究显示,在一定浓度下,全身麻醉药对细胞内静息 Ca^{2+} 并无明显影响,并且可抑制激动剂或 K^+ 诱发的 Ca^{2+} 增加。有认为此种抑制作用与全身麻醉药阻滞 Ca^{2+} 通道或抑制三磷酸肌醇(IP3)的产生或消耗细胞内 Ca^{2+} 储备有关,但临床浓度全身麻醉药未见对激动剂诱发的总 IP3 产生影响。

蛋白激酶对 Ca^{2+}、K^+ 等离子通道的调控依赖于 cAMP 和 cGMP。据分析,此二信使涉及的信息传递中间环节皆可能成为全身麻醉药的作用部位。业已证实,多数全身麻醉药可使脑中的 cAMP 增加,且不同脑区增加幅度不同。其增加机制可能与全身麻醉药激活腺苷酸环化酶及抑制磷酸二酯酶有关。与 cAMP 相反,多数全身麻醉药可减低脑组织中的

cGMP 含量。有人发现 α_2-肾上腺素能激动剂通过抑制腺苷酸环化酶减低氟烷 MAC,但不能认为氟烷亦以同样的方式起作用,因为 α_2 拮抗剂对氟烷 MAC 并无影响。尽管全身麻醉药与 cAMP 及 cGMP 之间存在上述关系,但与全身麻醉的因果关系迄今未明确。目前尚无确实的证据表明第二信使系统参与全身麻醉过程。

（江来　邓小明）

参考文献

1　Miller RD. Anesthesia. Fifth Edition. 2000；Churchill livingtone. US. 107 – 133.

2　Pan, Jonathan Z, Maryellen Fazen. Rat brain DNA transcript profile of halothane and isoflurane exposure. *Pharmacogenetics & Genomics*,2006，16：171 – 182.

3　Lowenstein CJ，Dinerman Jl，Snyder SH. Nitric Oxide：A Physiologic Messenger. *Annals of Internal Medicine*，1994，120：227 – 237.

4　Keller KA，Callan C，Prokocimer P. Inhalation Toxicity Study of a Haloalkene Degradant of Sevoflurane, Compound A (PIFE), in Sprague-Dawley Rats. *Anesthesiology*, 1995, 83：1220 – 1232.

5　Spacek A；Kress HG. Drug interactions with musclle relaxants. *Acta Anaesthe Scand*. Supplementum，1998；42 Supplement 112：236 – 238.

6　Weigt HU，Bosnjak ZJ. Modulation of the Cardiac Sodium Current by Inhalational Anesthetics in the Absence and Presence of beta-Stimulation. *Anesthesiology*,1998,88:114 – 124.

7　Cheng MA，Tempelhoff R. Anesthesia and epilepsy. *Curr Opin Anaesthesio*，1999，12：523 – 528.

8　Stowe DF，Rehmert GC，Kwok WM, et al. Xenon Does Not Alter Cardiac Function or Major Cation Currents in Isolated Guinea Pig Hearts or Myocytes. *Anesthesiology*,2000,92：516.

9　Aziz TS，Mbchb M，Drcog，F. Xenon in Anesthesia. *Intern Anesthesio Clini*,2001，39：1 – 14.

10　Sato K，Seki S，Murray PA. Effects of Halothane and Enflurane Anesthesia on Sympathetic ［beta］-adrenoreceptor-mediated Pulmonary Vasodilation in Chronically Instrumented Dogs. *Anesthesiology*,2002,97：478 – 487.

11　Sloan TB，Heyer EJ. Anesthesia for Intraoperative Neurophysiologic Monitoring of the Spinal Cord. *Jour of Clini Neurophysio*,2002,19：430 – 443.

12　Mirsattari SM，Sharpe MD，Young GB. Treatment of Refractory Status Epilepticus With Inhalational Anesthetic Agents Isoflurane and Desflurane. *Archi of Neurol*, 2004,61：1254 – 1259.

13　Gyulai FE. Anesthetics and cerebral metabolism. *Curre Opini in Anaes*,2004,17：397 – 402.

14　Traystman RJ. Anesthetic Mediated Neuroprotection：Established Fact or Passing Fancy? *J of Neurosurg Anesth*,2004,16：308 – 312.

15　Hameroff, Stuart R. The Entwined Mysteries of Anesthesia and Consciousness：Is There a Common Underlying Mechanism? *Anesthesiology*,2006,105：400 – 412.

第5章　吸入麻醉药的药物动力学

掌握吸入麻醉药的药物动力学对指导临床用药、合理用药、维持麻醉手术平稳、快速苏醒等至关重要。药物动力学主要研究药物的吸收、分布、代谢和排泄等。Haggard 首先研究了犬对乙醚的吸收与分布。半个世纪前 Severinghaus 第一个测量了人体对 N_2O 的吸收。一般认为吸入麻醉药是按四室模型进行分布的,但目前有观点认为其是按五室模型进行分布的。

第一节　决定吸入麻醉药吸收的 4 个因素

除了第二气体效应和药物浓度对吸入麻醉药吸收的影响,有 4 个因素影响吸入麻醉药吸收。

一、肺通气

麻醉诱导时,通气过程将吸入麻醉药输送到肺中。若通气功能正常,则肺泡内吸入麻醉药浓度在 2min 内就迅速达到与吸入气中浓度一样。因肺的气体交换量(肺泡分钟通气量,约 4 L/min)远远大于肺内气体含量即功能余气量(FRC,约 2 L),故肺泡内吸入麻醉药浓度迅速升高。

二、血/气分配系数、心排出量和肺泡－静脉血分压差

血液对肺泡内吸入麻醉药的摄取可减弱通气对肺泡吸入麻醉药浓度的影响。若吸入气中麻醉药被血液摄取一半,则肺泡浓度也下降一半。决定血液摄取的 3 个因素分别是吸入麻醉药的血/气分配系数(λ)、心排出量(cardiac output,CO)和肺泡－静脉血分压差(A－v)。吸收与三者的关系为:

$$吸收(U)=λ×CO×(A－v)$$

血/气分配系数是血液和肺泡气体两相中麻醉药分压达平衡时血液中吸入麻醉药分压

与气体中吸入麻醉药分压的比值。地氟醚的血/气分配系数最低(见表 5 - 1),因此在相同肺泡浓度下,七氟醚和异氟醚的摄取大于地氟醚。同样,增加 CO 或(A - v)增加也会使血液对吸入麻醉药的摄取增加。在麻醉开始时,因静脉血内没有麻醉药物,此时(A - v)最大,故吸入麻醉药吸收也最大。

表 5 - 1 37 ℃时人体组织/气体分配系数

组织	N_2O	地氟醚	七氟醚	异氟醚	氟烷
血液	0.46	0.45	0.65	1.4	2.4
大脑	0.49	0.55	1.1	2.2	4.5
心脏	0.47	0.55	1.1	2.2	4.1
肝脏	—	0.67	1.3	2.6	5.5
肾脏	—	0.40	0.78	1.4	3.0
肌肉	0.53	0.78	1.7	3.6	7.0
脂肪	1.1	13	37	70	137
水	0.46	—	0.37	0.61	0.74
生理盐水	0.45	0.22	0.34	0.54	0.71

第二节　组织内吸入麻醉药分压的变化

在肺泡内吸入麻醉药浓度不变的情况下,组织内吸入麻醉药分压随麻醉进程而变化。

一、麻醉开始时

在麻醉诱导时(A - v)分压差迅速下降,并且随麻醉进程进一步下降。在通气输送吸入麻醉药到肺的最初几秒钟,几乎没有吸入麻醉药从血液回到肺泡中。在临床实践中,麻醉医师常快速增加肺泡吸入麻醉药浓度以达到所需的麻醉深度。然后,麻醉医师通过维持相对稳定的肺泡吸入麻醉药浓度而维持相对平稳的麻醉状态。如何才能维持患者肺内目标浓度即最低肺泡有效浓度(MAC)的平稳。

根据血流和吸收麻醉药的能力(见表 5 - 1、2),人体组织分成血管丰富组织(vessel - rich group,VRG)、肌肉组织(muscle group,MG)和脂肪组织(fat group,FG)3 种类型,其中 FG 又包括组织内弥散组织(intertissue diffusion group,ITG)。根据组织/气体分配系数,VRG 包括脑、心脏、肝脏、肠和肾脏等,这些组织对吸入麻醉药物的亲和性相似。

组织/气体分配系数说明了所有组织吸收吸入麻醉药的相对容积(为其与肺吸收容积的比较,以肺的功能余气量作为参考,成人肺对吸入麻醉药的吸收容积约为 2 L)。同时组织/气体分配系数也说明了特定组织对不同吸入麻醉药物的相对吸收能力,如肌肉对七氟醚的吸收是地氟醚的 2.2 倍(1.7/0.78),而脂肪组织则是 2.8 倍。

根据组织/血液分配系数可估计吸入麻醉药在特定组织中的变化,并可由此得出时间常数(time constants)。例如,每 100g VRG 组织的血流为 30.1 ml/min(此为一个均值,脑灰质的血流量要比脑白质多),对于地氟醚而言,其吸收容积为 100 ml 乘以 1.30,则时间常数为 130 ml 除以 30.1 ml/min,即 4.3 min。通常,时间常数是达到 63%平衡的时间,因此,脑组织地氟醚分压达到 63%动脉血内分压的时间是 4.3 min。而半数时间(即达 50%平衡的时间)是时间常数的 0.7,因此 VRG 的地氟醚半数时间为 3 min,七氟醚为 4 min,而脂肪组织的地氟醚半数时间为 860 min,七氟醚为 1 540 min。

表 5-2　有关吸入麻醉药分布的各部分组织值

	VRG	MG	FG	ITG
容量(L)	6	33	14.5	2.9
组织/血液分配系数				
地氟醚	1.30	1.73	29	29
七氟醚	1.70	2.62	52	52
异氟醚	1.60	2.5	50	50
组织/气体分配系数				
地氟醚	0.58	0.78	13	13
七氟醚	1.10	1.70	34	34
异氟醚	2.24	3.50	70	70
时间常数				
地氟醚	4.32	38.1	1226	230
七氟醚	5.65	57.8	2198	412
异氟醚	5.32	56.7	2114	396
每 100 ml 组织的血流(ml/min)	3.01	4.54	2.37	12.6
腔室直径(compartment diameter)*				
地氟醚	1.32	3.58	9.73	4.35
七氟醚	1.82	5.30	15.7	7.00
异氟醚	2.59	7.70	22.5	10.1

*腔室直径是与肺腔直径相比较而言,其 $=\sqrt{[组织容量(L)][组织/气体气体分配系数]/2}$,其中 2 是指肺的吸收容量,即 FRC。

因大部分心排出量供应给 VRG,故其吸收了大部分的吸入麻醉药,而肌肉组织和脂肪组织则吸收一小部分,如图 5-1 所示(箭头粗细代表了吸收的量,下同)。尽管 VRG 接受了大部分心排出量,但其只占机体总质量的 9%,故其吸收吸入麻醉药的总量并不是很大。在健康成人,MG 占总质量的 50%,FG 为 20%~25%,但吸入麻醉药在脂肪中的溶解较多,故 FG 较 MG 吸收更多的药物。

当麻醉开始 5 min 后,VRG 中吸入麻醉药分压约达到 2/3 平衡,而 MG 中的平衡才开始,达到 15%平衡状态,而 FG 则仅仅达到平衡状态的 0.4%(图 5-2)。有少量吸入麻醉药

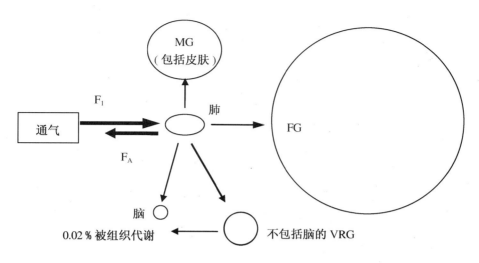

图 5 - 1　麻醉开始时各部分吸收药物的容量

箭头粗细及面积大小代表了吸收的量与容量。

可经肝脏代谢而丢失,地氟醚的代谢量约占吸收量的 0.02%,而异氟醚和七氟醚则分别为 0.2% 和 5%。此时 VRG 及 MG 吸收麻醉药物的速度开始下降,因此需降低吸入气中麻醉药物浓度(F_1)以维持肺泡气中麻醉药物浓度(F_A)在 MAC。

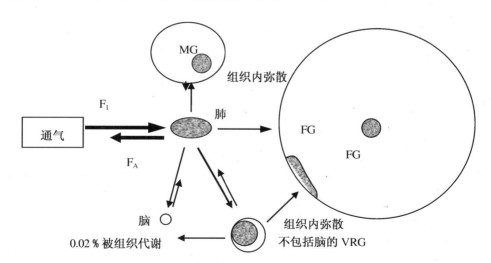

图 5 - 2　麻醉 5 min 后各部分吸收药物的变化

灰色代表了已经吸收的药物量,不同箭头长度代表了出入量的差异。

此时 VRG 中的部分麻醉药物通过组织间弥散分布到 VRG 的周围组织中,如部分麻醉药物由小肠分布到肠系膜和网膜脂肪,由肾脏分布到肾周脂肪等。但此时 MG 和 FG 中的麻醉药物分压明显低于 VRG 中的分压,故主要是经由 VRG 与其他组织之间弥散。

另外,脑灰质与白质之间也存在组织间弥散。因这种组织间弥散使 VRG 和一部分 MG、FG 中的麻醉药物分压下降,故其可延缓达到平衡状态的时间。有研究说明组织间弥散占到吸入麻醉药吸收的 30%,估计强效吸入麻醉药的时间常数达 200～400 min 时即产生组织间弥散。

二、麻醉 50 min 时

此时,大脑与肺泡内的地氟醚分压达到平衡,如图 5-3 所示,肺与脑之间的麻醉药物交换量相当。若不将组织间弥散计算在内,MG 内地氟醚分压将达肺泡内分压的 74%,而 MG 与肺泡内药物的交换量也增加。同时,更多的麻醉药物通过组织间弥散由 VRG 以及肌肉皮肤组织进入脂肪组织内。此时,脂肪组织内的地氟醚达 4% 平衡状态,其对地氟醚的吸收基本没有改变,但组织间弥散已经达 20% 平衡状态。

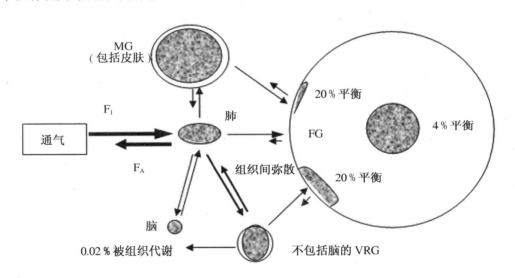

图 5-3　麻醉 50 min 时各部分吸收地氟醚的变化

地氟醚与七氟醚均为低溶解度的强效吸入麻醉药,但七氟醚的平均血液和组织溶解度是地氟醚的二倍,因此 VRG、MG 和 FG 中吸收的七氟醚总量要大于地氟醚。这些组织中经组织间弥散丢失的七氟醚也较地氟醚多,达到平衡的率也相对低;并且经代谢丢失的七氟醚占总吸收药物的 5%,为地氟醚的 100 倍。因此需要较高的吸入浓度才能维持一定的肺泡内相对稳定浓度(即 $F_I > F_A$)。

三、麻醉 200 min 时

当麻醉持续 200 min 后,出入 MG 的地氟醚达到平衡。此时麻醉药物仍通过组织间弥散由肌肉分布到脂肪中,故进入 MG 的麻醉药物仍大于由此返回到血液中的麻醉药物,从而维持麻醉药物分压相对平稳(图 5-4)。此时大约有 58% 的麻醉药物通过组织间弥散进入到 VRG 中,而脂肪组织中仍仅仅达到 15% 平衡状态。因肌肉组织吸收的吸入麻醉药与组织间弥散减少,此时 F_I 与 F_A 之间的差减少。

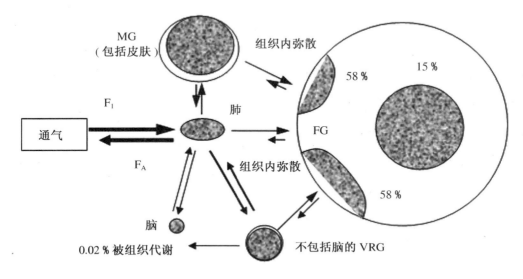

图 5-4　麻醉 200 min 时各部分吸收地氟醚的量

异氟醚的血液和组织溶解度大约是地氟醚的 4 倍,因此组织内异氟醚分压是地氟醚的 4 倍以上。和地氟醚一样,VRG 和 MG 从肺内吸收的异氟醚达到平衡。但因相对较多的异氟醚经组织间弥散分布到脂肪组织内,因此需相对较高的 F_I 以维持相对平稳的 F_A。

第三节　维持肺泡麻醉药物浓度相对平稳

需给予一定的吸入气麻醉药浓度(F_I)才能维持肺泡内麻醉药浓度(F_A)相对平稳。若吸入气流等于或超过分钟通气量,则 F_I 将等于挥发罐输送的浓度(F_D),而当分钟通气量超过吸入气流时(如重复呼吸时),则 F_D 需大于 F_I 以补偿重复呼吸所消耗的吸入麻醉药(图 5-5)。气流量通常小于分钟通气量,一般为 1~3 L/min,较低的气流可节约吸入麻醉药,改善气道湿化(由此可减少刺激性吸入麻醉药异氟醚和地氟醚等对气道的刺激作用)、保温并且减少大气污染。在密闭麻醉时需考虑到机体与呼吸环路所吸收的吸入麻醉药,吸入麻醉药的溶解度越大则需补充的吸入麻醉药就越多。

若气流量设置为 0.5 L/min,当麻醉 5 min 后地氟醚的 F_D 必须大于 F_I 37% 才能维持 F_A 相对稳定。气流量设置为 2 L/min,地氟醚的 F_D 仅需大于 F_I 30% 就能维持 F_A 相对稳定。麻醉持续 50 min 后 VRG 达到相对平衡状态,MG 达到部分平衡状态,机体对吸入麻醉药的摄取相对减少,并且重复吸入作用减少,此时即使气流量设置为 0.5 L/min,地氟醚的 F_D 大

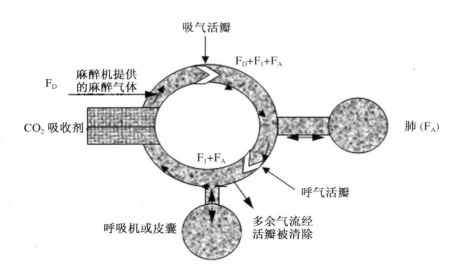

图 5 - 5　麻醉气体在麻醉机环路中的运动

F_D为挥发罐浓度，F_I为吸入气中麻醉气体浓度，F_A为肺泡内麻醉气体浓度。

于 F_I 44％就能维持 F_A 相对稳定，而气流量为 1 L/min 时，地氟醚的 F_D 仅需大于 F_I 21％。因七氟醚的组织溶解度和吸收大于地氟醚，上述差别也就更大。麻醉 50 min 后，气流量为 1 L/min 时，七氟醚的 F_D 需大于 F_I 48％方能维持 F_A 相对稳定。地氟醚麻醉 200 min 后，VRG 和 MG 均达到相对平衡状态，而 FG 也达到部分平衡状态，此时重复吸入的作用进一步下降，气流量设置为 0.5 L/min 的情况下，地氟醚的 F_D 大于 F_I 7％即能维持 F_A 相对稳定。但异氟醚的组织溶解度大，此时脂肪组织仍摄取药物，故仍需增加 F_D 以维持 F_A 相对稳定。气流量为 0.5 L/min 时，异氟醚的 F_D 大于 F_I 94％才能维持 F_A 相对稳定，而气流量为 2 L/min 时，F_D需大于 F_I 22％。

　　有两个因素可影响维持 F_A 稳定所需要的 F_D。首先，若 F_A 与 F_I 相差很小（如，当血液摄取很少时），则重复吸入含 F_A 的气体很少影响对维持 F_A 稳定所需的 F_D。反之，若 F_A 与 F_I 差值增加则需增加 F_D。其次，重复吸入增多（如气流量减少时）则将使重复吸入含 F_A 的气体增加，从而需增加 F_D 以维持 F_A 稳定。

第四节　影响吸入麻醉药摄取和排出的因素

　　在一定的麻醉药物浓度下，有一些因素可影响吸入麻醉药摄取和排出。吸入麻醉药的溶解度是最重要的一个因素，也是吸入麻醉药相互区别的一个重要特征。随着麻醉持续时间延长，吸入麻醉药在肌肉和脂肪中的储存也就增加，从而使苏醒时间延长。增加肺通气可增加强效吸入麻醉药的肺泡浓度，在溶解度大的吸入麻醉药更加明显。在麻醉开始时，心排血量增加则可使肺泡吸入麻醉药浓度的增加减缓,在血/气分配系数越大的吸入麻醉药越明显。通气/血流比值的失衡也会影响吸入麻醉药的动力学。老年患者肺泡吸入强效麻醉药的浓度增加速度较慢,并且吸入麻醉药的溶解度也下降。

第五节 麻醉机呼吸回路对麻醉药分布的影响

上述有关吸入麻醉药吸收的讨论没有将麻醉机呼吸回路部件的影响考虑在内。吸收剂可去除一部分吸入麻醉药,从而使分布到患者的药物减少。另外,吸入麻醉药与吸收剂相互作用的产物可能会刺激一些患者的气道,引起呛咳或气道痉挛。有研究表明,麻醉诱导后将气道阻塞 3 min,可使氟烷肺泡浓度由 2MAC 下降到 0.45MAC,而使七氟醚肺泡浓度由 2MAC 下降到 0.23MAC。

吸入麻醉药在塑料或橡胶中的溶解度与其在组织中的溶解度相平行。地氟醚在橡胶或塑料中的溶解度是七氟醚的一半、异氟醚的 1/4、氟烷的 1/8(见表 5-3)。在实际情况下,塑料的平衡状态一般很难达到。对于橡胶的储气囊,氟烷麻醉 2 h 即可达到完全的平衡。对于聚乙烯呼吸环路,各吸入麻醉药的溶解度相差不大,一般在麻醉期间不会达到平衡状态。

表 5-3 吸入麻醉药的塑料/气体分配系数和橡胶/气体分配系数

呼吸环路部件	地氟醚	七氟醚	异氟醚	氟烷
环路导管(聚乙烯)	16±1	31±1	58±1	128±1
储气囊(乳胶橡胶)	19±3	29±3	49±6	190±5
风箱(乳胶橡胶)	10±1	23±1	43±6	199±4
气管导管(聚氯乙烯)	35±1	68±1	114±2	233±2

第六节 需要考虑的其他问题

一、肥胖对吸入麻醉药药代动力学的影响

肥胖(体重指数 BMI＞25kg/m²)对麻醉可产生多种影响,如 FRC 和顺应性下降、围术期肺不张、气管插管困难、气道阻力增加、氟烷和安氟醚代谢增加等。肥胖对吸入麻醉药药代动力学的影响主要表现在:① 肥胖患者的心排出量较正常人大,在整个麻醉期间,FG 部分血供较多,即使麻醉时间延长,脂肪组织中的吸入麻醉药分压也达不到平衡状态。② 肥胖患者脂肪组织增加,经组织间弥散到脂肪组织的吸入麻醉药增加,从而摄取的药物总量

增加。③ 肥胖患者因腹内脏器对横膈的压力增加,故 FRC 下降,则 F_I 与 F_A 更快达到平衡。

二、麻醉苏醒

麻醉苏醒的决定因素包括:① 效应室的麻醉药物浓度:通常以 MAC_{awake} 表示。但异氟醚、地氟醚和七氟醚的 MAC_{awake} 相近,因此这不是决定麻醉苏醒时间的因素。② 麻醉药物从效应室的清除速度:麻醉药物在组织内的储存量和血/气分配系数决定了麻醉苏醒时动脉循环血中下降速度。随麻醉时间延长,分布到 MG 和 FG 中的吸入麻醉药量增加,这将使麻醉苏醒时间延长。如果吸入麻醉药的溶解度(λ)很小,则大多数麻醉药物将很快通过肺通气而清除,只有很小一部分进入再循环而延缓麻醉苏醒。若 λ 为零,则麻醉持续时间或生活习惯(肥胖等)对麻醉苏醒就没有影响。吸入麻醉药的清除率可按以下公式计算:

$$清除率(\%)=100 \times V_A \div (\lambda \times Q + V_A)$$

根据此公式,增加肺泡通气量(V_A)可加快吸入麻醉药的清除。但这可导致两个不利变化:① 过度通气使 $PaCO_2$ 分压下降,其可导致呼吸抑制,从而抑制吸入麻醉药的清除。② $PaCO_2$ 分压下降可使脑血流量下降,从而使吸入麻醉药从中枢神经系统的清除时间延长。

三、氧化亚氮对密闭体腔的作用

氧化亚氮的效能与组织溶解度与其他吸入麻醉药显著不同,故其药代动力学也明显不同。氧化亚氮的效能低,需 40%～60% 浓度才产生一定的麻醉作用。与其他吸入麻醉药相比,其组织溶解度很低,但较氮气和其他一些气体却高一个数量级。因此,一部分氧化亚氮可由血液进入到密闭的体腔中(如肠腔、气胸等),从而扩张这些体腔或增加体腔内压力。给予 50% 的氧化亚氮,最终肠腔内也可达到上述浓度。若体腔壁可弹性扩张,给予足够多的氧化亚氮可使体腔内浓度增加 50%,则体腔可扩张一倍(假设没有气体丢失)。若体腔壁是不可扩张的,则在此情况下可使体腔压力增加到 380 mmHg。因此,存在肠梗阻、气胸等情况时,氧化亚氮麻醉可产生严重的不良反应。但对于不同的体腔,氧化亚氮的弥散作用不同。一般而言,其进入气胸的速度要比进入肠腔的速度快得多。氧化亚氮还可增加气管导管气囊、喉罩气囊及 Swan - Ganz 导管气囊内的容积和压力。氧化亚氮可增加气栓的容量从而产生致命的后果。但在坐位颅脑外科手术时,氧化亚氮似乎并不增加气栓的发生率。

给予高浓度的氧化亚氮可使气体的实际吸收容量增加。吸收的气体仍存在于肺泡内,并可产生负压(如吸收产生部分真空)从而增加气体的吸收。这种吸入气体容量的增加和残余气体浓度的增加均可使肺泡内氧化亚氮和其他气体的浓度增加。对于氧化亚氮称为浓度效应,而对于其他气体称为第二气体效应。而在麻醉苏醒期,当大量氧化亚氮快速消除时,可使肺泡内和动脉血氧分压下降,从而造成机体或组织缺氧。

（万小健 邓小明）

参考文献

1 Ian DHM，logan JV，James WS，et al. Pharmacokinetic - pharmacodynamic modeling the hypnotic effect of sevoflurane using the spectral entropy of the electroencephalogram. *Anesth Analg*，2006，102：91 - 97.

2 Lu CC，Tsai CS，Ho ST，et al. Pharmacokinetics of desflurane uptake into the brain and body. *Anaesthesia*，2004，58：216 - 221.

3 Turner MJ，McCulloch TJ，Kennedy RR，et al. Pharmacokinetics of sevoflurane uptake into the brain. *Anaesthesia*，2004，59：1201 - 1206.

4 Jan FA，Michael KD，Andre DW. Isoflurane and desflurane uptake during liver resection and transplantation. *Anesth Analg*，2003，96：356 - 362.

5 Edmond IE，lawrence JS. Illustrations of inhaled anesthetic uptake，including intertissue diffusion to and from fat. *Anesth Analg*，2005，100：1020 - 1033.

6 Pleym Y，Spigset O，Kharasch ED，et al. Gender differences in drug effects：implications for anesthesiologists. *Acta Anaesthesiol Scand*，2003，47：241 - 259.

第**6**章   吸入麻醉药的汽化和运输

第一节　吸入麻醉药的汽化

　　本节根据吸入麻醉药汽化装置的发展顺序,依次介绍乙醚的汽化、铜罐、可变旁路型挥发器、Tec 6 挥发器和 Datex－Ohmeda Aladin 盒式挥发器的发展过程,重点阐述可变旁路型挥发器和 Tec 6 挥发器工作原理以及影响它们输出吸入麻醉药浓度的因素。

一、乙醚的汽化

　　乙醚(ether)在室温为无色透明的液体,容易挥发。使用乙醚麻醉时,用纱布盖住患者的口鼻,在纱布上滴入乙醚,挥发的乙醚被患者吸入后即可产生麻醉作用。也就是说乙醚的汽化装置只是一块纱布而已(图 6－1)。控制乙醚的吸入量是通过观察患者的体征变化,增加或减少滴入乙醚。

　　这些体征变化包括呼吸方式、眼睑反射、眼球运动、瞳孔大小以及吞咽和呕吐状况,根据这些体征变化可以将乙醚麻醉的麻醉过程分为 4 期,分别为镇痛期、躁动期、手术期和呼吸麻痹期。麻醉操作时尽量缩短镇痛期和躁动期,稳定

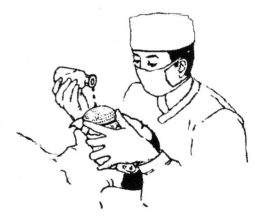

图 6－1　早期开放性吸入乙醚的方法

　　用纱布盖住患者的口鼻,纱布上通常加用一金属网罩固定纱布,直接将乙醚滴在纱布上,挥发的乙醚被患者吸入后即可产生麻醉作用。

在手术期,一般手术都在手术期进行。由于乙醚具有可燃性,开放性吸入乙醚很危险;使用肌松药后,这些体征变化不具有可靠性,所以开放性滴乙醚技术存在显而易见的缺陷。

二、铜罐(copper kettle)

　　乙醚具有可燃性,使用中存在安全性问题。氯仿同样具有麻醉作用,性质比乙醚稳定,不易燃烧;麻醉效果更强,但高浓度的氯仿能导致致命性的心脏抑制,因此,准确控制吸入

氯仿的浓度显得更加重要。开放性吸入乙醚的技术不适用于氯仿,因为无法通过体征变化来准确控制氯仿的吸入浓度。铜罐就是为了控制氯仿的吸入浓度而制造的,它是第一个温度补偿型精确挥发器(图 6-2)。

为了更清楚地说明铜罐和其他吸入麻醉药挥发器,需要介绍一下饱和蒸气压的定义和特性。在密闭容器中,可挥发液体物质不断从液面逸出进入蒸气相,蒸气相的分子又不断地进入液相,最后蒸气相和液相之间的分子交换可以达到动态平衡。此时,蒸气中分子之间、分子与容器壁之间的相互撞击产生一定的压力,称为饱和蒸气压。随着温度升高,进入蒸气相的分子增多,

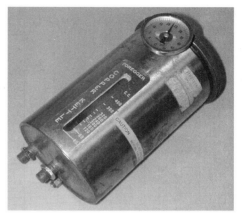

图 6-2 铜罐挥发器

铜罐挥发器是 Morris 于 1952 年发明的,可以输出具有饱和蒸气压的吸入麻醉药,受氧气流量和温度调节,20 世纪 50 年代至 80 年代在美国被广泛使用,现仅存于博物馆中。

饱和蒸气压也随之升高。饱和蒸气压与大气压无关,仅取决于可挥发液体物质的温度和其本身的物理特性,清楚这一点对理解铜罐和其他吸入麻醉药挥发器的工作原理非常重要。

下面来介绍铜罐的工作原理,铜罐其实就是一个铜制的罐子,由一个盛装麻醉药的铜制的罐子和一个流量计组成(图 6-3)。由流量计调节的精确流量气体通过带有小孔的盘

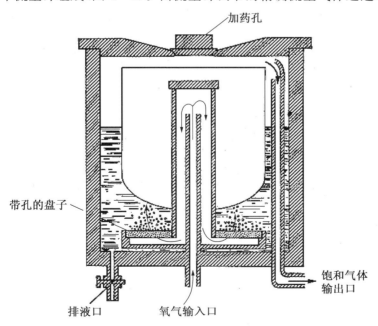

加药孔

带孔的盘子

排液口   氧气输入口

饱和气体
输出口

图 6-3 铜罐挥发器的原理示意图

铜罐挥发器输出的是具有饱和蒸气压的吸入麻醉药,需要与新鲜气体混合才能使用,这一点与可变旁路挥发器不同。

子进入液态的吸入麻醉药中,气体变成小泡流过液态吸入麻醉药,增加气体与液态吸入麻醉药的接触面积,充分挥发液态吸入麻醉药,得到具有饱和蒸气压的吸入麻醉药混合气体。由于液态分子间有黏附作用,分子从液态变为气态需要吸收热量,如果没有外界热源补充,液体吸入麻醉药的温度将降低,也将改变吸入麻醉药的饱和蒸气压。为了稳定吸入麻醉药的饱和蒸气压,铜罐被置于衡温的水浴槽中。在麻醉回路中,从另一个独立的流量计流出已知流量的新鲜气体,稀释从铜罐流出的已知流量和饱和蒸气压的吸入麻醉药,通过简单的代数运算,就可以计算出患者吸入气体中所含吸入麻醉药的浓度。铜罐是一种可以应用于不同吸入麻醉药的挥发器,只要知道吸入麻醉药室温下的饱和蒸气压,就可以通过气体稀释的比例计算出吸入麻醉药的浓度。

临床应用中,由于运算比较麻烦,不能灵活地调节吸入麻醉药浓度和吸入气体的流量。在实际应用中,往往采用固定的调节模式得到合适的麻醉药浓度。比如:室温下(20 ℃)稀释气体(新鲜气体)是 5 L/min,流入铜罐的气体是 100 ml/min,可以得到 1% 的氟烷;若流入铜罐的气体流量是 200 ml/min,则得到 2% 的氟烷;依此类推。所以,所有的麻醉医师均使用 5 L/min 的新鲜气体流量,通过调节流入铜罐的气体流量来调节氟烷的吸入浓度。调节氟烷吸入浓度的方式同样适用于异氟醚,因为 20 ℃ 时氟烷和异氟醚具有相同的饱和蒸气压。当安氟醚应用铜罐进行挥发时,只需将新鲜气体调到 3 L/min,流入铜罐的流量每增加 100 ml/min,吸入安氟醚的浓度随之增加 1%,避免了计算的麻烦。在水浴中,由于铜的导热性能和液态吸入麻醉药的比热差异,铜罐中液态吸入麻醉药的温度并不与水浴槽水的温度一致,为解决这一问题,铜罐被导热性能更好的青铜所替代,并且铜罐中被置入温度计检测液态吸入麻醉药的温度。为彻底解决温度的变化问题,避免繁琐的计算,一种新型巧妙的挥发器——旁路可调挥发器得以发明。

三、可变旁路型挥发器(variable bypass vaporizer)

(一)发展过程

20 世纪中叶,很多英国孕妇在家中由助产士实施助产术,因此需要一种提供准确吸入药浓度的安全简便的挥发器。大公司对一些工程师提出关于制造便携式挥发器的建议毫无反应,促使他们成立了自己的 Cyprane 有限公司,制造了温度补偿三氯乙烯专用挥发器(temperature compensated trichloroethylene air,TECOTA)。TECOTA 的巧妙之处在于通气口处有一个由铜和镍钢合金组成的双金属片,两种金属的膨胀系数不同,当麻醉蒸气冷却后,通气口的金属片弯曲移位,更多的新鲜气体进入蒸发室,挥发更多的吸入麻醉药。因此,尽管温度有所变化,但仍能保证恒定的输出浓度或蒸气压。TECOTA 挥发器被助产士中心委员会接受后,Cyprane 有限公司改进了他们的技术,制造了最早在手术室内应用的"Tec"系列专用挥发器。现在的挥发器均与之相似,即可变旁路挥发器。下面将详细介绍可变旁路挥发器的工作原理。

（二）工作原理

可变旁路挥发器包括浓度控制钮、旁路室、加药口与药盖（图6-4）。液态麻醉药通过加药口进入挥发室。加药口位置决定挥发室中麻醉药最大容量水平。挥发室中麻醉药最大安全水平标记可防止加药过多。挥发器加药过多或倾斜后，液态麻醉药可进入旁路腔，导致麻醉药输出过量的危险。浓度控制钮起阻拦效应，可置于挥发室出口。浓度控制钮的作用是调节进入旁路腔和蒸发室的气体流量比例。

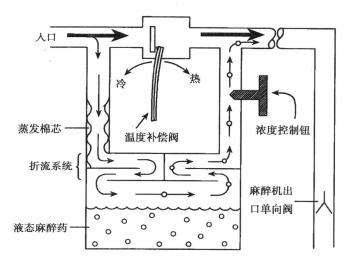

图6-4 可变旁路挥发器原理示意图

可变旁路挥发器与铜罐挥发器的差别在于具有温度补偿装置，输出可变浓度的吸入麻醉药，可直接进入麻醉回路供患者吸入。

从流量计来的气体进入挥发器入口，80%以上的气体直接通过旁路腔到达挥发器出口，只有不到20%的气体进入挥发室，所以此类挥发器被称为旁路挥发器。依吸入麻醉药的蒸气压和温度，一定量的麻醉药被进入挥发室的气流带走，所以到达挥发器出口的气流包括经过旁路腔的气流、经过挥发室的气流以及麻醉药蒸气流三部分。吸入麻醉药的输出浓度是吸入麻醉药蒸气流量占总气流量的比值。

吸入麻醉药的蒸气压与周围环境有关。20 ℃时异氟醚的蒸气压为 238 mmHg，而在 35 ℃时蒸气压几乎为原来的两倍（450 mmHg）。可变旁路挥发器装配了补偿装置以减少周围环境温度的影响。在小儿外科或烧伤手术间温度较高的情况下，蒸发室内的蒸气压升高，为了补偿这种蒸气压升高的变化，温度补偿阀的双金属片右移，使更多的气体流过旁路腔，流经蒸发室的气体减少，从而维持挥发器的输出浓度稳定。在手术间的温度降低的情况下，蒸发室的蒸气压下降，双金属片左移，使经过蒸发室的气流增多，经过旁路腔的气流减少，从而维持挥发器输出浓度的稳定。

这类蒸发器是为特定的麻醉药设计的，不能混用，这一点与铜罐不同；但也不是绝对的。

如果两种吸入麻醉药在室温下具有相同的饱和蒸气压,那么它们在理论上能够相互换用旁路可调挥发器。因此,专门应用于氟烷的旁路可调挥发器可以应用于异氟醚;应用于安氟醚的旁路可调挥发器可以应用于七氟醚。但是为了防止混淆而导致安全事故,不推荐换用旁路可调挥发器,坚持不同的吸入麻醉药使用专门的旁路可调挥发器比较合理。为避免专用旁路可调挥发器装入不匹配的吸入麻醉药,很多厂家将挥发器的加药口设计为不同的形状,吸入麻醉药只有使用与之相配的装置才能加入;另外挥发器使用不同的颜色提示,避免加错吸入麻醉药,安氟醚、异氟醚和氟烷挥发器分别使用深黄色、淡紫色和淡黄色标记。

(三)影响可变旁路挥发器输出浓度的因素

理想的挥发器应能在诸如流量、温度、逆压和载气种类等因素变动时保持输出麻醉药的浓度恒定不变。现代可变旁路挥发器已具有高度稳定性,但仍存在一定的局限性,尚有一些因素影响挥发器的输出浓度。海拔高度对挥发器输出浓度的影响在地氟醚专用挥发器中再作详细介绍。

1. 流量 在流经蒸发器的流量极低或极高时,蒸发器的输出浓度可能会降低。可变旁路型蒸发器在流量低于 250 ml/min 时,因挥发性麻醉药蒸气的比重较大,进入蒸发室的气流压力较低,不足以向上推动麻醉药蒸气,使输出浓度低于调节盘的刻度值。相反,当流量高于 15 L/min 时,蒸发室内麻醉药的饱和及混合不能完全,而使输出浓度低于调节盘的刻度值。此外,在较高流量时,旁路室与蒸发室的阻力特性可能发生改变,导致输出浓度下降。Tec4 和 Vapor19.1 增加了纱芯和挡板系统,从而扩大了汽化的有效面积,在临床使用的流量范围内,能保持恒定的阻力特性。

2. 温度 温度的变化可直接影响蒸发作用。除室温外,麻醉药在蒸发过程中消耗热能,使液态吸入麻醉药温度下降是影响蒸发器输出浓度的主要原因。现代蒸发器除了采用大块青铜作为热源外,一般采取自动调节载气与稀释气流的配比关系的温度补偿方式。可采用双金属片或膨胀性材料,当蒸发室温度下降时,旁路的阻力增加,而蒸发室的阻力减少,使流经蒸发室吸气流增加,从而保持输出浓度的恒定。一般温度在 20 ℃~35 ℃之间可保持输出浓度恒定。

3. 间隙逆压和泵吸作用 间歇正压通气和快速充氧可使蒸发室因间歇逆压而导致蒸发器的输出浓度高于刻度数值,称为"泵吸作用"。泵吸作用在低流量、低浓度设定及蒸发室内液态麻醉药较少时更加明显。此外,呼吸机频率越快、吸气量峰高越高或呼气期压力下降越快时,泵吸作用越明显。

Tec 4 和 Vapor19.1 的泵吸作用已不明显。设计时主要采取了下列方法:① 缩小蒸发室内药液上方的空间,尽可能增大旁路通道;② 将螺旋盘卷的长管接到蒸发器的入口处,使增加的气体所造成的压力影响在螺旋管中得以缓冲;③ 在蒸发器的输出口处安装一个低压的单向阀(阻控阀),以减少逆压对蒸发器的影响。

4. 载气成分 流经蒸发器的载气成分可影响蒸发器的输出浓度,N_2O 增高时蒸发器输出浓度开始下降,以后略有回升。N_2O 在液态挥发性麻醉药中的溶解度大于 O_2,因此使离开蒸发室的气体量有所减少,输出浓度下降。随后 N_2O 的溶解趋于饱和,输出浓度得以回升。反之,停用 N_2O 改为纯 O_2 时,蒸发器输出浓度会一过性升高。

（四）可变旁路挥发器的危险性

锁式加药装置可以防止挥发器误加吸入麻醉药的危险性;加药口与蒸发室最大安全标识水平持平可以避免加药过多的危险;挥发器在麻醉机上的牢固连接避免了不必要的搬动,因此溢液的可能性减小;挥发器之间的互锁系统可防止麻醉机同时输出一种以上的麻醉药。尽管有很多安全措施,目前所使用的可变旁路挥发器仍存在一定的安全问题。

1. 误加吸入麻醉药　未装配锁式加药装置的挥发器偶尔可发生麻醉药误加的危险。即便是设有锁式加药装置的挥发器,也有发生误加的可能。

2. 污染　将污染的吸入麻醉药注入挥发器中可造成挥发器的污染,挥发器输出的气体有异常的难闻气味后应弃用,以避免严重事故。

3. 溢液　不恰当搬动挥发器可发生溢液。竖直安置在麻醉机上的挥发器产生溢液的可能性很小。溢液过多可导致液体麻醉药进入旁路腔使挥发器输出浓度升高。发生挥发器溢液后应开启挥发器在低浓度、高流量下冲洗 20～30 min 方可使用。

4. 加药过多　加药不当,蒸发室麻醉药液面显示不清楚的情况下可导致加药过多。液体吸入麻醉药进入旁路腔,可使挥发器的实际输出浓度达到设定值的 10 倍。

5. 同时输出两种麻醉药　在装配可选择式挥发器的 Ohmeda 麻醉机,若将中间的挥发器取走,则有同时输出两种吸入麻醉药的危险。因此,将中间的挥发器取下后,应按照标签提示将左边或右边的挥发器移到中间,余下的两个挥发器通过互锁装置可以避免同时输出两种吸入麻醉药。

6. 漏气　挥发器漏气较常见,挥发器漏气可导致麻醉中患者知晓。加药盖未拧紧是挥发器漏气的最常见原因。漏气还可发生在挥发器与麻醉机回路之间的连接部位。检查挥发器有无漏气时必须把挥发器置于开放状态。

四、地氟醚专用挥发器（Datex–Ohmeda Tec 6）

1990 年 Jones 首先在临床应用地氟醚,其血/气分配系数在现有的吸入麻醉药中是最低的,可控性好,麻醉诱导和恢复较其他吸入麻醉药快得多。在室温下,氟烷、安氟醚、异氟醚与七氟醚均以液体形式存在,能够使用可变旁路挥发器来输出麻醉药浓度,但是地氟醚在 22.8 ℃就可以沸腾,不能够使用可变旁路挥发器。为了准确控制地氟醚的输出,Ohmeda公司发明了电子控温、控压的 Tec 6 挥发器。

（一）Tec 6 挥发器的工作原理

地氟醚蒸发器不采用可变旁路型的设计,而用电加热并保持 39 ℃恒温,使蒸发室内的地氟醚蒸气压保持 200 kPa（2 个大气压）。新鲜气（O_2 和 N_2O）并不进入蒸发室。根据调节钮的开启位置和流量传感器测得的新鲜气的大小，蒸发室自动释放出一定量的地氟醚蒸气，与新鲜气混合后输出。

蒸发器内有两路气流相互独立（图 6-5）。经流量表后的新鲜气（O_2 和 N_2O）又称稀释气流，经过固定阻力（R1）在出口与气态地氟醚混合。在流经 R1 时产生回压，称为工作压力。工作压力取决于稀释气流量，1 L/min 时约 1 kPa，10 L/min 时约 10 kPa。地氟醚经电加热 39 ℃ 成为气态地氟醚（200 kPa）。压差传感器感受处 R1 的工作压力，使压差传感器控制的阻力发生变化（压力控制阀），控制气态地氟醚流出量的大小，即将 R2 工作压力调节至相当于 R1 的工作压力。此后，再经浓度控制转盘（R2）调节后在出口与稀释气会合输出。简言之，通过电路将地氟醚气流调节至与新鲜气流相同的压力，再经刻度转盘调节浓度后输出。新鲜气增加，工作压力相应增加。在特定转盘刻度下，在不同新鲜气流时流经气流的比例不变，从而保证蒸发器输出的恒定。

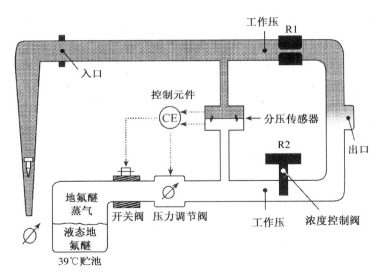

图 6-5　Tec 6 挥发器的结构示意图

（二）影响 Tec 6 挥发器输出浓度的因素

1. 海拔高度　海拔高度对可变旁路挥发器和 Tec 6 挥发器输出浓度的影响，大多文献均没有介绍清楚。在此将详细介绍海拔高度对可变旁路挥发器和 Tec 6 挥发器的影响，因为我国地形复杂，各地海拔高度差别很大。

首先必须澄清一个概念，吸入气体中麻醉药的分压比麻醉药的浓度更为重要，因为决定吸入麻醉药进入循环系统的动力是吸入气体中的麻醉药分压，而不是麻醉药的浓度，当然吸入麻醉药的浓度越高，其分压越大。所以使用吸入气体中麻醉药的分压衡量吸入麻醉药的量比其浓度更为合理，但是使用吸入麻醉药的浓度比较直观。

可变旁路挥发器中蒸发室吸入麻醉药的饱和蒸气压不受大气压的影响,当处于高海拔时,大气压下降,但吸入麻醉药的饱和蒸气压不会改变,输出气体中吸入麻醉药的分压取决于流过蒸发室气体流量占总气体流量的比例,所以输出气体中麻醉药的分压不会改变,但是大气压降低导致气体密度降低,麻醉药的浓度会升高。由于吸入麻醉药的分压比浓度更重要,只要其分压不变,不会影响麻醉药的麻醉强度。尽管海拔升高后输出麻醉药的浓度相对高于当前刻度,但是其分压没有变化,不需要作相应的调整,就可以得到与原来海拔相同的麻醉效果。

但是对于 Tec 6 挥发器情况就不同了,Tec 6 挥发器蒸发室输出的吸入麻醉药分压与新鲜气体的压力是一致的,它输出地氟醚的浓度取决于蒸发室输出地氟醚流量占新鲜气体流量的比例,不管大气压怎么改变,都不改变 Tec 6 挥发器输出地氟醚的浓度。所以,当海拔升高后,尽管 Tec 6 挥发器输出地氟醚的浓度不变,但是总的吸入气压力降低,吸入地氟醚的分压也将降低,降低地氟醚的麻醉强度,需要对地氟醚的输出浓度作相应调整,保证地氟醚的分压不发生改变。调整的公式为:

$$当前调整浓度 = 刻度显示浓度 \times (760 \, mmHg / 当前大气压)$$

2. 载气组成成分　Tec 6 挥发器制造中的校准载气是纯氧,因此用氧气作载气时,挥发器依照刻度盘数值稳定输出。在流量低的情况下,若不使用纯氧作载气,挥发器的输出浓度有明显降低的趋势。输出浓度的降低程度与载气黏滞度的下降程度相平行。氧化亚氮的黏滞度较氧气低,因此氧化亚氮作载气时作用在气阻控制器 R1 的逆流压低,从而降低了挥发器的工作压,造成输出浓度的下降。在用低流量氧化亚氮作载气时,挥发器的输出浓度要比刻度值减少 20%。由此可知,在临床应用的新鲜气体流量范围内,气流通过气阻控制器 R1 为层流,挥发器的工作压与新鲜气体流量和载气黏滞度均呈正比。

(三) Tec 6 地氟醚专用挥发器的安全性

地氟醚在 22.8 ℃就可以沸腾,如果地氟醚误注入普通挥发器,理论上可导致地氟醚过量与低氧血症。为了避免这种危险,Ohmeda 公司设计了一种独特的麻醉药专用加药系统。地氟醚瓶上设置一特殊的加药帽,避免与普通的挥发器误接。该注药系统在加注药物过程中保持密闭状态,可防止麻醉药外溢挥发。由于七氟醚与地氟醚包装的锁式加药装置相似,须注意避免将七氟醚误注入 Tec 6 挥发器。地氟醚的挥发器可以检出这种错误,且能使挥发器自动关闭。

挥发器故障可使位于地氟醚蒸发室下游的开关阀关闭,挥发器处于无输出状态,常见的挥发器故障如挥发器内麻醉药量少于 20 ml;挥发器倾斜;电源故障;麻醉蒸气回路与新鲜气体回路之间压力不等并超出了预设值等情况发生后,开关阀将自动关闭同时无药物输出报警启动。

五、盒式挥发器(Datex - Ohmeda Aladin)

Datex - Ohmeda 麻醉气体输送系统中的挥发器为一特殊的电控挥发器,可用于氟烷、异氟醚、安氟醚、七氟醚、地氟醚 5 种不同麻醉药的挥发。该挥发器由固定于麻醉机内的控制元件与可插换的装有麻醉药的 Aladin 药盒组成。Aladin 药盒依盛装的麻醉药不同,有相应的颜色差别。不同药液的药盒附带麻醉机控制元件可识别的磁条,药盒插入后控制元件即可自动识别药物种类。Aladin 药盒加药需要专用的加药装置。

Datex‑Ohmeda 麻醉气体输送系统中挥发器的内部结构与 Draeger Vapor 19.1 挥发器和 Ohmeda Tec 4 挥发器的内部结构相似,也由旁路腔和蒸发室组成(图 6‑6)。旁路腔内设有气阻控制器,旁路腔和蒸发室出口均设有流量测定装置。Datex‑Ohmeda 麻醉气体输送系统中挥发器的核心是位于蒸发室出口的电控流量控制阀,此控制阀由中央处理器调控。中央处理器可接受浓度控制钮、蒸发室内的压力感受器和稳定感受器、旁路腔内和蒸发室出口的流量寄存器等处的输入信号。通过与流量计的信号连接获取载气组成成分的信息。中央处理器在对上述各种信息进行综合分析后,可根据需要准确地调节流量控制阀以获取稳定的麻醉药浓度输出。对蒸发室出口流量控制阀的精确控制是挥发器正常工作的关键。

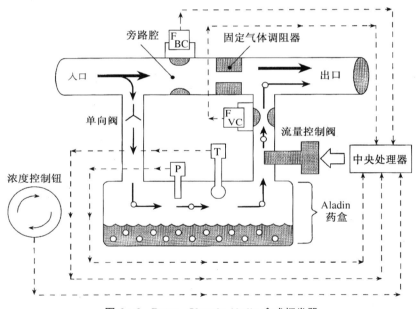

图 6‑6　Datex‑Ohmeda Aladin 盒式挥发器

旁路腔内有一个固定的气阻控制器,它使进入挥发器的新鲜气流分为两部分。一部分气流进入旁路腔,另一部分经过一个单向阀进入蒸发室。单向阀可防止气体反流入旁路腔。通过中央处理器的控制,流量控制阀准确调节流出蒸发室的载气与蒸气流量。流出蒸发室与流出旁路腔的气体汇合后由挥发器最后输出。

使用地氟醚,尤其当室温超过地氟醚的沸点时此挥发器的工作方式有所改变。温度升高时,蒸气室内的压力增高。当蒸气室内的压力超过旁路腔压力时,蒸发室入口的单向阀关闭,载气气流不能进入蒸发室,经过载气便直接通过旁路腔达到挥发器输出口。在这种情况下,电控流量控制阀仅调节流出蒸发室的地氟醚蒸发气流量。

在新鲜气体流量大或浓度设定值较高的情况下,挥发器内大量麻醉药挥发,导致挥发器温度下降。为消除这种冷却效应,Datex－Ohmeda 麻醉气体输送系统的挥发器装备了加热扇,可保持挥发器温度接近室温。临床上在地氟醚麻醉诱导和维持、七氟醚麻醉诱导这两种情况下加热扇启动。

第二节 吸入麻醉药的运输

吸入麻醉药的运输方式根据呼吸气体与空气接触方式、重复吸入程度以及有无二氧化碳吸收装置,可以分为开放法、半开放法、半紧闭法及紧闭法四种。在实际运用中吸入麻醉药在不同的条件下会产生不同的运输方法,并且它们之间的界定也不十分明确(特别是半开放法和半紧闭法),所以,在下面的介绍中以实际运用的运输系统为准,阐明 Mapleson 系统防止重复吸入的方法、Bain 回路的优缺点、循环回路的基本结构,分析循环回路运输吸入麻醉药的原则及影响因素。

一、Mapleson 系统

早期吸入麻醉药的运输系统主要用于氧化亚氮的吸入,大多使用 $1\sim2$ m 细长的输气管将气体输送给患者,贮气囊和呼气活瓣靠近面罩。一战后,Magill 为矫形外科做麻醉时发现靠近面罩的贮气囊影响手术的操作,于是就将贮气囊置于输气管的末端;此时 Magill 认识到输气管应该具有较大的内径,以降低呼吸的阻力。经过改进后形成了标准的 Magill 系统(图 6－7),该系统在英国使用了将近 50 年。

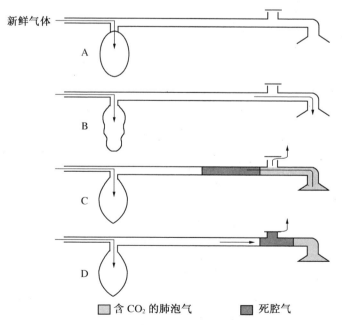

图 6－7 标准的 Magill 呼吸系统(麦氏 A 系统)自主呼吸状况下的工作示意图
A:吸气前;B:吸气期;C:呼气期;D:呼气末。

1952 年 Mapleson 在 Cardiff 的 Wales 医学院麻醉科任助理讲师时,已经有多种半密闭系统用于临床,当时的麻醉科主任 Willian Mushin 要求 Mapleson 分析 5 种常用的半紧闭系统(也有称半开放系统),探讨防止重复吸入的条件。Mapleson 将这 5 种系统分别称为 Mapleson A、B、C、D 和 E 系统,这就是著名的 Mapleson 系统(图 6-8)。Mapleson 于 1954 将相应的分析结果发表在英国麻醉学杂志上。后来 Willis 等人在原来 5 种 Mapleson 系统的基础上增加了 Mapleson F 系统,所以现在大多数文章把这 6 种系统称为麦氏回路。

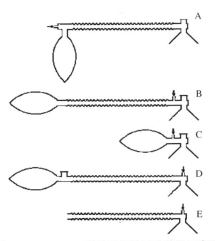

图 6-8　Mapleson 系统最初的五种装置示意图

麦氏回路包括面罩、弹簧呼出活瓣、螺纹管、新鲜气流入口与贮气囊。根据各麦氏回路的结构功能特点可将 6 种回路分为 3 种,即麦氏 A 系统、麦氏 BC 系统及麦氏 DEF 系统(图 6-9)。麦氏 A 系统也就是标准的 Magill 系统,弹簧呼出活瓣靠近面罩,新鲜气体在系统的

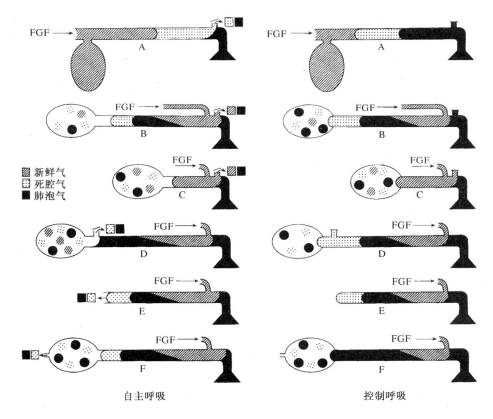

新鲜气
死腔气
肺泡气

自主呼吸　　　　　　　　　　控制呼吸

图 6-9　Mapleson 系统自动和控制呼吸时呼气末新鲜气、死腔气和肺泡气的体积和位置简图

末端靠近贮气囊处进入系统。在麦氏 BC 系统中弹簧呼出活瓣位于面罩附近,新鲜气流入口也接近患者端,贮气囊与螺纹管成一盲端,内含新鲜气体、死腔气体与肺泡气。麦氏 DEF 系统又称 T 形管组,新鲜气流入口接近患者端,多余气体从回路另一端排出。

　　麦氏回路各组成部分及其排列虽然简单,但对各种回路功能的分析却很复杂。各回路二氧化碳重吸入的量不同,影响二氧化碳重吸入量的因素很多,其中包括:① 新鲜气体流量;② 分钟通气量;③ 通气方式(自主呼吸或控制呼吸);④ 潮气量;⑤ 呼吸频率;⑥ 吸呼比;⑦ 呼气暂停时间;⑧ 吸气流速峰值;⑨ 螺纹管容量;⑩ 贮气囊容量;⑪ 是否借助面罩通气;⑫ 是否借助气管内导管通气;⑬ 二氧化碳采样位置。

　　对呼吸周期呼气相的分析利于帮助对麦氏系统工作原理的理解(图 6-9)。当患者自主呼吸时,麦氏 A 系统是所有 6 种回路中效率最高的,新鲜气体流量只需达到分钟通气量大小便可以防止二氧化碳重吸入;但在控制呼吸时,麦氏 A 系统效率最低,在分钟通气量达到 20 L/min 时才能防止二氧化碳重吸入。麦氏 DEF 系统需要 2.5 倍分钟通气量的新鲜气体流量才能防止二氧化碳的重吸入,而麦氏 BC 需要的新鲜气体流量更高一些。但是,研究证明当新鲜气体流量达到 8 L/min 时,应用麦氏 ABCD 系统控制通气的患者呼气末二氧化碳分压均保持正常。

　　总的看来,各种麦氏回路防止二氧化碳重吸入的效率比较为:自主呼吸时 A 回路＞DEF 回路＞BC 回路,而控制呼吸时 DEF＞BC＞A 回路。现在临床上已经很少应用麦氏 ABC 回路,而麦氏 DEF 回路仍比较常用(图 6-10 和图 6-11)。但美国应用最多的回路是 Bain 回路。通过以上的分析可以知道,在控制通气时,新鲜气体入口越靠近患者,防止重吸入的效率越高;弹簧呼出活瓣位于螺纹管远端更利于呼出气体的排除;这些观点对理解循环回路促进二氧化碳吸收的设计原则有重要帮助。

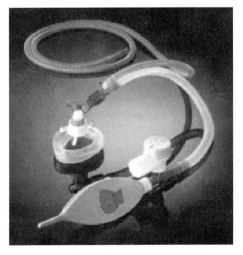

图 6-10　临床用于小儿的麦氏 D 系统
（也称 T 管系统,带有逸气活瓣、密闭贮气囊）

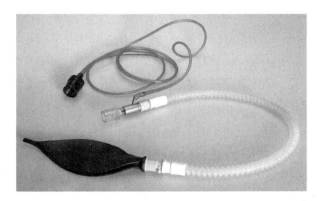

图 6-11　用于临床的 T 管系统
（贮气囊两端是开放的）

二、Bain 回路

Bain 回路是麦氏 D 回路的改良型(图 6 - 12),1972 年加拿大人 Bain 和 Spoerel 首次使用,准确来说应该称为 Bain-Spoerel 回路。Bain 回路有两个同轴管道组成的装置,氧气和麻醉气体通过螺纹状外管内细的内管到达面罩,呼出气体进入透明的螺纹状外管通过呼气阀排出。虽然表面上内管的新鲜气流从呼气囊侧进入回路,但实际上新鲜气体是在靠近患者侧进入回路的。Bain 回路可用于自主呼吸与控制呼吸,自主呼吸时,只要新鲜气流量大于 1.5~2 倍每分通气量,即可避免 CO_2 重复吸入。控制呼吸时,成人只要 CO_2 生成量正常,用 70 ml/kg/min 的新鲜气流量可维持二氧化碳分压在正常范围。小儿新鲜气流量要比成人相对增大。体重＜10 kg,气流量 2 L/min;10~35 kg 者,3.5 L/min;40 kg 以上者按 100 ml/kg/min 计算。

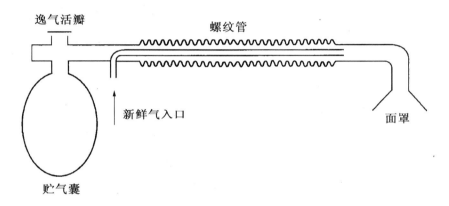

图 6 - 12　**Bain** 回路的结构示意图

Bain 回路具有许多优点,如重量轻、携带方便、易消毒、可重复使用等。呼气阀位置离患者头端较远,因此废气排除较容易。螺纹状外管中的呼出气对内管中吸入的新鲜气体具有加温作用。Bain 回路存在的缺点有:回路无内管连接脱落报警装置,内管弯折不易发现意外情况。这些意外可因新鲜气体流量不足与呼吸阻力增加导致高碳酸血症。Bain 回路和气管导管之间的细菌过滤器阻塞可导致低氧血症,与严重支气管痉挛的临床症状和体征相似。

Bain 回路的外管必须透明,便于观察内管。内管是否漏气可通过 Pethick 法进行检查,即先将回路的患者端堵住,让大流量氧气进入回路直到呼气囊充满。在保持氧气流量的情况下使患者端开放,如果内管完整,则回路的患者即可出现 Venturi 效应,该效应可使回路内压力降低,呼气囊逸气变瘪;如果内管漏气,则新鲜气体可散失在呼气管中,结果呼气囊仍然保持充盈状态。该试验可作为 Bain 回路使用前检查内容的一部分。

三、循环回路

（一）发展过程

开放式或半紧闭式吸入麻醉药的方法易将早期使用的可燃性麻醉药漏入手术室，有导致爆炸的危险。于是最初将矿山使用的二氧化碳吸收器应用在麻醉机中，最大限度地减少可燃性气体漏入手术室中，减少爆炸的危险。早期的二氧化碳吸收器装置结构复杂限制了广泛使用，后来 Waters 发明了应用钠石灰颗粒的吸收罐，并且利用这种二氧化碳吸收器制造了第一台来回式呼吸装置，大大地减少了吸入麻醉药的消耗，取得了显著的经济效益。来回式呼吸回路由面罩、呼吸囊和二者之间的钠石灰罐组成，钠石灰罐的位置靠近患者面部十分不方便，Brian Sword 于 1930 年克服了这一缺陷，发明了带有单向活瓣的循环回路麻醉机，二氧化碳吸收罐处于回路中。这种循环回路被广泛使用，沿用至今（图 6-13）。

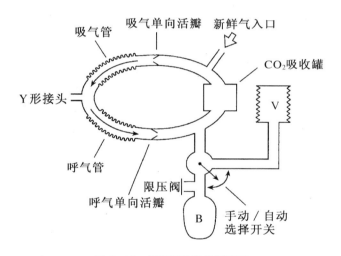

图 6-13 循环回路结构示意图

循环回路因回路的循环结构得名。回路中钠石灰可以防止二氧化碳重吸入，但其他呼出气体有部分重吸入。呼出气体重吸入程度取决于回路中部件的排列方式与新鲜气体流量的大小。

（二）结构与原理

依新鲜气体流量大小，循环回路可以是半开放式、半紧闭式或紧闭式回路。半开放式循环回路没有重吸入，但需要很大的新鲜气体。半紧闭循环回路可有部分气体重吸入，也需要很大的新鲜气体流量。半紧闭循环回路可有部分气体重吸入，是临床最常用的麻醉回路。紧闭循环回路中新鲜气体用于补充患者代谢或消耗的量，经过钠石灰吸收装置的呼出气除二氧化碳外被完全重吸入，紧闭循环回路中逸气活瓣处于关闭状态。

循环回路的主要部件包括新鲜气体入口、呼气和吸气单向活瓣、呼气和吸气螺纹管、Y

形接头、逸气活瓣(限压阀见图 6-14)、贮气囊与二氧化碳吸收罐部分。回路中单向活瓣可以保证螺纹管内的气体单向流动。新鲜气体流经麻醉机共同气体入口进入回路。回路主干为螺纹管(直径 22 mm),这部分的阻力可以忽略不计,CO_2 吸收罐的横截面积较大,对气流阻力较小。

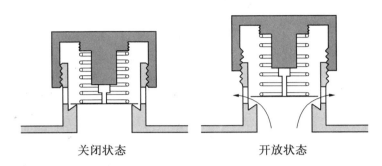

关闭状态　　　　　　　　开放状态

图 6-14　逸气活瓣 APL(压力限制活瓣,Adjustable pressure limiting)结构示意图

根据单向活瓣、逸气活瓣、贮气囊、二氧化碳吸收罐以及新鲜气体气流入口在回路中的位置变化,循环回路的种类很多。为防止二氧化碳重吸入,循环回路的设计必须遵循以下原则:① 单向活瓣要安装在患者与贮气囊之间,吸气管和呼气管上各放置一个;② 新鲜气体入口不能设置在呼气单向活瓣和患者之间;③ 逸气活瓣不能设置于患者与吸气单向活瓣之间。只要遵循以上原则,其余部件的安置均不导致二氧化碳重吸入。

总之,循环回路的主要特点是:允许呼出气重复吸入,这样能减少呼吸道水和热丢失,同时能减轻手术室污染,减少麻醉气体燃烧、爆炸的危险性,吸入全身麻醉药的浓度相对较稳定;不足之处为:这种回路结构复杂,回路中接口多容易造成误接、脱落、堵塞与漏气等失误。活瓣功能异常可导致严重事故。活瓣持续开放可造成二氧化碳重复吸入,活瓣持续关闭则造成回路阻塞。呼气单向活瓣关闭可导致呼气困难与张力性气胸、循环回路中呼气端螺纹管中的过滤器阻塞可导致气道压升高、血流动力学不稳定及双侧张力性气胸。呼气端螺纹管中过滤器阻塞的常见原因有过滤器失效、呼吸道分泌物堵塞与沙丁胺醇雾化吸入。

(三)循环回路输送吸入麻醉药的原则及影响因素

吸入麻醉药的使用在于通过输送系统向患者送入一定浓度的吸入麻醉药(F_I),采用一定的方法迅速使肺泡中的吸入麻醉药(F_A)达到稳定状态,此时肺泡、血、组织中吸入麻醉药的分压达到平衡,产生合适的麻醉作用;在麻醉恢复过程中使用高流量的新鲜气体(不含吸入麻醉药,$F_I=0$),清洗肺泡,排出患者体内的吸入麻醉药($F_A=0$),患者得以从麻醉中恢复。循环回路作为吸入麻醉药的输送系统,使用二氧化碳吸收装置吸收患者呼出的二氧化碳,吸入麻醉药得以重复吸入,是一种清洁、经济的方法。

F_A/F_I 是评价吸入麻醉药摄取率的指标,它是一个随时间变化的指标。F_A/F_I 与患者分钟通气量、吸入麻醉药的血气分配系数、患者心排血量等有密切关系。管理吸入麻醉就是使吸入麻醉药 F_A/F_I 比值迅速达到平衡（接近 1），缩短麻醉药起效所需时间，无论是麻醉诱导期还是麻醉恢复期，均应遵循该原则。

对于吸入麻醉药本身来说，血气分配系数对麻醉药的摄取率影响最大。血气分配系数越大，吸入麻醉药越容易溶于血液中，溶解度越高，F_A/F_I 比值达到平衡的时间越长，麻醉药的可控性越差（图 6-15）。吸入麻醉药摄取的绝对量还与其麻醉强度（油/气分配系数）有关，麻醉强度越高，到达一定麻醉深度所需的麻醉药越低，反之亦然。七氟醚和异氟醚的溶解度分别是地氟醚的 1.5 和 3 倍，而麻醉强度是地氟醚的 3 和 5 倍。如果维持患者的肺泡吸入麻醉药浓度为 1MAC，1h 后地氟醚的摄入量是七氟醚的 2 倍多，但仅仅比异氟醚多 0.5 倍。

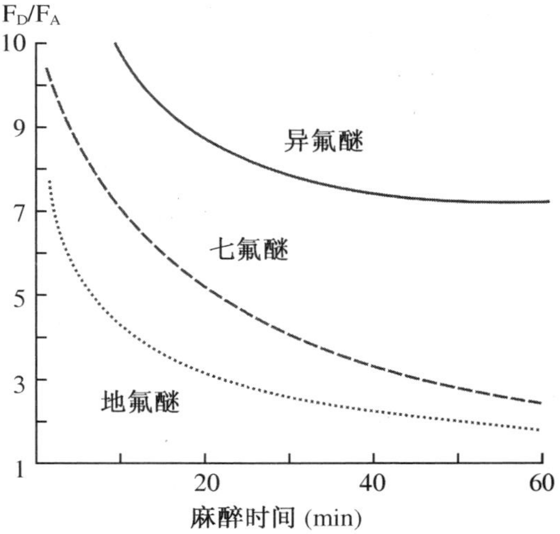

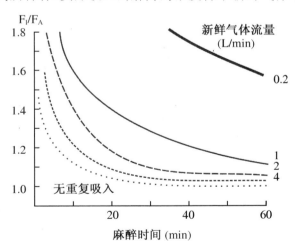

图 6-15　紧闭循环麻醉（200 ml/L 新鲜气体流量）

此图显示维持肺泡麻醉药浓度为 1MAC，挥发器输出麻醉药浓度 F_D 和肺泡浓度 F_A 的比值和麻醉时间的关系。

对于循环回路来说，新鲜气体流量对麻醉药的摄取速率有重要影响。在循环回路中吸入麻醉药被重复吸入，新鲜气体中高浓度的麻醉药不断地被呼出气中的低浓度麻醉药所稀释，实际吸入的麻醉药浓度低于新鲜气体中的麻醉药浓度。如果在循环回路中增加新鲜气体流量，减少重复吸入麻醉药，呼出气体被高流量的新鲜气体从逸气阀带出循环回路，那么吸入的麻醉药浓度与新鲜气体中的麻醉药浓度是一致的，大大地缩短了 F_A/F_I 平衡所需要的时间，更容易调控麻醉深度，但也容易造成麻醉药浪费。如新鲜气体流量为 1 L/min，在循环回路中吸入定量的地氟醚，1h 后吸入气和肺泡中麻醉药浓度只有 16% 的差别，当新鲜气体流量增加至 2 L/min，差别也只有 14%（图 6-16）。但对于高溶解度的异氟醚则完全不同，新鲜气体流量对吸入气和肺泡中麻醉药

图 6-16　不同新鲜气体流量循环回路麻醉中，为维持一定的肺泡地氟醚浓度，吸入气麻醉药浓度 F_I 与肺泡气浓度 F_A 比值随时间变化的趋势图。（无重复吸入即新鲜气体流量大于 10 L/min）

浓度影响十分明显(图6-17);七氟醚居于二者之间(见图6-18)。

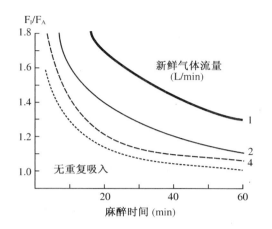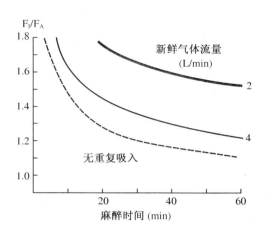

图6-17 不同新鲜气体流量循环回路麻醉中,为维持一定的肺泡七氟醚浓度,吸入气麻醉药浓度 F_I 与肺泡气浓度 F_A 比值随时间变化的趋势图

图6-18 不同新鲜气体流量循环回路麻醉中,为维持一定的肺泡异氟醚浓度,吸入气麻醉药浓度 F_I 与肺泡气浓度 F_A 比值随时间变化的趋势图

应用循环回路实施紧闭气体麻醉,新鲜气体流量等于患者的分钟耗氧量(成人250～300 ml/min),回路中的麻醉药被完全重复吸入,没有气体通过逸气阀逸出。开始麻醉时,要使肺泡中的麻醉药在最短的时间内达到一定的浓度,异氟醚、七氟醚和地氟醚分别需要20、9和6倍的吸入浓度,对于使用可变旁路挥发器的异氟醚和七氟醚(地氟醚除外),要到达如此高的输出浓度是不可能的,所以有些麻醉医师推荐直接向循环回路中注入液体吸入麻醉药,依照Severinghaus建议的平方根法则(the square - root - of - time rule)确定注入的量,该法则显示麻醉药的摄入量随着时间延长而减少,4 min后所需麻醉药是1 min的1/2,9 min是1 min的1/3。紧闭气体麻醉方式的最大缺点在于新鲜气体流量太小,重复吸入太多,不能根据需要迅速改变肺泡中麻醉药的浓度。对于七氟醚而言,紧闭气体麻醉导致七氟醚与二氧化碳吸收装置长时间接触,增加复合物A的产生,增加其肾毒性。

应用循环回路最常实施的是半紧闭气体麻醉,新鲜气体流量高于患者的分钟耗氧量,回路中的麻醉药被部分重复吸入,部分气体通过逸气阀逸出。在麻醉实施过程中,为使 F_A/F_I 迅速平衡,达到控制麻醉深度的作用,多使用调节挥发器输出浓度和新鲜气体流量的加药控制。例如在麻醉进行中,开始使用较高的吸入麻醉药浓度,新鲜气体流量在2～4 L/min左右,10 min降至1 L/min;30～60 min可以考虑降至更低。现在由于吸入麻醉药浓度检测装置的应用,可以更加容易地调节麻醉药吸入的浓度。

使用循环回路过程中,也有根据新鲜气体流量将麻醉方式分为高流量、中等流量、低流量和紧闭麻醉,其新鲜气体流量分别为2～4 L/min、1～2 L/min、0.5～1 L/min 和患者每分钟氧气需要量。低流量与上述的紧闭麻醉大致相同,高流量、中等流量与半紧闭气体麻醉相似。

（罗爱林　金小高）

参考文献

1　Klide AM. Quantitative anesthesia. *Vet Clin North Am Small Anim Pract*. 1992,22:405-409.

2　Brockwell RC,Andreww J. Inhaled Anesthetic Delivery Systems. Miller RD. Miller's Anesthesia. 6th ed. 2005:273-314.

3　Voporization and Delivery of Potent ininhaled anesthetic. See Edmond Ⅰ Eger Ⅱ,Eisenkraft JB,Weiskopf RB. The pharmacology of inhaled anesthetics. 1st ed. 2002,205-222.

4　王伟鹏,李立环. 临床麻醉学. 4 版. 北京:人民卫生出版社,2004,491-516.

5　Mapleson WW,Editorial I. Fifty years after reflections on 'The elimination of rebreathing in various semi-closed anaesthetic systems'. *Br J Anaesth*,2004,93:319-321.

6　Mapleson WW. The elimination of rebreathing in various semi-closed anaesthetic systems. *Br J Anaesth*,1998,80:263-269.

第**7**章　吸入麻醉药在体内的生物转化

氧化亚氮、乙醚、氯仿等应用于临床麻醉已有一百多年的历史。其中氧化亚氮目前仍被广泛使用；乙醚由于其易燃烧爆炸、刺激气道等缺点，已极少使用。自从1956年氟烷被应用于临床后，极大地促进了临床麻醉的发展。氟烷的难燃性、全身麻醉的平稳和易于管理，使其迅速地被推广应用。之后又推出了甲氧氟烷、安氟醚、异氟醚以及最新的七氟醚和地氟醚，这些吸入麻醉药的分子结构类似于氟烷，统称为卤类吸入麻醉药。其中甲氧氟烷因其肾毒性已被淘汰，其他卤类吸入麻醉药目前在临床广泛应用。

第一节　卤类吸入麻醉药代谢酶 P450

一、麻醉药的代谢途径

麻醉药通常有数条代谢途径，其目的是将脂溶性的、有活性而无法排出的药物转变成水溶性的、灭活的药物从而能够通过肾脏或胆道排出体外。众所周知，药代动力学通常涉及两相反应，Ⅰ相反应主要通过细胞色素 P450 实现，P450 是微粒体混合功能单加氧酶系统中的核心酶之一。它通过加氧、去卤化、羟化等一系列反应，把疏水性的底物转化成亲水性的产物，使这些物质能够很容易地被机体排出。被 P450 酶代谢的底物大致可分为 3 类：① 内源性物质如脂肪酸、类固醇、酮体等；② 致癌物质如亚硝胺、肼、芳胺等；③ 某些药物如可卡因、咪达唑仑、氟烷等。在 P450 催化氧化反应过程中会形成很多高能量的中间产物，"攻击"细胞内的生物大分子 DNA、RNA 和蛋白质，产生毒性作用，甚至导致细胞死亡。这些酶的代谢产物可能活性较小，也可能是有毒物质，如对-乙酰氨基酚的Ⅰ相反应产物 N-乙基苯醌（NAPQI）能导致肝毒性损害。通常Ⅰ相反应产物尚需进一步进行Ⅱ相反应，即与谷胱苷肽、葡萄糖醛酸或硫酸根等基团结合。咪达唑仑就是一个典型的通过Ⅰ、Ⅱ相反应代谢的药物，即先转化为 1-羟基咪达唑仑，再转化为 1-羟基咪达唑仑葡萄糖醛酸（图 7-1）。

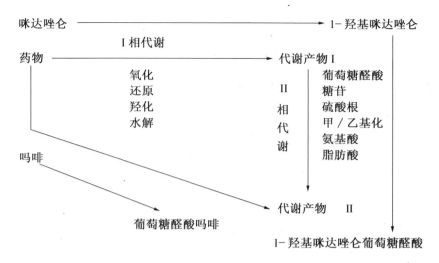

图 7-1 药物代谢途径示意图

另一些麻醉药物则主要通过Ⅱ相反应代谢,如吗啡代谢为吗啡-3-葡萄糖醛酸(M-3-G)及吗啡-6-葡萄糖醛酸(M-6-G)。值得注意的是许多药物有数条代谢途径,事实上药物常在这些途径中转换代谢方式。有学者将大鼠染上疟疾后分别予以低浓度和高浓度的对-乙酰氨基酚,发现前者清除率与未感染组大鼠没有明显差异,但葡萄糖醛酸反应下降而硫酸结合反应会增加,随着对-乙酰氨基酚剂量的增加,硫酸反应饱和后,清除率就降低了。

P450及其他Ⅰ相反应酶的表达较Ⅱ相反应酶要少,而且更易受各种病理生理因素的影响,如前者含量减少,后者将缺乏底物而导致药物不能代谢。因此药物代谢的速度主要由Ⅰ相反应酶的量及功能决定。

二、P450 同工酶在体内的分布

所有卤类吸入麻醉药在体内都通过肝脏内的P450酶代谢。经过多年来研究,已经证实在人类和动物体内存在着多种P450蛋白酶。约有14种人肝脏P450同工酶已被肯定。其中P450 2E1是催化氟烷氧化代谢的主要同工酶。除了代谢氟烷外,P450 2E1酶还催化代谢其他的卤类吸入麻醉药如安氟醚、异氟醚、七氟醚,以及乙醇、亚硝胺等一些化学物质。

P450 2E1酶在生物体内绝大部分都分布在肝脏。Waziers等用免疫印染方法测得大鼠P450 2E1分布在肝、肾和肺中,肾脏中的浓度仅占肝脏的10%,而肺脏中的P450 2E1的浓度仅能测到。在人体中测得的P450 2E1酶的分子量略大于在大鼠中测得的值,几乎全部分布在肝脏,只有在小肠中可以测得微量,在肾、肺中都未测得。在肝脏中P450 2E1的分布也有一定的特点。Mikihiro等用乙醇诱导大鼠和人肝脏P450 2E1酶,发现在两种生物的肝脏内,P450 2E1主要分布在肝小静脉周围区域,或肝小叶的3区。这可以用来解释长期饮酒对肝脏的毒性作用首先表现在小静脉周围的肝细胞。使用其他的诱导剂如苯巴比妥也得到同样的结论。在肝细胞内,P450 存在于滑面内质网的微粒体中。Eliasson 发现 P450 2E1 催化氟烷氧化代谢的同时,作为一种靶蛋白能与氟烷氧化代谢的中间产物结合成三氧乙酰乙酸(TFA)抗原。在用抗体识别这些靶抗原的同时发现在细胞表面存在着微量的 P450 2E1。因此推测细胞表面 P450 2E1 的免疫反应可能与氟烷性肝炎的发病机制有一定联系。

第二节　氟烷的代谢

卤代类吸入麻醉药在体内的代谢中,氟烷是比较特殊的一种。它有两种代谢途径,即还原代谢和氧化代谢,与吸入氧浓度有关。氟烷在体内的生物转化率约为 20%,其两个代谢途径都是通过 P450 酶系统完成的。

一、氟烷的代谢途径

氟烷在临床应用之初,一般认为是绝对不代谢的。VanDyke 发现肝脏为氟烷代谢的主要器官,微粒体细胞色素 P450 为氟烷代谢的主要酶,并有 $NADPH - O_2$ 依赖性,能被苯巴比妥诱导。Stier 首次在氟烷麻醉患者尿中测出 Br^-,从而证明在人氟烷也具有生物转化的特性。Rehder 进一步发现吸收的氟烷约有 15%～25% 经代谢后由尿中排出,主要为 Br^- 及三氟乙酰乙酸(TFAA)。由于体内 F^- 水平很低,当时认为氟烷的三氟甲基部分还原脱氟是不可能的。1969 年 Cohen 证明氟为氟烷的非挥发性代谢产物,说明氟烷也能进行还原脱氟。20 世纪 70 年代中期,一些作者报道了一些被认为是新的氟烷氧化代谢产物:N -乙酰-2 -氨基乙醇(N - trifluoroacehyl);脱氟硫醇尿酸(defluorineted mercepturic acid);N -乙酰-S -(2 -溴 -2 -氯 -1,1 -二氟乙酰)- L -半胱氨酸。其实这些产物是氟烷与热、潮湿的钠石灰相互反应的产物。1977 年 Mukai 等在氟烷麻醉兔的呼出气中测出还原代谢产物 2 -氯-1,1,1 -三氟乙烷(CTF)和 2 -氯 -1,1 -二氟乙烯(CDE)。后来,在人及鼠中也证实有这些化合物的形成,从而开创了对氟烷还原代谢的深入研究。

氟烷的两种代谢途径,即还原代谢和氧化代谢,与吸入氧浓度有关。其两个代谢途径都是通过 P450 酶系统完成的(图 7 - 2)。

在较低的氧浓度下(14% O_2 或 10% O_2),氟烷主要通过 P450 2A6 和 P450 3A4 两种 P450 同工酶催化。氟烷与酶结合后,被一个单电子还原。溴离子释放后,即形成 CF_3CHCl 自由基,它留在原来的反应部位,或者产生第二个单电子还原反应。后者形成碳离子中间产物,再脱去一个氟离子而形成 2 -氯 -1,1 -二氟乙烯(CDE),释放的 CF_3CHCl 自由基获取一个氢自由基形成 2 -氯 -1,1,1 -三氟乙烷(CTF),或者与微粒体膜成分进行共价结合。挥发性产物 CTF 及 CDE 在实验中已能测到,也可被患者呼出。氧浓度越低,还原代谢产物生成越多,血浆中氟化物浓度可以代表氟烷还原代谢水平。中间产物的自由基可以和膜上的脂类发生过氧化作用,导致膜结构的破坏和细胞的死亡,同时自由基也可以使 P450 酶失活。

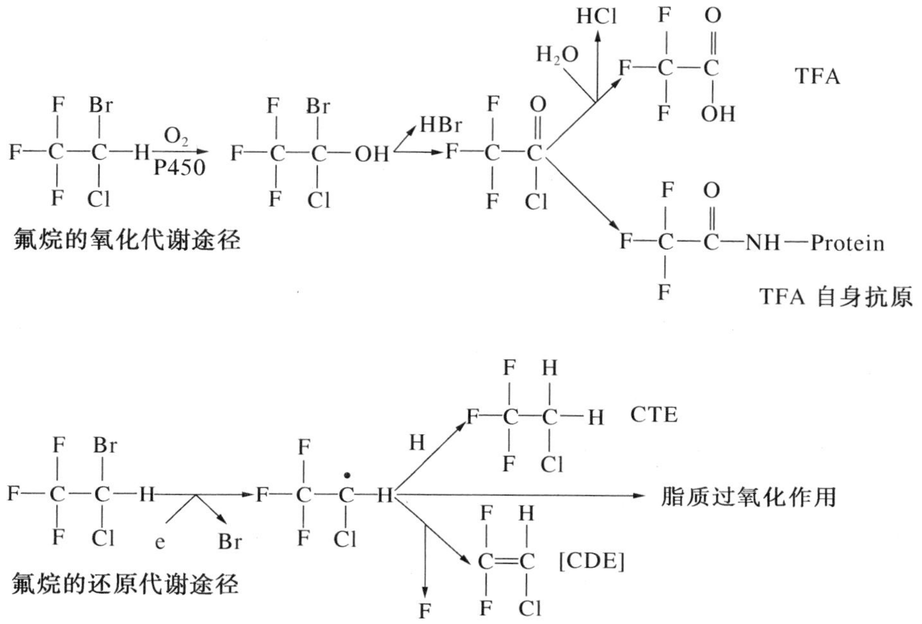

图 7－2　氟烷的代谢途径

在氧充足的条件下(＞21％ O_2),氟烷主要通过 P450 2E1 和 P450 2A6 同工酶催化,氧化降解为稳定的终产物三氟乙酰乙酸(TFA)。用无选择性的 P450 酶抑制剂 n－辛胺可以完全抑制 TFA 和溴化物的生成。体外实验表明 P450 2E1 和 P450 2A6 都有催化氟烷代谢的功能。但是用选择性 P450 2E1 抑制剂 4－methylpyrazele 能抑制 84％TPA 和 90％溴化物的生成,而 P450 2A6 抑制剂的抑制程度要低得多,对用肝脏纯化的 P450 和用 CDNA 表达的 P450 用动力学分析,清楚地显示了 P450 2E1 催化氟烷氧化代谢的高亲和力,在不饱和氟烷浓度下,P450 2E1 催化氟烷氧化代谢速度远超过 P450 2A6。用多元线性回归分析,TPA 和溴化物的生成与 P450 2E1 的活性有显著的相关性。在饱和氟烷浓度下 P450 2A6催化作用更占优势,但是 P450 2E1 易被高浓度的氟烷底物抑制,在麻醉期间可以达到此底物抑制浓度。人体实验和动物实验都表明麻醉期间氟烷氧化代谢能被高浓度的氟烷抑制,随着麻醉停止后氟烷浓度的降低,代谢增加。P450 2A6 仅在高浓度氟烷麻醉下催化氟烷氧化代谢,在体外肝微粒体中 P450 2E1 的 max/Km 值(4.3～5.7 ml/min/g)显著大于 P450 2A6 值(0.12～0.2 ml/min/g),从另一侧面反映了 P450 2E1 是氟烷氧化代谢的主要催化酶。

根据 Mahsug 等的观点,这个反应可能首先进行单氧化(monooxygenation)产生不稳定

的中间产物 $CF_3CBrClOH$，然后再分解为三氟乙酰乙酸、溴、氯。后 3 种产物由尿中排出。其中间产物可以与肝细胞内一些酶，如二硫化物同工酶、微粒体羧酸酯酶、应激蛋白酶 ERp72 等共价结合形成 TFA 蛋白产物，改变了肝细胞的结构，在一定的条件下能引起机体的免疫反应。血浆中 TFA 浓度可以代表氟烷氧化代谢的水平。在两种代谢中都能生成 Br^-，因此溴化物的浓度同时反映氟烷的氧化代谢和还原代谢。

一些作者认为重复氟烷麻醉增加肝毒性与氟烷诱导自身代谢有关，但其他作者未能证明这一现象。可能由于使用的浓度不同所致。

Baker 等认为 CDE 在体内被氟烷诱导而进一步代谢。CDE 继发代谢降低苯巴比妥诱导大鼠细胞色素 P450 37%，可能与氟烷对其他药物代谢的抑制作用有关。

临床麻醉中，很少有氧供不足的情况，因此麻醉中氟烷以氧化代谢为主，但两者并不矛盾。氟烷在氧化代谢的同时，因为肝脏局部氧供不足也可能发生还原代谢。Rice 等提出，在严重低氧下没有还原代谢途径的安氟醚、异氟醚也引起肝损害，说明低氧也不一定只有还原代谢途径。

二、影响氟烷代谢的因素

1. 氧浓度　Richard 发现在酶诱导大鼠，当 O_2 浓度下降至 5% 时即有氟烷的还原脱氟，非酶诱导动物，O_2 浓度下降至 2% 才出现还原脱氟。即 2% 的 O_2 浓度是还原代谢的临界氧浓度。肝小叶中心的生理氧浓度为 4.5%，麻醉中即使轻度降低氧浓度也能使氟烷还原代谢加强，而使肝损害加重，在吸入 21% O_2 浓度下，氟烷的氧化代谢最强，而 100% 氧浓度下，氧化代谢也显著下降，提示氟烷氧化代谢既被高氧抑制又被低氧抑制。

2. 肝脏微粒体酶诱导剂与抑制剂　酶诱导剂苯巴比妥、聚氯联苯及黄酮-β-奈酚均能诱导细胞色素 P450 而使氟烷代谢加强，前两者主要诱导氟烷的还原代谢，后者主要诱导氟烷的氧化代谢。应用诱导氟烷还原代谢的方法，可造成缺氧-酶诱导-氟烷性肝炎的模型，被广泛应用于氟烷性肝炎的机制探讨。

H_2 受体阻滞剂西咪替丁对氟烷的氧化代谢及还原代谢均有显著的抑制作用，但其对氟烷所致的肝损害有无保护作用仍有争议。另一 H_2 受体阻滞药雷尼替丁则只对氟烷氧化代谢有轻度抑制作用。

3. 氟烷的吸入浓度　Fiserova 等认为，在吸入低浓度氟烷时，以氧化代谢为主。在吸入高浓度氟烷时，则以还原代谢为主，可能与氧化途径在低浓度时即已饱和，而还原代谢即使在高浓度也不饱和有关。

4. 异氟醚　Fiserova 等对吸入异氟醚及氟烷混合气体的大鼠进行研究发现，异氟醚抑制氟烷的氧化代谢，而且这种抑制具有浓度依赖性。另一方面，异氟醚能加强氟烷的还原代谢。作用机制尚不清楚。

5. 性别　人氟烷性肝炎发病比例女：男接近 2：1，但男性预后更差。然而，雌性大鼠几乎不发生氟烷性肝炎。如果代谢因素是氟烷性肝炎的惟一病因，那么大鼠与人的性别差异似乎是不可思议的。

6. 年龄　氟烷麻醉后肝功能障碍好发于中年，严重肝功能障碍在老人和儿童极少。氟烷代谢究竟在各年龄段存在什么差异和由之引起的各年龄段发病率的不同还有待进一步研究。

7. 原有肝脏疾病　Baden 在 CCl_4 大鼠肝硬化模型中，发现肝硬化对氟烷代谢产物的生成无影响，麻醉后亦具有同等程度的肝功能障碍。现在还没有证据认为原有代偿性肝脏疾病有更高的氟烷性肝炎的危险性。但患有活动性肝脏疾病，除非绝对必要，仍应避免氟烷。

8. 肥胖　氟烷性肝炎在肥胖患者中多见，预后也差。Youg 等发现肥胖患者氟烷麻醉后 F^- 水平较高，即还原代谢率较高。Biermann 在肥胖大鼠中研究则发现，氟烷的氧化代谢明显增高，而还原代谢未见增强。脂肪作为氟烷的"贮藏库"，延长、缓慢地使之释放循环，使总的代谢产物增高。有认为肥胖与术后缺氧导致还原代谢增强有关。

9. 手术　Loft 研究发现手术能引起肝微粒体酶诱导，而这种酶诱导的机制还不清。至于外科手术时间、部位及严重性似与氟烷性肝炎无关，因氟烷性肝炎也可在一些较小的手术中意外发生。

10. 重复使用　多数认为在 28 d 内重复使用氟烷，氟烷性肝炎的发生率增高，且潜伏期更短。其机制可能由于氟烷能诱导自身代谢，致再次使用后代谢率增高；或者与氟烷免疫有关。

11. 甲状腺功能　雄鼠用 T_3 预处理后，吸入氟烷可发展为肝坏死，而无需缺氧。认为这种肝细胞坏死由内脏血流下降造成肝缺氧引起。Smith 等发现甲亢鼠氟烷氧化代谢与还原代谢均降低，且细胞色素 P450 系统及谷胱甘肽系统的活性均降低。认为氟烷肝毒性增加系由于细胞色素 P450 促氟烷毒性与谷胱甘肽降毒性之间原有的平衡的破坏所致。

12. 遗传与种族　多数作者认为，在氟烷性肝炎中遗传因素起一定的作用。可能由于遗传特殊性，导致氟烷的代谢率增高。

第三节　其他卤类吸入麻醉药的代谢

一、甲氧氟烷的代谢

甲氧氟烷因其肾毒性已近淘汰，其在体内的代谢率约为 50%，其中 10% 失去氟，40% 失去氯（图 7-3）。血清及尿中的无机氟含量与甲氧氟烷的用量平行，肾毒性亦与用量相关。在近端肾小管有草酸钙蓄积。因此临床上应控制甲氧氟烷给药量及用药时间，而且对因其他药物引起肝脏酶诱导的患者及用庆大霉素的患者应慎用甲氧氟烷。

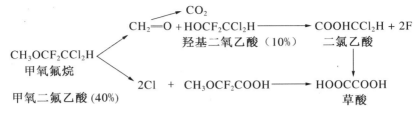

图 7 - 3　甲氧氟烷的代谢

二、安氟醚的代谢

被吸入的安氟醚,80%以原形随呼气排出。约 2.4% 为非挥发性氟代谢产物由尿中排出。麻醉后 7h 排氟率最高,安氟醚主要经肝脏微粒体内 P450 2E1 同工酶代谢。其代谢途径如图 7 - 4 所示,其中以途径 II 的去卤化作用最为重要。

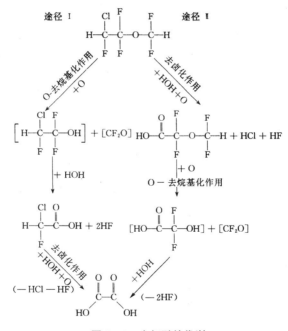

图 7 - 4　安氟醚的代谢

安氟醚代谢产生的血清氟化物峰值取决于应用安氟醚的浓度和持续时间,即 MAC - Hours(MAC - h)。给患者 2.7 MAC - h 时,平均峰值达 22 μmol/l,给健康人 9.6 MAC - h,则峰值为 34 μmol/l。

安氟醚的代谢受酶诱导的影响。用苯巴比妥处理过的大白鼠微粒体较未处理者安氟醚的代谢作用增大 60%～80%,但在安氟醚麻醉前用巴比妥类的患者,血清氟化物峰值并不高。安氟醚本身亦能导致肝脏酶诱导作用,但临床上反复应用安氟醚并未发现其代谢作用增加,即第二次给患者安氟醚麻醉时,未见到血清氟化物较第一次用药有明显升高。

三、异氟醚的代谢

异氟醚由于组织溶解度低,化学性质稳定,在机体内的代谢率很低,约为 0.2%,其代谢酶也是肝脏微粒体内的 P450 2E1 同工酶,最终代谢产物是三氟乙酰乙酸及无机氟。用 1.2% 的异氟醚麻醉 4 h 后,在麻醉后 6 h 测定血清无机氟仅为 4.4 μmol/L,24 h 内可恢复到至正常值。其代谢过程见图 7−5。

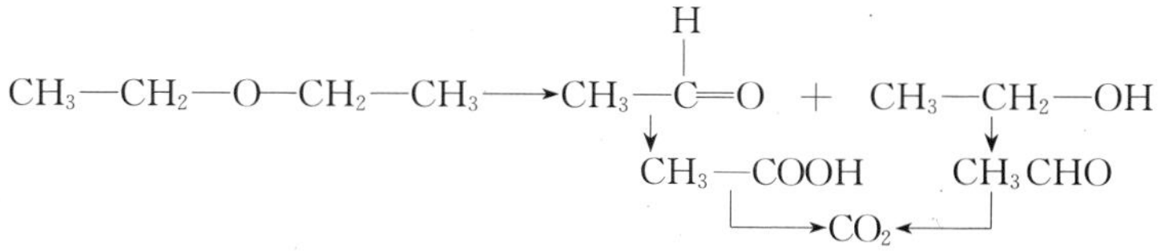

$$CH_3-CH_2-O-CH_2-CH_3 \longrightarrow CH_3-\underset{\downarrow}{\overset{\overset{\displaystyle H}{|}}{C}}=O + CH_3-CH_2-OH$$

$$CH_3-COOH \qquad CH_3CHO$$

$$\longrightarrow CO_2 \longleftarrow$$

图 7−5　异氟醚的代谢

四、七氟醚的代谢

七氟醚比其他吸入麻醉药在血液及脂肪中的溶解率小,进入机体的麻醉药量小,七氟醚在体内的代谢率约为 2.89%,其主要代谢产物是六氟异丙醇(hexafluoroisopropyl alcohol)、CO_2 和 F^-(图 7−6)。

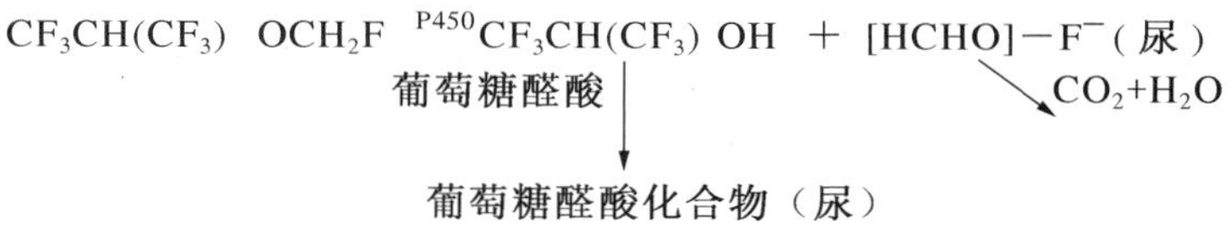

$$CF_3CH(CF_3)\ OCH_2F \xrightarrow{P450} CF_3CH(CF_3)\ OH + [HCHO]-F^-(尿)$$

葡萄糖醛酸

$$\downarrow \qquad\qquad CO_2+H_2O$$

葡萄糖醛酸化合物(尿)

图 7−6　七氟醚的代谢

氟甲基碳被微粒体的电传导系统羟化,同时醚链断裂成为六氟异丙基、氢离子和其他,然后六氟异丙基与葡萄糖醛酸的结合物排泄到胆汁和尿中,反应过程中还产生二氧化碳和水。

1. 被排泄到尿中的葡萄糖醛酸化合物的摩尔浓度和有机氟的摩尔浓度之比为 1:6,所以排泄到尿中的七氟醚有机氟的代谢产物几乎都是葡萄糖醛酸六氟异丙醇,无机氟来自氟甲基。

2. 尿无机氟排泄量是甲氧氟烷的 1/3～1/4,另外七氟醚的氧化脱氟主要在肝脏,而甲氧氟烷的氧化脱氟主要在肾脏。所以后者的肾毒性更强。

3. 代谢量、代谢率　吸入 2%～3% 的七氟醚 1 h 可摄取七氟醚 94±68 mmol。其后由呼出气呼出未经代谢的七氟醚 37±12 mmol,0.90 mmol 的无机氟和 1.43 mmol(根据 HFIP 换算)的有机氟排泄到尿中。有报道总排泄量是摄取量的 51.5%±22.4%,但误差较大。将吸入摄取麻醉药的总氟量除以麻醉后排泄的总氟量的值作为反映机体代谢程度的参数。有报道 8 名患者吸入 1.1MAC 七氟醚 1h 结果为 2.89％±1.50％,也有报道把被骨摄取的无机氟也计算在内,分解率为 3.29％±1.65％。有报道代谢率以异氟醚为最低,七氟醚略高于安氟醚。另有报道,在酶诱导的大白鼠实验中,先吸入七氟醚,再吸入低浓度的异氟醚,则七氟醚的代谢受到抑制。

4. 葡萄糖醛酸六氟异丙醇的排泄,见表 7 - 1。

表 7 - 1　尿葡萄糖醛酸六氟异丙醇排泄情况

时间(min)	排泄率(μmo L/min)	时间(min)	排泄率(μmo L/min)
0	0	1 800	0.685±0.608
360	0.259±0.070	2 520	0.533±0.198
1 080	1.04±0.570	3 240	0.44±0.055

在大白鼠的胆汁、尿中测出了葡萄糖醛酸六氟异丙醇。该化合物的尿中排泄在停止吸入七氟醚 12 h 内达最高值,以后渐减。

5. 血清无机氟浓度　人吸入 0.6％七氟醚 60 min,吸入过程中血清无机氟浓度逐渐增高,停止吸入后 60 min 左右维持在该浓度,其后渐减,3 d 后恢复到吸入前值。吸入七氟醚过程中血清七氟醚浓度约为 150 μmol/L,但吸入后迅速减少。吸入 2％～3％七氟醚 1 h 后血清无机氟浓度平均为 22 μmol/L。与肾损害相关的血清无机氟,在七氟醚麻醉时的测定值与安氟醚麻醉时的测定值相近,但尚无达到可能引起肾损伤的 50 μmol/L 的阈值浓度。

6. 血清有机氟浓度　吸入 0.6％七氟醚 60 min 的血清有机氟浓度在吸入第 60 min 时为 100 μmol/L,吸入后渐增,最大值在 60 min 后,平均 150 μmol/L,其后渐减,3 日后仍为 100 μmol/L 的高值。也有报道吸入 2％～3％七氟醚 1 h 后有机氟浓度为 61.3 μmol/L。

7. 尿中无机氟及有机氟排泄　吸入 0.6％七氟醚 60 min,尿中无机氟 6 d 的总排泄量为 987.5 μmol/L,有机氟为 2286.5 μmol/L,两者之比为 1∶2.3。无机氟的半衰期为 34 h,有机氟的半衰期为 30 h。在临床上,平均吸入 3.5 h 七氟醚时血中七氟醚的浓度为 500 μmol/L,血清无机氟浓度经 2 h 达 13.7±8.2 μmol/L,停止吸入麻醉药后 2 h 血中浓度仍维持略高值,约 12 h 后减半。此值均低于安氟醚麻醉时的血中无机氟浓度及尿中无机氟浓度。

五、地氟醚的代谢

地氟醚是已知的在机体内代谢最少的吸入麻醉药。与异氟醚相比,其生物转化约为异氟醚的 10％(而进入体内的异氟醚仅 0.2％被代谢)。血液及尿内氟化物代谢产物(无机及有机氟化物和三氟乙酰乙酸)是氟化醚类麻醉药代谢的标记。地氟醚代谢产生的 F⁻ 和非挥发性有机氟化物极少。有报道健康志愿者及手术患者接受地氟醚(达 7.35MAC - h)后尿及血清三氟乙酰乙酸的浓度有少量升高,但其升高比接受异氟醚后少约10倍。健康志愿者及外科患者接受地氟醚(达7.35MAC-h)后并没有看到血清或尿氟化物浓度上升。鼠接触地氟醚后约4h时达血峰氟浓度。其代谢途径可能与异氟醚相同。异氟醚用一个氟原子取代氯原子形成地氟醚,能降低α-碳的代谢。用苯乙醇预处理能增加血浆 F^-。地氟醚的代谢如图7-7。

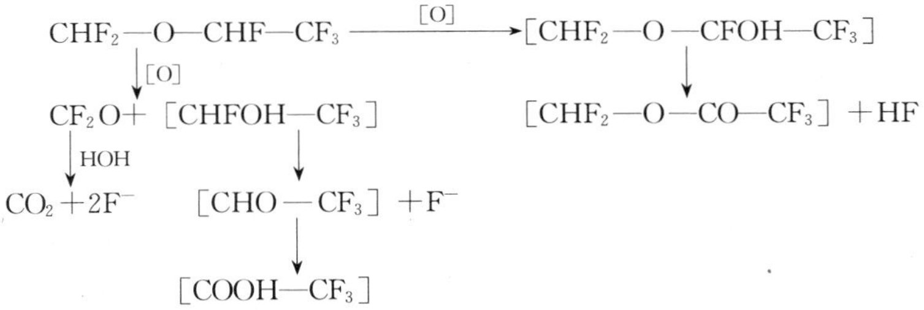

$$CHF_2-O-CHF-CF_3 \xrightarrow{[O]} [CHF_2-O-CFOH-CF_3]$$

$$\downarrow [O] \qquad\qquad\qquad\qquad\qquad \downarrow$$

$$CF_2O + [CHFOH-CF_3] \qquad [CHF_2-O-CO-CF_3] + HF$$

$$\downarrow HOH \qquad\qquad \downarrow$$

$$CO_2+2F^- \qquad [CHO-CF_3] + F^-$$

$$\downarrow$$

$$[COOH-CF_3]$$

图7-7　地氟醚的代谢

第四节　其他吸入麻醉药的代谢

一、乙醚的代谢

85%～90%以原形从肺排出,4%以 CO_2 的形式于24 h内由肺排出。其分解过程见图7-8。乙醚的代谢产物大部分与葡萄糖醛酸结合,此外有极微量与脂肪酸、胆固醇、甘油三酯等结合,都是无害的。

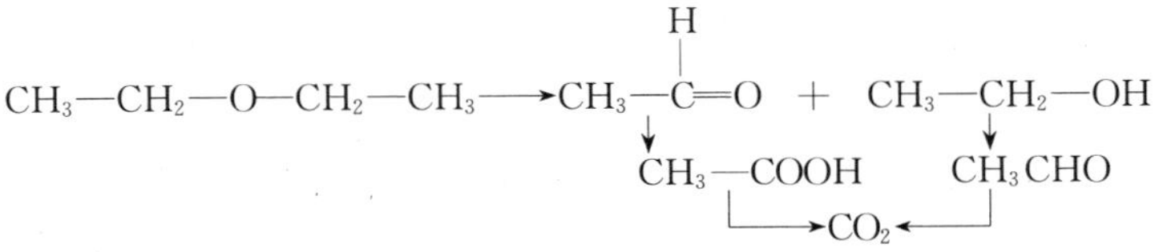

$$CH_3-CH_2-O-CH_2-CH_3 \longrightarrow CH_3-\overset{H}{\underset{}{C}}=O + CH_3-CH_2-OH$$

$$\downarrow \qquad\qquad\qquad \downarrow$$

$$CH_3-COOH \qquad CH_3CHO$$

$$\longrightarrow CO_2 \longleftarrow$$

图7-8　乙醚的代谢

二、氧化亚氮的代谢

既往认为 N_2O 是化学无活性物质,但1980年 Hong 等报道了用大鼠和人的肠道细菌对含重氮的 N_2O 进行体外还原代谢实验,并且假设这一反应是通过单电子传递过程,还形成了自由基(图7-9)。后来有人提出 N_2O 形成的自由基在人类可能产生毒性作用,但目前尚没有证据证明 N_2O 被手术患者所代谢。

$$N_2O \xrightarrow{e^-} [N_2O^-] \longrightarrow \cdot OH + OH^- + N_2$$

图7-9　假设单电子传递过程由 N_2O 形成自由基

第五节 吸入麻醉药在动物体内的生物转化

吸入麻醉药在体内主要通过肝脏内的药酶代谢（主要是P450）。给予S-D大鼠苯巴比妥或乙醇以诱导肝药酶。停止给予苯巴比妥12h后或停止给予乙醇后立即暴露于1.6MAC地氟醚、异氟醚或氟烷。地氟醚麻醉大鼠血清无机氟化物水平与对照组1μmol/L相比没有区别，但是在麻醉末期（而不是在麻醉后）苯巴比妥预处理组血清无机氟化物水平有轻微升高，有统计学意义。相对应的，采用苯巴比妥预处理再给予与地氟醚研究相当剂量异氟醚的大鼠，其血清无机氟化物水平比对照组和地氟醚组都要高。采用苯巴比妥预处理再给予氟烷的大鼠，其血清无机氟化物水平在麻醉后24h并不升高。

药酶诱导对无机氟化物尿液排泄的影响反映了上述血清氟化物的变化。地氟醚麻醉后，无机氟化物尿液排泄率与对照组相比并无变化。与之相反的是，给予异氟醚和氟烷的大鼠其尿液排泄率有所增加。乙醇引起的药酶诱导并不增加地氟醚麻醉后无机氟化物的尿液排泄率。七氟醚比地氟醚和异氟醚代谢产生的无机氟化物都要多。氟烷麻醉后尿液有机氟化物（采用钠融合技术测量）显著增加。而采用异氟醚麻醉后，尿液有机氟化物只有少量增加（但是有统计学意义）；采用地氟醚麻醉，尿液有机氟化物增加更少（但是有统计学意义）。用苯巴比妥预处理的大鼠，异氟醚组比地氟醚组麻醉后24h尿液有机氟化物水平要高。

动物研究的第二个实验，8只2～3月大小的家猪采用5.5 MAC异氟醚或地氟醚麻醉。于麻醉前、麻醉末和麻醉后4 h分别测定血清无机氟化物水平。麻醉前并未给予其他药物诱导肝药酶活性。异氟醚麻醉后血清氟离子浓度三倍增加，而地氟醚麻醉后即刻并未增加，地氟醚麻醉后4 h仅增加17%。

豚鼠肝切片麻醉药降解的研究定性地支持了以上的结果。2.2 mmol/l的地氟醚使用6 h后，产生27±5 pmol F^-/mg切片湿重，这是异氟醚麻醉后的1/7。2.3 mmol/l的异氟醚使用6 h后，产生190±15 pmol F^-/mg切片湿重。类似的，地氟醚比包括异氟醚在内的其他吸入麻醉药更抵抗人类肝脏微粒体的降解。根据微粒体对饱和浓度的麻醉药作用产生的氟化物水平，吸入麻醉药生物降解的次序是：七氟醚＞异氟醚＞地氟醚。尽管地氟醚生物降解后氟化物水平大大高于零，但是其总量太少以至于无法计量。

给予七氟醚的大鼠比给予相当剂量甲氧氟烷的大鼠产生较少的尿液无机氟化物。由于肝脏微粒体降解甲氧氟烷的速率更快，导致这两者的差异没有进一步加大。这可能是由于七氟醚有肝外消除或生物降解的位点。七氟醚麻醉苯巴比妥预处理的大鼠，其无机氟化物增加到甲氧氟烷麻醉的水平。相似的是，乙醇预处理的大鼠七氟醚麻醉后血清无机氟化物水平增加。

第六节 吸入麻醉药与其他药物生物转化的相互影响

一、吸入麻醉药对静脉药物的作用

吸入麻醉药如乙醚可抑制同时使用的其他药物的生物转化。这一抑制作用可能是由于竞争性抑制代谢酶抑制其他酶代谢途径。现代吸入麻醉药可能也有类似的作用。安氟醚、氟烷、异氟醚和七氟醚在 1～2 MAC 时抑制经胆汁排泄对-乙酰氨基酚,葡萄糖醛酸和硫酸盐结合物。尼卡地平与七氟醚同时使用,产生更明显的低血压;与异氟醚同时使用,其作用时间延长。尼卡地平与异氟醚同时使用,其血中水平降低,清除率增加。地氟醚和七氟醚可能影响地西泮的肝脏消除。但是目前,这些相互作用的临床意义并未得到明确的阐述。

吸入麻醉药对静脉药物的影响是多种多样的。将大鼠暴露于 0.3% 异氟醚 7 h,24 h 后给予环己烯巴比妥可减少睡眠时间。氟烷、安氟醚和乙醚也有类似的作用,但环丙烷和氧化亚氮却没有此作用,这说明氟烷、安氟醚和异氟醚对肝酶有诱导作用。乙醚或氟烷麻醉后肝微粒体代谢能力增加也支持这一观点。

Wood 用碳标氨基比林呼吸试验作为药物生物学转化指数,发现大鼠在异氟醚和安氟醚麻醉后 24 h 未见氨基比林代谢减少。但是,氟烷可使生物转化指数明显降低。Loft 也采用氨基比林呼吸试验来研究行膝关节切开术的患者,他们将患者分成两组,一组用氟烷混合氧气吸入麻醉,一组用腰麻。结果发现两组患者氨基比林的生物转化率升高幅度相同。因此,氟烷行小手术后也会诱导肝微粒体酶,但除麻醉药以外的因素可能也起了一定的作用。

二、静脉药物对吸入麻醉药的作用

临床上均认为慢性酗酒的患者对吸入麻醉药的需要量大。事实上,慢性酗酒患者的氟烷 MAC 值为 1%,而对照组为 0.75%。人和鼠吸入麻醉药的用量减少可能是由于肝滑面内质网增生使微粒体药物代谢酶种类增加所致。

三、吸入麻醉药的相互作用

吸入麻醉药可抑制其他吸入麻醉药的代谢。异氟醚可明显抑制氟烷代谢的氧化途径。这种抑制可能是由于肝微粒体和细胞功能受抑制引起的,而不是因肝血流量的减少引起。

第七节 吸入麻醉药体内生物转化与氟烷性肝炎

吸入麻醉药都有一定的肝毒性,最典型的是氟烷。临床上可以粗略地把氟烷肝毒性分成两型。一种是麻醉后患者引起轻度的肝功能紊乱,临床上以 AST、AlT、GST 等肝酶增高为主要表现,为 Ⅰ 型氟烷性肝炎,与氟烷的还原代谢以及产生自由基和脂质过氧化作用有关。更严重的是约有 1/35 000 例氟烷麻醉患者术后会引起暴发性肝坏死,临床上表现为高热、黄疸和严重的转氨酶升高,即 Ⅱ 型氟烷性肝炎,与氟烷的氧化代谢的产物为半抗原的自身免疫反应有关。安氟醚、异氟醚等其他卤代类吸入麻醉药,在肝脏内只有氧化代谢途径,形成的肝损害类似于 Ⅱ 型氟烷性肝炎。

近年来的研究认为,卤类吸入麻醉药的肝毒性与免疫学机制有密切的联系。氟烷性肝炎的免疫学机制主要认为氟烷在氧充足的前提下在肝脏内经 P450 2E1 酶氧化代谢生成三氟乙酰乙酸(TFA),在这反应过程中形成的卤化中间产物能结合肝细胞内某些蛋白的赖氨酸残基,形成 TFA 蛋白加合物,这些内源性肝蛋白由"自我"改变为"非我",产生免疫原性,激发机体的免疫反应,破坏肝细胞,最终导致肝坏死。其他卤代类吸入麻醉药肝毒性机制与氟烷有类似之处。

一、吸入麻醉药体内代谢率对氟烷性肝炎的影响

卤类吸入麻醉药在体内的代谢中,氟烷是比较特殊的一种。它有两种代谢途径,即还原代谢和氧化代谢,与吸入氧浓度有关。氟烷在体内的生物转化率约为 20%,其两个代谢途径都是通过 P450 酶系统完成的。

安氟醚、异氟醚和地氟醚等卤代类吸入麻醉药在体内只有氧化代谢途径,它们都是通过肝脏内 P450 2E1 同工酶代谢,在体内的代谢率远远低于氟烷,分别为 2.4%、0.2%、0.2%、2.89%。这些卤代类吸入麻醉药在 P450 2E1 同工酶中氧化代谢也生成类似于氟烷代谢所产生的酰化物质同样可以使肝细胞内的某些蛋白酰化,在一定条件下可以激发机体的免疫反应。只不过由于这些卤类吸入麻醉药在体内代谢率低,在一般情况下其中间产物结合的肝蛋白可能达不到刺激机体免疫应答所需的阈值浓度。对于一些高敏患者来说,可能吸入很少的卤代类麻醉药就会引起肝损害。而且,由于其代谢中间产物类似于氟烷的代谢中间产物,酰化肝细胞内某些肝蛋白生成的酰化蛋白也类似于氟烷代谢生成的 TFA 酰化蛋白,因此存在着"交叉致敏"现象。当机体接触过氟烷后,在某些情况下再接触其他卤代类吸入麻醉药也会发生严重的肝损害。七氟醚氧化代谢产物为六氟异丙醇,不是酰化产物,所以还无有关七氟醚产生免疫损害的报道。

二、P450 2E1 酶抑制剂双硫仑(disulfiram)

双硫仑及其还原代谢产物 diethyldithiocarbamate(二硫二乙氨基甲酸酯)在体外能够选择性地抑制大鼠和人肝微粒体 P450 2E1 活性。氯唑沙宗在体内专一性地被 P450 2E1 催化水解,在体内试验中可以作为一种标记的底物来测定 P450 2E1 酶的活性。口服 500 mg

单剂量的双硫仑能够减少氯唑沙宗 85% 的血浆消除率,证明双硫仑是一种非常有效的临床 P450 2E1 酶抑制剂,可以减少 P450 2E1 的含量,并且抑制其活性。

Kharasch 等术前给予患者口服 500 mg 双硫仑,术中用 1% 浓度的氟烷麻醉 3h,比较术前至术后 4 d 血尿氟烷代谢物的浓度,他们发现口服双硫仑组较对照组 TFA 和溴化物的血浆浓度和尿排出量减少 84%～90%,表明双硫仑可以显著抑制氟烷的氧化代谢。与之相对照,血浆氟化物浓度和尿氟化物排出量没有明显变化,表明双硫仑对氟烷还原代谢没有明显影响,在两组中双硫仑都不引起氟烷麻醉剂量的改变,因此两组数据的差异只能通过双硫仑抑制氟烷氧化代谢来解释,双硫仑抑制 TFA 和溴化物的生成,在体内试验中证明了 P450 2E1 是催化氟烷氧化代谢的主要 P450 同工酶。

三、P450 2E1 酶抑制剂预防氟烷性肝炎的发生

在氟烷麻醉术后可能引起的两种肝损害中,暴发性氟烷性肝炎与氟烷的氧化代谢和 P450 2E1 酶有联系。氟烷在机体内代谢形成组织多肽抗原(TFA)蛋白结合物,这在氟烷麻醉中普遍存在,但只有一小部分患者产生抗组织多肽抗原(TFA)蛋白的抗体,对于这种氟烷麻醉后个别患者产生免疫反应的敏感因素仍未清楚。因此只能通过调节氟烷氧化代谢的速度和组织多肽抗原(TFA)自身抗原的形成来控制机体的免疫反应。然而实际上在组织多肽抗原(TFA)自身抗原形成过程中个体差异很大,很难控制组织多肽抗原(TFA)自身抗原形成这一环节。在术前让患者口服治疗剂量的双硫仑明显减少了氟烷的氧化代谢,相应地减少了潜在的抗原的形成。因此单次剂量的双硫仑可阻止或减少氟烷氧化代谢中间产物引起免疫反应的敏感性,从而降低氟烷性肝炎及发病率。当然,双硫仑不能阻止已被氟烷致敏的患者的免疫反应,因为对于某些高敏患者来说,少量的组织多肽抗原(TFA)自身抗原就可能激发患者的免疫反应产生的抗体。

肥胖是发展暴发性氟烷性肝炎的危险因素之一,它可以通过 P450 2E1 的作用来解释。O'shea 等观察到了肥胖患者增加 50% 氯唑沙宗的消除率,而氯唑沙宗是完全通过 P450 2E1 代谢的。动物实验发现食物中脂肪/碳水化合物值可以改变肝 P450 2E1 的含量和活性,进一步研究发现高脂食物可以增加 P450 2E1 mRNA 量。说明肥胖患者能够加强 P450 2E1 参加的代谢反应。肥胖患者脂肪肝多见,脂肪浸润的肝脏微粒性中 P450 2E1 含量和 P450 2E1 依赖的药物代谢的水平都高,因此肥胖可以增加氟烷的氧化代谢和组织多肽抗原(TFA)自身抗原的水平,增加氟烷性肝炎的危险性。除了肥胖以外,异烟肼、乙醇等酶诱导剂都能够通过增加 mRNA 的量来诱导 P450 2E1 的生成,这些酶诱导剂可以增强氟烷的氧化代谢而不影响其还原代谢,同样也能增加氟烷性肝炎的危险性。

并不是所有的 P450 2E1 酶抑制剂都能减少氟烷的肝毒性,西咪替丁(cimetidine)能在体内抑制氟烷氧化代谢,并能在体外抑制氟烷氧化代谢,也能减少氟烷在大鼠体内的肝毒

性,但是却不能减少外科患者体内氟烷氧化代谢及 TFA 蛋白。双硫仑在体内有选择地抑制 P450 2E1,与它在体内还原代谢产物二硫二乙氨基甲酸酯对 P450 2E1 的抑制作用有关。血浆浓度在 100 umol/L 以下,二硫二乙氨基甲酸酯对其他 P450 同工酶不会产生抑制活性。Kharasch 的研究用 500 mg 单次剂量的双硫仑口服,其还原代谢产物浓度在选择性抑制 P450 2E1 的范围内。术前口服单次剂量的双硫仑,术后 48～72 h 可能需追加一次剂量防止氟烷的氧化代谢,因为 P450 2E1 可能在这段时间内重新合成。长时间的双硫仑治疗可以引起多种 P450 同工酶的抑制,这是由于双硫仑的最终代谢产物二硫化碳是一种广泛的 P450 抑制剂,长时间给予双硫仑,血浆二硫化碳浓度显著高于二硫二乙氨基甲酸酯浓度,因此抑制多种 P450 酶活性。为了不影响其他 P450 酶对药物的代谢,最好采用单次剂量的双硫仑预防氟烷性肝炎的发生。

P450 2E1 酶抑制剂抑制氟烷氧化代谢的一个可能的后果是促进了氟烷的还原代谢,增加了轻度肝功能紊乱的发生率。但是在 Kharasch 的研究中,两组患者血浆氟化物浓度、尿氟化物排出量和术后 ALT 都非常接近,没有证据表明服用戒酒硫的患者增加了氟烷的还原代谢。另一个可能的不良影响是对其他药物动力学的改变,但是 P450 2E1 酶几乎不代谢有治疗作用的药物。因此,在围手术期间抑制 P450 2E1 酶的活性不会引起严重的不良反应。总之,可以认为使用 P450 2E1 酶抑制剂有预防氟烷性肝炎的作用。

四、P450 2E1 酶对其他吸入麻醉药的影响

为了证实 P450 2E1 对其他氟类吸入麻醉药的影响,Kharasch 提出了 3 条途径:① 麻醉药降解的速度与微粒体 P450 2E1 含量的相关性;② 用已知的只被 P450 2E1 催化的底物和麻醉药两者降解速度之间的相关性;③ P450 2E1 酶抑制性对麻醉药代谢产物的影响。在体外实验中证实除了甲氧氟烷外,其他氟类吸入麻醉药的降解速度与 P450 2E1 含量有很高的相关性,用上文所提的氯唑沙宗作标记底物,其水解速度与除甲氧氟烷外的麻醉药也有很高的相关性,几种麻醉药同时降解,相互发生竞争性抑制。说明甲氧氟烷除了 P450 2E1 外,还有其他的 P450 酶参与其代谢,而其他的氟类吸入麻醉药则都由 P450 2E1 酶催化代谢。体内研究术前服用单剂量双硫仑,术后氟化物和其他代谢产物的血浆浓度和尿排量显著减少,提示双硫仑能抑制这些麻醉药的氧化代谢。由此可见,P450 2E1 酶不仅催化氟烷氧化代谢,而且安氟醚、七氟醚、异氟醚代谢的特异性催化酶,是甲氧氟烷的主要催化酶。同样,各种 P450 2E1 酶诱导剂以及肥胖都能增加这些麻醉药在肝脏的降解。

P450 2E1 酶抑制剂同样能抑制其他氟类吸入麻醉药在肝微粒体内的代谢,只不过除了甲氧氟烷外,其他氟类麻醉药在体内的代谢率很低,最高的安氟醚也只有 2%;少量代谢中间产物与蛋白结合,几乎不会引起机体免疫反应,极少有肝损害的发生。而甲氧氟烷因其

肾毒性的不良反应已被淘汰。所以 P450 2E1 酶抑制剂对于预防其他氟类吸入全身麻醉药的肝损害意义没有氟烷那么大。

（陆智杰　俞卫锋）

参考文献

1　刘俊杰,赵俊. 现代麻醉学. 2 版. 北京：人民卫生出版社,1997. 87－88，94－95，264－267.

2　俞卫锋,刘树孝,王景阳. 氟烷、七氟醚对酶诱导缺氧大鼠脂过氧化反应的影响. 临床麻醉学杂志,1994，10：7.

3　俞卫锋. 麻醉与复苏新论. 上海：第二军医大学出版社,2001. 696－698.

4　Ray DC,Drummond GB. Halothane hepatitis. *Br J Anaesth*, 1991，67：84.

5　Spracklin DK,Thummel KE,Kharasch ED. Human reductive halothane metabolism in vitro is catalyzed by P450 2A6 and 3A4. *Drug Metab Dispos*, 1996，24：976.

6　Spracklin DK,Hankins DC,Fisher JM, et al. Cytochrome P450 2E1 is the principal catalyst of human oxidative halothane metabolism in vitro. *J Pharmacol Exp Ther*, 1997，281：400.

7　Njoku D,laster MJ,Gong DH, et al. Biotransformation of halothane, enflurane, isoflurane, and desflurane to trifluoroacetylated liver proteins：association between protein acylation and hepatic injury. *Anesth Analg*, 1997，84：173.

8　Tomonori T,Watanabe M,Nakura H, et al. Halothane inhalation inhibits the metabolism of chlorzoxazone，a substrate for CYP2E1, in rabbits. *Anesth Analg*, 1997，85：199.

9　Wandel C,Neff S,Keppler G, et al. The relationship between cytochrome P450 2E1 activity and plasma fluoride levels after sevoflurane anesthesia in humans. *Anesth Analg*, 1997，85：924.

10　Eliasson E,Kenna JG. Cytochrome P450 2E1 is a cell surface autoantigen in halothane hepatitis. *Mol Pharmacol*, 1996，50：573.

第 8 章 吸入麻醉药对免疫系统的影响和致畸作用

第一节 吸入麻醉药对免疫系统的影响

免疫系统由免疫组织、器官、免疫细胞和免疫分子等组成。麻醉和手术可减少细胞介导的免疫应答,并可能改变免疫介质的活性。这些改变对大多数麻醉和手术患者可能不会造成明显的影响,但对免疫系统缺乏抵抗力的患者具有重要临床意义。如在艾滋病患者,由于 HIV 病毒破坏机体内的免疫系统;在脏器移植患者需用大量免疫抑制药物,使机体免疫力受到影响,任何影响免疫力的药物都可能导致临床后果。中性粒细胞对细菌的暴发氧化反应是重要的抵御感染的措施。地氟醚、异氟醚和七氟醚对这一反应影响极小,氟烷可显著抑制此反应。

一氧化氮有多重功能。它可引起血管舒张,可能介导感染性休克中血管的过度舒张;而且它可能介导巨噬细胞对抗细菌和肿瘤细胞的细胞毒素反应。地氟醚、异氟醚和氟烷对一氧化氮、一氧化氮合酶以及鼠巨噬细胞—一氧化氮合酶信使 RNA 的生成,有时间依赖性和剂量依赖性的抑制作用。这些影响可能由细胞内钙释放减少引起。

地氟醚降低致热源白细胞介素-2 的发热反应,此作用具有剂量依赖性。在 0.6 MAC 地氟醚麻醉中,有白细胞介素-2 存在时的体温范围较无白细胞介素-2 时要窄。这些效应是否损害麻醉中对细菌感染的应答尚不清楚。

用戊巴比妥麻醉大鼠,控制呼吸 2 h 与自主呼吸相比,肺内致炎细胞因子的基因表达有所增加。控制呼吸时,如果联合吸入 1.5 MAC 安氟醚、氟烷、异氟醚或七氟醚,可进一步增加致炎细胞因子的基因表达。在常用挥发性麻醉药中,七氟醚增加致炎细胞因子基因表达的作用最小。

给予氧化亚氮数天可以导致再生障碍性贫血、白细胞减少症,甚至死亡。长期滥用氧化亚氮可使蛋氨酸合酶失活,蛋氨酸合酶是一种含维生素 B_{12},且与甲硫氨酸等生成相关的酶。它的失活能够影响 DNA 的生成,导致类似恶性贫血相关维生素 B_{12} 缺乏所致的神经综合征。有研究结果显示长期暴露于氧化亚氮(如手术室工作人员)能够导致流产和先天性畸形,但是该结论受到大量质疑,随后的更多研究否定了上述结论。

吸入麻醉药如氟烷可致肝脏毒性,其机制可能是免疫损伤的结果。吸入麻醉药的肝脏毒性可能有两种形式:直接或间接损伤。吸入麻醉药的代谢可能导致反应性中间体使肝蛋白质发生乙酰化。这些"新"蛋白质可能被免疫系统误认为异体蛋白并对其产生抗体反应,抗体攻击改变的肝脏蛋白从而导致损伤。在"氟烷性肝炎"的机制研究中,人们检测出三氟烷酰化蛋白质抗体,为这一机制提供了证据。发生术后免疫性肝炎的可能性取决于麻醉新陈代谢的量,与氟烷比较,安氟醚、异氟醚或地氟醚发生率较低。给鼠吸入 1.25 MAC 地氟醚、安氟醚、氟烷或异氟醚或单纯吸氧(对照),8 h 后检测各种麻醉药形成酰化蛋白质的能力。鼠用异烟肼诱导肝酶预处理,麻醉药暴露后 18 h 免疫化学方法分析肝脏标本。结果显示氟烷暴露后组织酰化作用最大而安氟醚作用最小。异氟醚、地氟醚和单纯吸氧相比反应性没有差异。临床诊断"氟烷性肝炎"患者的血清显示对暴露于氟烷或安氟醚的鼠肝脏蛋白有抗体反应,而对暴露于异氟醚、地氟醚或单纯吸氧的鼠没有反应。

七氟醚的代谢产物似乎没有附加于肝脏蛋白产生免疫系统识别的酰化蛋白质。化合物 A 可能与其不同。根据早期记录化合物 A 可以直接与蛋白质反应。豚鼠暴露于 100 ppm 化合物 A 4 h,每日 3 次,共 42 d。2、14、28 和 40 d 时采每次暴露后血样,没有发现丙氨酸氨基转移酶(ALT)、肌酐或尿素氮改变。然而,每次暴露于化合物 A 后均可观察到对三氟醚酰化的豚鼠白蛋白的体液免疫反应:A 滴定出现在暴露后 14 d,在近 28 d 时达高峰,40 d 时回到正常水平。每次暴露后的滴定水平近似等价,豚鼠多次暴露于氟烷后降为预先测量值的 1/3。研究者推测化合物 A 可能具有在吸入剂暴露过程中生成抗原的能力。这些发现类似于对卤代的吸入麻醉药的观察,那些观察显示与免疫介导的特异性肝炎相关并且显示暴露于化合物 A 可能有同样的危害。

第二节　吸入麻醉药的致畸作用

吸入麻醉药的致畸作用主要考虑两类人群,一是孕妇早期行非产科手术需要麻醉的情况,二是长期暴露于低浓度吸入麻醉药下的手术室工作人员。偶尔一次手术接受吸入麻醉不会有致畸作用。

导致先天性畸形形成的因子为致畸因子,所谓致畸因子是指可产生非偶然的特殊生理缺陷的物质。一般来讲,要诱发某种特殊生理缺陷,在器官发育的临界点,必须有一定量的致畸物质才能够使其发生。人类的器官发育期大约在怀孕后 15～60 d。但中枢神经系统直到出生后才发育成熟,因此中枢神经系统的临界点超出了妊娠阶段。

研究麻醉药或麻醉对妊娠患者影响的途径有 3 种:① 动物研究;② 研究长期置身于微量吸入麻醉剂的手术室工作人员;③ 研究接受手术的妊娠妇女。

　　动物研究的结果能否用于人类存在较大的争议,其主要的考虑为:① 种属间的差异;
② 动物试验研究中麻醉药的剂量往往比临床上所用剂量要大很多;③ 其他因素的干扰(包括高碳酸血症、低温和低氧),高碳酸血症、低温和低氧等为已知的致畸因子。种属间差异最重要,沙立度胺(反应停,thalidamide)对大鼠没有致畸作用,美国 FDA 批准将其应用于临床,结果导致了严重的临床后果。现在已明确沙立度胺对人有致畸作用。

　　由于许多研究尚无肯定的结论,为帮助麻醉医生选择麻醉药,美国 FDA 建立了风险分类系统以帮助医生选择妊娠妇女的药物以权衡风险和益处。多数吸入麻醉药被定为 B 类或 C 类(见表 8 - 1)。

表 8 - 1　美国 FDA 对吸入麻醉药可能致畸的分类

地氟醚	B	异氟醚	C
安氟醚	B	七氟醚	B
氟　烷	C		

A 类:对照研究证实无风险。

　　人群中良好的对照实验证实对胎儿无风险。

B 类:无证据显示对人有风险。

　　动物实验证实有风险但人体试验尚未发现有风险;或动物实验无风险但尚未经过充分的人体实验。

C 类:风险不能排除。

　　人体试验尚未充分开展,动物研究认为有风险或尚未进行。

　　用此药有潜在益处,值得冒险使用。

D 类:有潜在风险的证据。

　　已证实对人体有风险。尽管已知该药有风险,但仍需用该药,如在处理危及生命情况时没有其他药物可选择。

X 类:妊娠期禁用。

　　人体或动物研究证实对胎儿有风险,该风险大大超过用药的任何益处。

　　氧化亚氮对哺乳动物是致畸药物。动物研究显示氧化亚氮可使维生素 B_{12} 失活、耗竭叶酸、抑制谷氨酸合成酶,从而干扰正常的叶酸代谢,最后影响到 DNA 合成。有研究使用甲酰四氢叶酸对吸入氧化亚氮的大鼠进行预处理,该方法可绕过甲硫氨酸合成酶在 DNA 合成中的步骤,但这并不能预防先天性畸形的发生。另外,低浓度的氧化亚氮就可抑制甲硫氨酸合成酶,但这种低浓度的氧化亚氮在动物研究中被认为是安全的。尽管有这些实验依据,并无证据证明氧化亚氮与人类先天性畸形有关。值得指出的是在美国 FDA 制定的药物致畸风险分类表中并无氧化亚氮,因为氧化亚氮作为一种医用气体并不直接归 FDA 管理。

已有一些流行病学调查,研究长期置身于麻醉气体而引起的分娩缺陷和自发流产情况,所有的研究都得到相似的结果。由美国麻醉医师协会发起的最大规模的调查,发出 73 496 份问卷表。调查群体包括:美国麻醉医师协会、美国麻醉护士协会、手术室护士协会、手术室技师协会的全体会员。调查表收集他们置身麻醉气体的程度以及他们的生殖情况。结果发现手术室工作人员自发流产和胎儿出现先天性畸形的风险增加。因此,美国麻醉医师协会建议在所有手术室都应强制清除微量的麻醉气体,这也是当前的国际标准。然而,类似研究结果后来都遭到批评,质疑其存在缺乏对照、调查表的低应答率、回忆偏差以及统计不准确等缺点。

也有很多关于妊娠患者接受手术的回顾性调查,以确定麻醉、手术与先天性畸形、自发流产、胎儿死亡之间是否有联系。所有的研究都得到相似的结果。其中 Mazze 和 Kallen 分析了瑞典的医学出生登记、先天畸形登记、医院出院登记等 3 个健康登记项目 9 年期间(1973~1981 年)的资料。该研究分析 4 种不良事件的出现概率,包括先天性畸形、婴儿娩出时已死亡、婴儿出生存活但于 7 天内死亡、婴儿出生体重低于 1 500 g 和低于 2 500 g。720 000 名受调查妊娠妇女中有 5 405 名在妊娠期间接受手术。多数手术发生在妊娠早期(41.6%),在妊娠中期(34.8%)和妊娠晚期(23.5%)手术发生概率较低。说明在妊娠任何阶段进行手术都不引起先天性畸形,手术也不增加婴儿娩出时已死亡发生率。然而,婴儿出生体重低于 1 500 g 和低于 2 500 g,婴儿出生存活但于 7 d 内死亡的概率在妊娠期间接受手术的妇女中发生率明显增高。这种现象在妊娠的 3 个阶段都存在。这种风险的增高与特异性的麻醉药或麻醉技术无关。多数手术在全身麻醉下进行(54%),而 98% 的全身麻醉使用了氧化亚氮。但结果分析清楚地证明麻醉药不致畸,对胎儿最大的风险是低体重的早产儿。

（熊利泽　丁倩）

参考文献

1　Schneemilch CE，Hachenberg T，Ansorge S，et al. Effects of different anaesthetic agents on immune cell function in vitro. *Eur J Anaesthesiol*，2005，22:616 - 623.

2　Loop T，Dovi-Akue D，Frick M，et al. Volatile anesthetics induce caspase-dependent，mitochondria-mediated apoptosis in human T lymphocytes in vitro. *Anesthesiology*，2005，102:1147 - 1157.

3　Reichle FM，Conzen PF. Halogenated in inhalational anaesthetics. *Best Pract Res Clin Anaesthesiol*，2003，17:29 - 46.

4　Njoku DB，Greenberg RS，Bourdi M，et al. Autoantibodies associated with volatile anesthetic hepatitis found in the sera of a large cohort of pediatric anesthesiologists. *Anesth Analg*，2002，94:249 - 343.

5　Karabiyik L，Sardas S，Polat U，et al. Comparison of genotoxicity of sevoflurane and isoflurane in human lymphocytes studied in vivo using the comet assay. *Mutat Res*，2001，492:99 - 107.

6　Frohlich D, Rothe G, Schwall B, et al. Effects of volatile anaesthetics on human neutrophil oxidative response to the bacterial peptide FMLP. *Br J Anaesth*, 1997, 78:718-723.

7　Tschaikowsky K, Ritter J, Schroppel K, et al. Volatile anesthetics differentially affect immunostimulated expression of inducible nitric oxide synthase:Role of intracellular calcium. *Anesthesiology*, 2000, 92: 1093-1102.

8　Lenhardt R, Negishi C, Sessler DI, et al. The effect of pyrogen administration on sweating and vasoconstriction thresholds during desflurane anesthesia. *Anesthesiology*, 1999, 90:1587-1595.

9　Kotani N, Takahashi S, Sessler DI, et al. Volatile anesthetics augment expression of proinflammatory cytokines in rat alveolar macrophages during mechanical ventilation. *Anesthesiology*, 1999, 91: 187-197.

10　Ahlborg G Jr, Axelsson G, Bodin L. Shift work, nitrous oxide exposure and subfentility among Swedish midwives. *Int J Epidemiol*, 1996, 25:783-790.

11　Rowland AS, Baird DD, Weinberg CR, et al. Reduced fertility among women employed as dental assistants exposed to high levels of nitrous oxide. *N Engl J Med*, 1992, 327:993-997.

12　Zheng XH, Begay C, Lind RC, et al. Humoral immune response to a sevoflurane degradation product in the guinea pig following inhalation exposure. *Drug Chem Toxicol*, 2001, 24:339-346.

第9章 吸入麻醉药对呼吸系统的影响

第一节 吸入麻醉药对通气的影响

所有吸入麻醉药均可引起剂量依赖性的通气抑制。一些常用的通气测量方法,如分钟通气量、潮气量和呼吸频率,有时并不能显示这种抑制,甚至会使人们有相反的印象,如吸入麻醉可能增加呼吸频率。但从通气目的出发,即保证足够的氧供并排除二氧化碳,则吸入麻醉药对通气呈现明显的抑制,表现为低脉搏血氧饱和度和(或)二氧化碳分压增加;当吸入麻醉药达一定浓度时可引起呼吸暂停并伴二氧化碳严重蓄积。

一、吸入麻醉药对潮气量、呼吸频率和 $PaCO_2$ 增加引起的通气反应的影响

所有吸入麻醉药均可降低潮气量和分钟通气量,但可增加呼吸频率而部分补偿分钟通气量的降低。除异氟醚外,其他吸入麻醉药均可引起与麻醉药剂量相关的呼吸频率增快,尤其在合用 N_2O 麻醉时更加明显,异氟醚并不进行性增加呼吸频率。吸入麻醉药对通气的抑制,常表现为 $PaCO_2$ 增高,且与所吸入的麻醉药浓度呈正比。七氟醚和氟烷对婴儿和幼儿的抑制程度相似,在成人也有类似表现;但用 60% N_2O 替代相同MAC的吸入麻醉药时可使 $PaCO_2$ 升高的幅度降低,在深度麻醉时更是如此。

地氟醚和七氟醚主要通过降低潮气量引起剂量依赖性的呼吸抑制。与异氟醚不同的是,地氟醚和七氟醚增加呼吸频率的作用呈剂量依赖性。地氟醚低于 1.6 MAC 时不会显著降低分钟通气量,高浓度地氟醚降低呼吸频率的程度弱于氟烷。

$PaCO_2$ 改变是由潮气量降低所致。潮气量降低导致无效腔作用增强。虽然呼吸频率增加可减轻因潮气量降低所致的分钟通气量下降,但是无效腔通气量占总通气量的比例仍会增加,最终肺泡分钟通气量降低引起 $PaCO_2$ 的剂量依赖性增加。

麻醉中呼吸抑制一定程度是由于对呼吸中枢的抑制所致。如犬实验中七氟醚不改变单个电刺激(脉冲)膈神经时膈肌的反应,但七氟醚可抑制冲动传播至膈肌,氟烷和七氟醚还可加重鼠膈肌对反复刺激的疲劳。这些作用可能适用于所有吸入麻醉药。

吸入麻醉药麻醉期间的通气抑制将在麻醉后的一段时间内持续,因此当控制通气使二氧化碳正常时呼吸恢复仍可能需要数分钟,而通气抑制较重的麻醉药可能需要较长时间。这一效应受药效学和药代动力学影响,如氟烷麻醉后较七氟醚或异氟醚抑制持续时间长,异氟醚或丙泊酚麻醉后较地氟醚更易发生暂时性低氧血症。

二、吸入麻醉药对低氧血症通气反应的抑制效应

低氧血症的通气反应主要由外周化学感受器,即颈动脉体调控。反应分两部分:急性反应为最初 5~10 min,继而转为后续的持续反应。急性反应可能反映了外周化学感受器感受的刺激,而持续反应可能反映这一刺激和大脑缺氧所致的中枢化学感受器抑制之间的平衡。

研究提示氟烷、异氟醚和七氟醚在 0.1 MAC 时即可抑制低氧血症的通气反应;而 0.1 MAC 地氟醚虽然不影响二氧化碳正常时的这些反应,但在高碳酸血症时其可抑制 30%反应,提示低浓度时地氟醚较氟烷、异氟醚等其他吸入麻醉药对正常二氧化碳低氧的通气影响小。1.0 MAC 异氟醚降低低氧的急性和持续性反应达 50%。1.0 MAC 七氟醚既影响急性也影响持续性低氧的通气反应,阿芬太尼可增强这一抑制作用;在麻醉剂量范围以下增加七氟醚浓度(至 0.4%)产生对低氧反应的剂量依赖性抑制,对 0.1~0.2 MAC 七氟醚即使增加疼痛刺激并不能改变对低氧反应的抑制。总之,多数研究认为吸入麻醉药可剂量依赖性减弱人和实验动物对低氧血症的通气反应。因此,术后吸入麻醉药的残留仍可通过抑制低氧血症的通气反应而引起通气不足,对此应引起足够重视。

第二节　吸入麻醉药对支气管的影响

一、吸入麻醉药对动物收缩支气管的扩张效应

动物的体外研究证明,吸入麻醉药可有效地松弛收缩的支气管。当给予乙酰甲胆碱刺激犬支气管收缩时,异氟醚和七氟醚均可降低气道阻力,但是只有异氟醚可降低收缩导致的通气不均一性。氟烷、异氟醚、安氟醚和七氟醚可对抗碳酰胆碱所致的支气管平滑肌紧张性增加;其中氟烷效果最强而七氟醚效果最弱。在犬实验中,安氟醚、氟烷和异氟醚也可抑制给予抗原所致的气道阻力增加。

总之,地氟醚和七氟醚的松弛效果与氟烷相当或更强。远端气道平滑肌对吸入麻醉药更加敏感,地氟醚对近端和远端气道平滑肌的舒张作用均稍强于氟烷。环氧合酶和一氧化氮可能介导了地氟醚或七氟醚等吸入麻醉药产生的支气管舒张作用。

二、吸入麻醉药对人支气管收缩的影响

吸入麻醉药对正常人气道阻力影响极小。Goff 等发现 20 名正常患者使用 7％地氟醚麻醉 10 min 后没有发生支气管扩张(气道阻力增加 5％,但无显著性差异),但是给予七氟醚的 20 名正常患者出现明显扩张(气道阻力降低 15％);对有吸烟史的患者,地氟醚可轻微增加支气管平滑肌紧张性,而七氟醚则无此作用。

正常和有哮喘史(手术时未发作)的儿童,用七氟醚进行麻醉诱导,观察比较气管插管前后肺顺应性和气道阻力的变化,发现哮喘儿童气道阻力增加 17％而正常儿童下降 4％,虽然这些差异有统计学意义,但是临床意义不大。而且将七氟醚的浓度从 1.2 MAC 增加至 1.7 MAC 并没有改变气道阻力和肺顺应性。

在地氟醚的早期临床试验中,76 名有哮喘史的患者接受地氟醚麻醉,但没有患者在麻醉中发生哮鸣。其余 1 767 名患者,10 名(0.57％)在麻醉过程中发生了哮鸣。

气管插管可刺激正常和哮喘患者支气管收缩反应。硫喷妥钠对正常患者反应没有明显减弱作用,然而 1.1 MAC 的氟烷、异氟醚和七氟醚则可明显减弱气道反应,尤其七氟醚对气道阻力的减弱作用较氟烷或异氟醚更加显著。

第三节　吸入麻醉药的气管刺激性

吸入亚麻醉浓度麻醉药均无明显的刺激性。如地氟醚的潜在气管刺激浓度大于 6％,浓度低于 6％时不引起气管刺激。给予 10 名年轻、健康的不吸烟志愿者 1.8％～5.4％的地氟醚 30 min,发现所有受试者耐受良好而且没有憋气、咳嗽、唾液分泌过多、喉痉挛或支气管痉挛等;但浓度超过 1.6％～2.4％时所有受试者因下颌和舌松弛导致气管阻塞,出现呼吸抑制,即分钟通气量下降而呼气末二氧化碳分压升高,因而均需要气管支持。患者呼气末地氟醚浓度为 4.0％～4.9％时,持续 10.9±1.9 min 后即可耐受插入口咽通气导管。

浓度超过 1 MAC 时可发生气管刺激。地氟醚的气管刺激最明显,异氟醚较小,而氟烷、N_2O 或七氟醚较小或没有。给予 2 MAC 地氟醚(12％)时,74％患者咳嗽,给予 2 MAC 异氟醚时 41％患者咳嗽,而给予 2 MAC 七氟醚时仅有 4％患者咳嗽。气管刺激可能是由于黏液纤毛活性增加所致。地氟醚对纤毛活性增强较异氟醚或氟烷强。

与地氟醚和异氟醚相比,氟烷和七氟醚刺激性较少,特别是在麻醉诱导时。七氟醚用于麻醉诱导时可渐进或快速增加吸入浓度。如果使用高浓度吸入麻醉药(例如 5％异氟醚或 8％七氟醚),包括那些具有气管刺激性的,可能达到"单次呼吸"诱导麻醉,此时所有麻醉药诱导速度大致相同,但是呼吸道反应(特别是咳嗽、憋气和喉痉挛)的发生率变化较大;其中七氟醚麻醉时这些反应最小,而刺激性较大的吸入麻醉药则可能反应较明显。

对于较小的儿童,气管刺激反应可导致动脉氧合血红蛋白去饱和作用,即脉搏动脉血氧饱和度下降,但随着年龄增加影响下降。Taylor 和 Lerman 研究发现,当地氟醚诱导浓度迅速增加(如 7%)时,多数五岁以下儿童出现脉搏血氧饱和度下降($SpO_2 < 90\%$),然而五岁以上儿童则没有出现类似现象。但无论年龄大小,没有儿童发生支气管痉挛。

成人给予地氟醚诱导麻醉时,虽然憋气、咳嗽和喉痉挛的发生率较高,但是与给予异氟醚的患者相比较,这些气管刺激现象没有伴随高发的严重血氧饱和度下降。然而,这些试验中绝大多数麻醉药浓度增加缓慢。如果浓度迅速增加(例如,每 3~6 次呼吸增加 3%),在成年人中可发现高发喉痉挛,憋气、咳嗽和血氧饱和度下降,即使雾化利多卡因亦不能减少气管刺激;但 Garrey 等发现充分气管表面麻醉可使地氟醚快速诱导麻醉过程平稳。

有吸烟史的患者吸入麻醉诱导时容易出现咳嗽,但报道不一。Ter Riet 等研究发现地氟醚、异氟醚或七氟醚没有此现象,而 Wilkes 等发现吸烟者地氟醚麻醉时咳嗽和喉痉挛发病率的确较高。

在成人,麻醉前静脉给予阿片类药物,如芬太尼 1.5 $\mu g/kg$,并缓慢增加地氟醚浓度则可降低咳嗽的发生率;尤其加用丙泊酚诱导时基本上无咳嗽发生。但 Zwass 等对 200 名儿童的观察,发现麻醉前给予阿片类药物不能降低地氟醚的刺激性。值得注意的是阿片类药物如芬太尼静脉注射本身可诱发咳嗽。当地氟醚浓度超过 6%~7%,不管是成人或儿童,通常无气管刺激症状。湿化吸入气体亦可明显降低咳嗽和喉痉挛的发生率,这是使用低流量系统的又一裨益。

在麻醉恢复过程中七氟醚和异氟醚的刺激性因浓度低而不明显。在地氟醚和异氟醚深麻醉(1.5 MAC)时行气管拔管,常常不伴有咳嗽发生率增加,因此高浓度吸入麻醉药可抑制咳嗽的发生。地氟醚麻醉恢复期可发生咳嗽,特别是气管拔管时,这种咳嗽可能与过快唤醒和早期气管异物感有关。

第四节 吸入麻醉药对缺氧性肺血管收缩的影响

吸入麻醉药可以影响肺血流分布,因此影响气体交换。缺氧性肺血管收缩(HPV)是一种使肺血流转离低氧区域,藉此优化气体交换的自身平衡机制。例如,一个肺段肺不张可导致该段肺循环收缩,从而减少分流,即缺氧性肺血管收缩。体外研究表明,吸入麻醉药呈剂量依赖性抑制缺氧性肺血管收缩。对兔肺抑制作用的 ED_{50} 为 14.5% 地氟醚,MAC 值(1.6)高于氟烷的 ED_{50}(1.7%;MAC 1.2)。也就是说,地氟醚降低缺氧性肺血管收缩的能力较低。在 1.5 MAC 地氟醚或七氟醚时实验犬仍保持缺氧性肺血管收缩,单肺通气猪呼气末地氟醚浓度为 5%、10% 或 15% 时动脉氧分压(PaO_2)没有减少。Kerbaul 等发现 1 MAC 七氟醚对小猪缺氧性肺血管收缩无影响,且 Schwarzkopf 等也有类似发现,地氟醚或异氟醚浓度为 0.5、1.0 或 1.5 MAC 麻醉时对单肺通气猪的血氧饱和度无明显影响。

但是我们更应该关注在人类缺氧性肺血管收缩的情况。间接证据显示临床使用的吸入麻醉药浓度并没有抑制缺氧性肺血管收缩,而氧合血红蛋白饱和剂量因此维持在安全水平。Pagel 等在两组 30 名患者中比较了单肺通气对循环和氧合作用的影响,并比较异氟醚和地氟醚麻醉的不同,结果并没有发现有显著的差别。单肺通气过程中,在两种麻醉药作用下氧合作用相同。Wang 等在对食管切除术患者给予单肺通气连续使用地氟醚和异氟醚或异氟醚和七氟醚麻醉的研究中得出了同样的结论。Abe 等也发现异氟醚和七氟醚麻醉的患者单肺通气期间动脉氧分压无差异。Abe 等发现与丙泊酚麻醉比较,异氟醚和七氟醚降低动脉氧分压并提高分流比例,但两种麻醉方式下麻醉深度缺少可比性。

第五节　吸入麻醉药的肺损伤

大量动物研究对吸入麻醉药是否可导致肺损伤进行了研究。SD 大鼠给予 1.6 MAC 地氟醚或异氟醚,或单独吸氧(对照),每周 3 次,每次 2 h,持续 2 周,最后一次暴露后 24 h 处死。结果除肺不张(对照和试验大鼠均有)外,并没有发现明显肺损伤。如果 1 MAC 暴露 0.5 h、1.5 h 或 3.0 h,每周 3 次,暴露延长至 8 周(最大剂量 72 MAC-累计小时),也没有产生肺损伤。类似处理 10 只犬 8 周(2.5 h 暴露:即,1.2 MAC 2.5 h;1.6 MAC 1.9 h;仅暴露于氧、地氟醚或异氟醚),病理检查均无肺损伤证据。

以 9% 地氟醚麻醉的兔于膈上阻闭主动脉显示,阻闭后(再灌注)与假手术或氟哌啶醇-芬太尼麻醉组动物相比,肺毛细血管膜渗透性增加。渗透性增加可能由于黄嘌呤氧化酶通过灭活黄嘌呤氧化酶影响肺毛细血管膜所致。

鼠经戊巴比妥麻醉后随机分为自主呼吸或控制呼吸 2 h 组,期间吸入 20% 氧和平衡氮,其余鼠肺机械通气并吸入 1.5 MAC 安氟醚、氟烷、异氟醚或七氟醚。结果机械通气和吸入麻醉药的负荷可增加肺致炎细胞因子基因表达。由此该研究认为机械通气下吸入挥发性麻醉药 2 h 可诱导转录水平上的炎症反应,且七氟醚产生的改变最小。另外,有报道指出七氟醚可能引起肺水肿,但类似报道缺乏,二者存在联系的可能性不大。

第六节　吸入麻醉与喉罩的使用

尽管使用喉罩(LMA)存在一些缺点,如增加对误吸的顾虑和气道控制性降低,但喉罩麻醉有其独特的优点,包括气道阻力降低和气道刺激小,因此对降低刺激反应的要求低,因而越来越多的麻醉医师采用喉罩麻醉。地氟醚或异氟醚麻醉时,置入喉罩较气管插管引起的神经循环系统的刺激小。尽管一些吸入麻醉药高浓度时,存在有潜在刺激性导致难以处理的呼吸道反应的顾虑,喉罩在成人吸入麻醉(包括地氟醚)中仍被广泛使用。Ashworth 和 Smith 将 1.4%～6%地氟醚和 0.25%～1%异氟醚或丙泊酚 50～200 $\mu g/(kg \cdot min)$麻醉进行比较,每组加入 67% N_2O(每组 30 名患者),给予 1 $\mu g/kg$ 芬太尼后以丙泊酚诱导麻醉。结果呼吸系统并发症罕见,仅 6 例患者咳嗽(3 例用异氟醚,1 例用丙泊酚,2 例用地氟醚),没有麻醉药导致明显的呼吸抑制;呼吸系统并发症(如咳嗽)在给予 50～200 $\mu g/(kg \cdot min)$丙泊酚、1%～2%七氟醚或 0.25%～1%异氟醚的患者发生并不频繁。

在一项研究中给予 12 名婴儿(11 个月)和 12 名儿童(45 个月)高浓度地氟醚、氟烷诱导麻醉随后排除氟烷＞20 min,通过喉罩给予 50% N_2O 加入地氟醚。地氟醚浓度为 0.5、1.0 和 1.5 MAC(根据年龄调整 MAC)通气抑制递增,每组 12 名儿童中有 1 名发生呼吸暂停,除通气抑制没有记录到有害的呼吸道反应。喉罩还被用于辅助地氟醚麻醉下婴儿纤维支气管镜检查。另有研究显示七氟醚麻醉唤醒的青少年患者去除喉罩刺激反应性较异氟醚麻醉时小,但如果麻醉持续到拔出喉罩则没有上述差异。

(熊利泽　丁倩)

参考文献

1　Praetel C, Banner MJ, Monk T, et al. Isoflurane inhalation enhances increased physiologic deadspace volume associated with positive pressure ventilation and compromises arterial oxygenation. *Anesth Analg*, 2004, 99:1107-1113.

2　Volta CA, Alvisi V, Petrini S, et al. The effect of volatile anesthetics on respiratory system resistance in patients with chronic obstructive pulmonary disease. *Anesth Analg*, 2005, 100:348-353.

3　Dikmen Y, Eminoglu E, Salihoglu Z, et al. Pulmonary mechanics during isoflurane, sevoflurane and desflurane anaesthesia. *Anaesthesia*, 2003, 58:745-748.

4　Ruiz P, Chartrand D. The effect of isoflurane 0.6% on respiratory mechanics in anesthetized-paralyzed humans is not increased at concentrations of 0.9% and 1.2%. *Can J Anaesth*, 2003, 50:67-70.

5　Loeckinger A, Keller C, Lindner KH, et al. Pulmonary gas exchange in coronary artery surgery patients during sevoflurane and isoflurane anesthesia. *Anesth Analg*, 2002, 94:1107-1112.

6　Pandit JJ, Manning-Fox J, Dorrington KL, et al. Effects of subanaesthetic sevoflurane on ventilation. 2:Response to acute and sustained hypoxia in humans. *Br J Anaesth*, 1999, 83:210-216.

7　Dahan A, Nieuwenhuijs D, Olofsen E, et al. Response surface modeling of alfentanil-sevoflurane interaction on cardiorespiratory control and bispectral index. *Anesthesiology*, 2001, 94:982-991.

8　Chen X, Yamakage M, Tsujiguchi N, et al. Interaction between volatile anesthetics and hypoxia in porcine tracheal smooth muscle. *Anesth Analg*, 2000, 91:996-1002.

9　Habre W, Petak F, Sly PD, et al. Protective effects of volatile agents against methacholine-induced bronchoconstriction in rats. *Anesthesiology*, 2001, 94:348-353.

10　Chen X, Yamakage M, Namiki A. Inhibitory effects of volatile anesthetics on K^+ and Cl^- channel currents in porcine tracheal and bronchial smooth muscle. *Anesthesiology*，2002，96：458－466.

11　Wilkes AR，Hall JE，Wright E，et al. The effect of humidification and smoking habit on the incidence of adverse airway events during deepening of anaesthesia with desflurane. *Anaesthesia*，2000，55：685－689.

12　Pappas A，Sukhani R，Lurie J，et al. Severity of airway hyperreactivity associated with laryngeal mask airway removal：correlation with volatile anesthetic choice and depth of anesthesia. *J Clin Anesth*，2001，13：498－503.

13　Juvin P，Vadam C，Malek L，et al. Postoperative recovery after desflurane，propofol，or isoflurane anesthesia among morbidly obese patients：a prospective，randomized study. *Anesth Analg*，2000，91：714－719.

第10章 吸入麻醉药对循环系统的影响

常用的吸入麻醉药对循环系统都有不同程度的影响,在麻醉诱导和维持过程中吸入麻醉药的心血管效应,随着麻醉加深而加强,尤其是对血压和心率的影响。在临床常用剂量和无手术刺激时,所有醚类吸入全身麻醉药(地氟醚、异氟醚和七氟醚)降低血压(主要依靠在维持心排血量的同时降低血管阻力)但并不改变或减慢心率,深麻醉和麻醉时间延长可使心率加快。本章主要介绍近年来吸入麻醉药在不同吸入浓度下对循环系统的影响及对心肌电生理和重要器官灌流量的影响。

第一节 亚麻醉浓度的吸入麻醉药对循环系统的影响

一、亚麻醉浓度下对循环系统的影响

低浓度与高浓度麻醉药的心血管作用有明显差异,地氟醚对循环系统的影响最轻。地氟醚的稳态浓度上调至最大应用量(呼气末地氟醚浓度为6%)时不改变心率和血氧饱和度,但此范围内高浓度的地氟醚可降低苏醒时的血压。地氟醚不能预防突然刺激或尺神经最大强直性电刺激时引起的心率增加。0.5 MAC的安氟醚和七氟醚麻醉下,血压、心率和心排血量在最初的轻微增加之后都能维持在对照组水平,且血浆肾上腺素浓度降低。地氟醚麻醉时血浆去甲肾上腺素水平也降低,但七氟醚未见此现象。在大约0.4和0.8 MAC亚麻醉浓度下,地氟醚与七氟醚进一步降低平均动脉血压。在亚麻醉浓度下的地氟醚减慢心率而七氟醚对心率没有影响。

二、复合氧化亚氮麻醉时对循环系统的影响

地氟醚、异氟醚和七氟醚与氧化亚氮联合麻醉时,产生的心血管效应相似。地氟醚-氧化亚氮麻醉下,血压、外周血管阻力、心脏指数和左心室搏功呈剂量相关性降低,但心率、肺动脉压和中心静脉压提高,这与异氟醚、氟烷或地氟醚单独麻醉时相似。与地氟醚相比,在

同等 MAC 水平下,联合氧化亚氮麻醉时,心率和心排血量较低且全身动脉血压、中心静脉压、左室搏功指数、外周血管阻力较高。在相同浓度吸入麻醉剂麻醉下,联合氧化亚氮比单独使用时对心肌抑制作用更轻。

三、自主呼吸对循环系统的影响

地氟醚、氟烷、异氟醚和七氟醚在自主通气下对心血管的影响与控制通气下不同。因为自主呼吸降低了胸内压,通常与动脉二氧化碳分压增加有关。自主呼吸时,心脏指数和左心室射血分数轻度增加,但中心静脉压和外周血管阻力降低。地氟醚(无氧化亚氮)麻醉下,PvO_2 和混合静脉血氧合血红蛋白饱和度在自主呼吸期间更高。地氟醚-氧化亚氮麻醉时,自主呼吸期间平均动脉压更高。一般情况下,自主呼吸的影响与静脉回流(由于胸内压的降低)和交感神经活性的增加有关(其次可能与 $PaCO_2$ 的增加有关)。氧化亚氮也可能起到重要作用,可引起交感神经活性增加。

四、抑制切皮时循环反应的麻醉气体分压

成年患者中,地氟醚-60%氧化亚氮和异氟醚-60%氧化亚氮抑制切皮时自主循环反应的麻醉气体分压(MAC-BAR)为 1.3 MAC。1.5～3.0 $\mu g/kg$ 芬太尼使 MAC-BAR 约降低到 0.4 MAC,可能为镇痛药的协同作用。成人七氟醚的 MAC-BAR 是 2.2 MAC,比地氟醚和异氟醚 MAC-BAR 更高。与地氟醚和异氟醚一样,同时给予小剂量芬太尼(3 $\mu g/kg$),七氟醚 MAC-BAR 明显降低。不使用芬太尼,七氟醚-67%氧化亚氮在儿童麻醉中的 MAC-BAR 为 1.45 MAC,但联合使用 2 $\mu g/kg$ 和 4 $\mu g/kg$ 的芬太尼,MAC-BAR 分别降低到 0.63 MAC 和 0.38 MAC。

切皮时心率和血压可能增加,但有时增加的程度超过了对麻醉的需求。有研究者采取每 3 min 增加 30%的吸入麻醉药,研究心率和血压的增加在多长时间内能被控制。结果发现地氟醚在 2 min 之内控制血流动力学,而异氟醚需要 6 min。

地氟醚和异氟醚浅麻醉下(如 0.5 MAC),不能预防气管插管时神经与循环系统的反应。然而,氟烷与异氟醚深度麻醉能防止和减弱这种不良反应,而七氟醚不能产生此作用。与气管插管相比较,使用喉罩通气产生更小的刺激和反应。

地氟醚减轻了大鼠的自主神经反射。0.5 MAC 或更大浓度的地氟醚分别降低了胫神经和坐骨神经刺激的减压反射和加压反射。七氟醚从 1 MAC 增加到 2 MAC 时,降低和抑制了大鼠后爪机械刺激时血压、心率和交感神经活性的增加。刺激猫的后肢皮肤神经可引起心脏交感神经活性,2%～4%七氟醚可剂量相关性地降低其活性。1 MAC 和 2 MAC 地氟醚和异氟醚麻醉剂量依赖性降低了犬星状神经节 T_3 分支刺激引起的复合动作电位。地氟醚不同于异氟醚之处在于,在作用产生和消失时反应更迅速。

在地氟醚麻醉的志愿者中,尺神经受到刺激会产生暂时的循环改变。0.8 MAC 和 1.2 MAC地氟醚麻醉时,心排血量、平均动脉压和心率增加,停止刺激后 4~6 min 恢复至对照水平。1.7 MAC 地氟醚-氧化亚氮麻醉下,心率和全身动脉血压反应降低,但心排血量轻度增加。

手术操作过程中,增加吸入麻醉药浓度,降低了对有害刺激的自主反应(自主反应定义为对刺激引起的心率和血压的反应),导致了交感神经紧张性增加,即血浆儿茶酚胺的浓度增加。

五、亚麻醉浓度下的体温调节和血管舒张

手指或脚趾温度变化可反映中枢对体温的调节。在麻醉时,吸入麻醉药使温度调节的阈值降低。地氟醚麻醉期间,皮肤(脚趾)温度显著增高。随吸入地氟醚浓度的增加,血管收缩到寒战的温度范围进一步增宽。同其他吸入麻醉药一样,地氟醚对血管的舒张作用增加了末梢静脉血回流的氧压,血管收缩和静脉氧合增加都可能防止手术期间静脉血栓形成。血管舒张可促进热量转移到体内,但血管舒张可导致体温降低,并且地氟醚麻醉或异氟醚引起的体温降低可增加手术后寒战的发生率。

第二节 超过1 MAC 浓度的吸入麻醉药对循环系统的影响

一、超过 1 MAC 浓度的麻醉剂对循环系统的影响

地氟醚、异氟醚、七氟醚和氟烷呈直线剂量-相关方式降低平均动脉血压(MAP)和心排血指数。地氟醚、异氟醚和七氟醚对 MAP 的降低主要是由于降低了外周血管阻力而不是改变心排血量。同样,在低温心肺转流术期间,1.0 或 1.5 MAC 地氟醚、异氟醚和七氟醚也降低血管阻力,氟烷与它们不同。氟烷是通过降低心排血量而不是改变外周阻力来降低外周动脉血压的。同样,地氟醚在所有麻醉浓度下,心搏指数降低,心率增加,并且心排血量维持在接近苏醒状态时。七氟醚麻醉下,心率也增加,但心率增加与地氟醚比较,则需要更大倍数的 MAC 浓度。志愿者使用 1.25 MAC 地氟醚维持长时间麻醉(8 h)对血压和心率的影响,与 1.25 MAC 的七氟醚产生的影响无显著差别。如果地氟醚能明显增加心率,这很可能是由于迷走神经活性明显降低所致。在犬的实验中,吸入麻醉剂对迷走神经抑制的强度为:地氟醚≥七氟醚>异氟醚>氟烷。

地氟醚、异氟醚和氟烷可增加中心静脉压。地氟醚对肺动脉收缩压或舒张压、左心室舒张末期的横切面面积、肌血流和氧运输无明显影响。混合静脉血氧饱和度和混合静脉血氧分压在麻醉开始时轻微上调,但并不随着地氟醚浓度的变化而改变。氧耗及氧输送与氧

耗之比无变化。剩余碱在地氟醚麻醉开始时降低大约 1 mol/L,但并不随着麻醉药浓度的变化而变化。

地氟醚轻度增加射血分数和左心室周边心肌缩短速度。这些变量不随地氟醚浓度的变化而变化。增加地氟醚浓度尽管增加了前负荷量(由于中心静脉压升高所致);降低了后负荷(尤其是外周血压),但不增加收缩期室压,因而并不增加射血分数、左心室周边心肌缩短速度或心排血量。

除了增加心肌血流量外,异氟醚引起的其他变化与地氟醚相似。但两种麻醉药都降低了心肌血流的阻力。异氟醚也轻度增加了心排血量,而地氟醚未见此变化。氟烷、异氟醚和七氟醚都有心肌抑制作用。其中,氟烷对正常和损伤心肌都表现出最强的抑制效果。没有一种麻醉药能改变正常心肌的(force - freguency)正相关性。

在麻醉维持期间,麻醉药改变了某些循环变量如增加心率、心排血量、全身氧耗量、中心静脉血氧合血红蛋白饱和度、混合静脉血氧分压(PvO_2)和氧运输量,而降低系统血管阻力和剩余碱。在地氟醚和七氟醚麻醉期间,随着时间延长瞳孔逐渐增大,这种现象与交感神经活性增强是一致的,但血浆中儿茶酚胺和血压无变化。

由于对气管的刺激性较小,氟烷和七氟醚常用于麻醉诱导,尤其适用于儿童。在儿童麻醉中,氟烷诱导减低了心肌收缩力,但七氟醚不产生此作用。七氟醚可降低外周血管阻力,但氟烷不能。成人麻醉,采用 1 MAC 氟烷或七氟醚麻醉维持(都联合使用 67％氧化亚氮)降低心肌收缩力,2 MAC 七氟醚更大程度地降低心肌收缩力。氟烷和七氟醚对外周血管阻力都没有影响。通常也不会引起循环系统的反应,其心率增加和血压上升可反映循环系统的刺激。在麻醉期间,无论是否使用氧化亚氮,快速增加异氟醚或七氟醚的吸入浓度(从 0.5 MAC 到 2.9 MAC)可能提高血浆肾上腺素浓度轻度增加。七氟醚浓度并不会引起血浆儿茶酚胺浓度的增加。

患者和志愿者中,地氟醚、异氟醚或安氟醚的麻醉吸入诱导可能一过性地提高心率和血压。地氟醚增加心率和升高血压的作用大于异氟醚,而异氟醚大于安氟醚。血压和心率最大程度的增加与年龄呈负相关,年龄的增加降低了心率的变化且增加了血压的变化。地氟醚麻醉下动脉血压的增加大于异氟醚麻醉下动脉血压的增加。

心率和血压增加的部分原因是源于地氟醚的药理学特性,异氟醚较少增加心率和血压。Ebert 等证实,地氟醚增加心率和血压而七氟醚没有增加心率和血压。低于 6％浓度的地氟醚不增加心率和血压。然而,如果地氟醚的肺泡浓度快速上升超过 6％,心率和血压出现一过性增加则小剂量的芬太尼或阿芬太尼可明显减轻心率和血压的增加。

先使用阿芬太尼、芬太尼、舒芬太尼、可乐定或 β-肾上腺素阻滞剂能减少交感神经和/或循环系统的反应。艾司洛尔降低了心率的增加但对血压的增高无影响。芬太尼也减弱了地氟醚麻醉产生的循环系统的反应。其他镇静药如丙泊酚和氧化亚氮,抑制了这些不良反应或对此无影响。有研究报道,丙泊酚削弱了此不良反应而依托咪酯没有此作用。依托咪酯表现为阻断心率的反应而并不影响动脉血压的反应。快速增加地氟醚吸入浓度时,吸烟患者产生更大的循环系统的反应。静脉利多卡因麻醉(1.5 mg/kg)减弱心率的反应但对血压或儿茶酚胺的改变无影响。

高浓度的七氟醚可用于小儿快速麻醉诱导。其对心血管的影响通常很轻,但偶尔会产生严重的心动过缓。心动过缓可以用阿托品来拮抗,或者用异氟醚替代。癫痫外科手术中使用七氟醚也会造成严重的心动过缓(低于 40 次/分)。停止外科操作并且给阿托品可改善心动过缓。

二、对患者循环系统的影响

患者对吸入麻醉药的反应和志愿者相同,但患者的反应可能受到具体疾病、外科手术和其他药物作用的影响。麻醉降低了心肌收缩力和动脉血压,虽然降低的效果存在一定差异,但这种差别较小。七氟醚比安氟醚或氟烷的镇静作用更轻,而与地氟醚或异氟醚相似,Torri 和 Casati 发现,除老年患者外七氟醚比异氟醚有更好的心血管稳定作用。Xie 和 Jiang 发现外科手术期间,地氟醚比七氟醚对心血管系统的抑制更轻,心率、血压的波动更小。对不受任何刺激的志愿者,1.25 MAC 地氟醚与 1.25 MAC 七氟醚对心率和血压无影响。

三、冠状动脉疾病患者使用吸入麻醉药的安全性

吸入麻醉药对心脏有极大的影响,但使用这些麻醉药并不增加心血管疾病的发病率和(或)死亡率,而实际上可能对心肌缺血和心肌梗死的心脏起保护作用。

在冠状动脉旁路移植手术的患者中,10%地氟醚快速诱导影响了平均动脉压、心率、肺动脉压并增加心肌缺血的发生率,但用地氟醚麻醉和舒芬太尼致有害的心脏损伤如心肌梗死的发生率没有差别。结果显示,有冠状动脉疾病的患者,在麻醉诱导期使用阿片类药或减轻影响心率和血压的其他药物,心肌缺血的发病率显著下降。

其他研究证实,有冠状动脉疾病患者的各种麻醉风险没有差别。对麻醉存在风险性的患者使用地氟醚或异氟醚对缺血和(或)预后的影响没有差别,使用地氟醚或芬太尼也没有差别。同样,对有心脏疾病的 214 名患者行非心脏手术,随机安排异氟醚或七氟醚麻醉。围手术期心脏并发症的发病率在两者间没有区别。另外,272 例选择性冠状动脉旁路患者接受异氟醚/芬太尼或七氟醚/芬太尼麻醉,预后也没有差别。

四、心肌缺血、心肌梗死的保护

地氟醚和异氟醚促进犬心肌缺血期左心室舒张功能恢复。异氟醚和七氟醚都促进心

肌缺血后再灌注心肌收缩力功能的恢复。缺血前和再灌注期间采用地氟醚麻醉明显降低了心肌梗死面积。安氟醚、异氟醚和七氟醚对梗死面积无影响。但另一研究显示，1 MAC（或以上）七氟醚有保护作用，但 0.75 MAC 无保护作用。

再灌注前 30 min 给予地氟醚、安氟醚、氟烷、异氟醚或七氟醚，可减轻受损心肌。所有麻醉药都促进功能性恢复且地氟醚恢复得更快。功能恢复可能通过激活肌纤维膜和（或）线粒体 ATP 酶钾通道来实现。安氟醚和异氟醚在缺血期前后心肌 ATP 水平或肝糖增加，而氟烷或七氟醚无此作用。

氟烷、异氟醚和七氟醚对荷兰猪心脏再灌注损伤的保护作用可能由于降低了灌注后多形核中性粒细胞的黏附性。0.5 MAC 七氟醚、1 MAC 氟烷和 2 MAC 异氟醚增加了血小板黏附分子 P-选择素的表达，但地氟醚和氧化亚氮没有。0.5 MAC 地氟醚、1 MAC 氟烷、2 MAC 异氟醚和七氟醚导致了血小板因子重新再分配，而氧化亚氮没有。异氟醚和七氟醚也可有类似的缺血预处理的保护作用。其保护效应可能与 ATP-依赖性钾通道的活化有关。

第三节　吸入麻醉药对心肌电生理特性的影响

一、对心肌冲动传导的影响

地氟醚对荷兰猪心房传导时间无影响，而异氟醚和氟烷均延长心房传导时间。地氟醚和氟烷减少早期而不是晚期心房复极化的时间，而异氟醚对两者均无改变。地氟醚缩短心房有效不应期，异氟醚延长心房有效不应期，但氟烷对其无影响。三种麻醉药均延长结节传导和结节有效不应期，其中异氟醚效果最弱。1 MAC 或 2 MAC 的异氟醚和七氟醚均不改变犬的房室结传导时间、希氏-浦肯野传导时间或室性传导时间，而 2 MAC 氟烷延长房室结传导时间。七氟醚不改变犬的离体窦房结节律。

1 MAC 七氟醚不影响预激综合征患者窦房结功能或正常房室传导途径旁路房室传导途径。而异氟醚增加旁路和房室传导径路的不应期，安氟醚的影响程度更小些。

二、致心律失常药物的作用

除了氟烷外，其他吸入麻醉药均不易引起心脏室性期前收缩。地氟醚、氟烷和七氟醚可抑制犬急性心肌梗死引发的自律性心律失常。氟烷和七氟醚的抑制作用可能是由于延长有效不应期所致。1 MAC 七氟醚麻醉能防止大鼠心肌缺血 15 min 后心室纤颤的发生。异氟醚和七氟醚都能抑制布比卡因引起的异型 QRS 波。

吸入麻醉药可增加 QT 间期。七氟醚可引起多种室性心动过速（尖端扭转型室速）、心室纤颤并可延长先天性 QT 延长患者的 QT 间期。一般认为,对先天或继发性 QT 延长的患者,七氟醚应慎用,而异氟醚可安全使用。在小儿斜视手术中,与七氟醚相比氟烷使心律降低更显著,眼肌牵引所致的窦性停搏更频繁。

吸入麻醉药麻醉期间心律失常的机制不是十分清楚,可能与钠通道阻断有关,且氟烷比异氟醚或七氟醚产生的阻断作用更强。然而,这些吸入麻醉药的影响是微乎其微的。在大于 2 MAC 氟烷麻醉下,钠流峰值最大程度的抑制作用仅 25%。

三、儿茶酚胺与吸入麻醉药合用时的致心律失常作用

经蝶骨垂体切除术的患者采用地氟醚或者异氟醚麻醉中,低于 7 μg/kg 的肾上腺素并不能导致心律失常。七氟醚与之相似,但氟烷可造成心律失常。

异氟醚和七氟醚不增加肾上腺素致心律失常作用。异氟醚和七氟醚麻醉下,输送 8～10 μg/(kg·min)肾上腺素每分钟产生 4 次或更多的心室早搏。七氟醚-戊硫代巴比妥麻醉明显降低了心律失常的阈值。异氟醚和七氟醚比氟烷产生心律失常的阈值更高(大约是氟烷的 4 倍)。1 MAC 地氟醚或七氟醚麻醉,产生 3 次或更多心室早搏所需的肾上腺素是 6～8 μg/(kg·min)。氟烷产生心律失常所需的肾上腺素更低。对于这 3 种麻醉药,麻醉深度并不是影响心律失常的因素。

Murray 和 Luney 报道,地氟醚麻醉期间注射儿茶酚胺有一定危险性。21 名采用地氟醚麻醉的头颈部手术患者中,注射多巴胺或多巴酚丁胺 5 μg/(kg·min),有 4 位患者心肌缺血和死亡。是否与地氟醚有关仍不清楚。

除氟烷外,其他吸入麻醉药都不是造成肾上腺素诱发心律失常的因素,所以肾上腺素水平异常增加的患者使用这些吸入麻醉药是安全的。地氟醚、异氟醚或七氟醚可用于嗜铬细胞瘤切除术的患者。

四、吸入麻醉药减弱压力感受器反射

吸入麻醉药减弱压力感受器反射。地氟醚呈剂量相关性降低但并不消除压力感受器对低血压的反应。此外,地氟醚初始吸入浓度超过 1 MAC 引发瞬时的交感神经激活,但并不导致低血压和使压力感受器失活。Seagard 等发现,1.25 MAC 异氟醚消除压力感受器反射,但 Kotrly 等发现,异氟醚维持在 1.5 MAC 才能消除压力感受器作用。2 MAC 氟烷和异氟醚消除了对头高脚低位产生心率增加的反应,而七氟醚无此作用。增加兔七氟醚浓度(到 4%)可能降低血压变化引起的压力感受器反应。

五、吸入麻醉期间心肌的自律性活动

高浓度地氟醚和异氟醚能增加交感神经活性,而七氟醚则无此现象,但不尽然。Daniel

等发现,地氟醚和异氟醚麻醉期间,血浆中儿茶酚胺并未增加,且交感神经和副交感神经活性降低或不变。Widmark 等认为,0.7 MAC 地氟醚或异氟醚(联合 0.5 MAC 氧化亚氮)麻醉时,心率和血压降低。在低频和呼吸性窦性心律失常时(分别反映交感神经和副交感神经活性),心率变化的程度显著降低。麻醉停止后,自律性活动的恢复在地氟醚麻醉下比异氟醚更迅速,可能反映了两种麻醉药药代动力学的差异。

研究发现,1.5 MAC 地氟醚可增加腓侧交感神经活性,而异氟醚与七氟醚对其没有影响。地氟醚麻醉下去甲肾上腺素增加,而七氟醚无此作用。1 MAC 到 2 MAC 七氟醚麻醉下,大鼠心脏交感神经活性减低,而肾脏交感神经活性和心脏交感神经活性无任何变化。4% 的七氟醚麻醉大鼠不增加交感神经活性,但如果血压维持在正常水平,4% 七氟醚能降低交感神经活性。与之相似,异氟醚不增加大鼠交感神经活性而安氟醚可降低其活性。在猫和犬的动物实验中,异氟醚导致交感神经活性降低。

六、动物模型中的心血管抑制

动物研究得出的结论与人体是一致的。地氟醚降低了犬在 50 mmHg 时左心室压的最高值和达峰率,异氟醚在相同 MAC 下产生更强的抑制效应。其他研究显示:地氟醚、异氟醚和七氟醚对心肌的抑制作用几乎没有差别,3 种麻醉药在 1.2 MAC 时产生同程度的抑制作用。

麻醉作用下,维持自律性可以保持心排血量和心肌收缩力不变。地氟醚对未受损犬的心肌收缩力的抑制作用低于异氟醚,但自律性阻断作用减轻了各麻醉药之间的差异。在大鼠离体心肌研究中也发现类似的结果。异氟醚和氟烷都引起了心肌的抑制(氟烷比异氟醚作用更强),但只有在 α,β-肾上腺素受体阻断剂或利血平预处理时,地氟醚才引起心肌抑制。右旋美托咪啶中度影响地氟醚或异氟醚麻醉下犬的心血管作用。有证据证实,氟烷削弱了肌浆网的功能,而地氟醚或异氟醚无此作用。地氟醚增强了大鼠多巴酚丁胺的正性肌力作用,而氟烷、异氟醚和七氟醚没有此作用。利血平预处理阻断了地氟醚对心肌的抑制作用。在人离体心房组织的研究中也得到相似的结果。

七氟醚的心肌抑制作用与其他的吸入麻醉药相似。1.2 或 2 MAC 的异氟醚或七氟醚引起剂量相关性的平均动脉压降低,且与心动过速有关,2 MAC 时心排血量中度降低。七氟醚麻醉猪也同样降低了心排血量。离体大鼠心室乳头肌研究中,氟烷和一定浓度的异氟醚和七氟醚有负性肌力作用。

异氟醚或七氟醚的负性肌力作用可能是因为抑制了钙离子(Ca^{2+})内流。异氟醚促进了荷兰猪心室肌细胞钙减。异氟醚和七氟醚可降低牛蛙心肌细胞 Ca^{2+} 内流失活时间常数。

氟烷能降低猪的心肌顺应性。在体外实验中,氟烷抑制了心肌舒张变量,而异氟醚或七氟醚无此作用。与异氟醚相似,地氟醚延长了等容舒张期而未改变心室顺应性。地氟醚或异氟醚并没有影响心脏的早期充盈。未受损犬的研究显示,七氟醚对心脏收缩力和心室舒张呈剂量相关性副作用。另外的研究发现,地氟醚、异氟醚和七氟醚同样呈剂量相关性降低心房收缩力,并且降低左心房收缩性-左心室回缩能力。七氟醚的负性肌力作用可能归因于跨膜钙离子内流的降低和动作电位持续时间的缩短。

七、安全范围

在深度麻醉作用下,强效麻醉药对循环系统的抑制变得更强。2.45 MAC 地氟醚麻醉下,猪发生循环衰竭。异氟醚的循环安全性范围指数是 81%(3.02 MAC),比氟烷(58%)、甲氧氟烷(65%)和安氟醚(58%)更高。在循环衰竭之前,中心静脉氧合血红蛋白饱和度降低,且氧交换与氧耗之比也降低。仓鼠实验研究显示:心肌病增加了地氟醚的心肌抑制的效应。

Robinson 测定了引起犬呼吸暂停(呼吸停止 1 分钟)的地氟醚和异氟醚的浓度,分别为 17.1%(2.38±0.07 MAC)和 3.52%(2.50±0.10 MAC),这两种麻醉药的MAC值的倍数没有差异。与之相同,在机械通气的情况下,地氟醚和异氟醚导致实验犬死亡的浓度分别为 2.84±0.12 MAC 和 2.69±0.06 MAC,这两种麻醉药的 MAC 值的倍数没有差异。

在实验中犬的死亡率差别无显著意义,而猪存在有明显差别,这一现象产生的原因还未被阐明。在两种不同物种、两种麻醉剂中,产生呼吸暂停比产生循环衰竭时的麻醉药浓度更低。这说明自主通气是一个重要的安全因素,在吸入麻醉药体内浓度导致循环衰竭之前,呼吸已经停止。15%地氟醚麻醉犬的研究结果与此结果一致。此浓度麻醉下导致了心排血量和每搏量的降低,且增加了中心静脉压和肺毛细血管楔压,但动物尚能存活。

八、氧消耗与氧输送

在 2 MAC 地氟醚、安氟醚、氟烷、异氟醚和七氟醚麻醉下,氧耗量和心排血量比例降低。超过 2 MAC,氧输送量降低多于氧消耗量。低于 2 MAC 浓度状态下,注射儿茶酚胺造成的氧耗增加,与心排血量的增加相匹配,增加的心排血量可维持氧输送的消耗量平衡。在新生大鼠心肌细胞中,氟烷和七氟醚减低了去甲肾上腺素引起的葡萄糖转换。

第四节　吸入麻醉药对脏器灌流量的影响

一、肺循环和缺氧性肺血管收缩

地氟醚和异氟醚对猪肺动脉压或肺循环血管阻力无明显影响。在志愿者中,1.6 MAC地氟醚增加了肺动脉压,而七氟醚和异氟醚降低了肺动脉压。1.5 MAC 地氟醚降低了犬交

感神经 α_1-肾上腺素受体介导的血管收缩,从而引起肺动脉扩张。

体外实验中,地氟醚呈剂量相关性抑制大鼠缺氧性肺血管收缩。1.5 MAC 地氟醚或七氟醚保护了未损伤犬缺氧性肺血管收缩,在单肺通气下,5%、10%、15%地氟醚没有降低猪的动脉氧分压。异氟醚和地氟醚可通过钙激活的钾通道和电压敏感性钾通道来调节缺氧性肺血管收缩,但七氟醚的血管收缩机制不同。

Pagel 发现,在单肺通气期间异氟醚或地氟醚麻醉同样氧合充分。在动物和人体研究中显示,吸入麻醉药对缺氧性肺血管收缩的抑制作用较弱,对大多数患者无临床意义。

二、心肌血流灌注

地氟醚对犬冠状动脉循环的影响与异氟醚略微不同。两种麻醉药都降低了舒张期冠脉血流速度和冠状动脉血管阻力。当自主神经阻滞用于预防心率的增加时,地氟醚不能降低冠脉血流量,而异氟醚可以降低冠脉血流量。七氟醚虽然依靠降低心肌作功减少猪的心肌灌注,但可维持心内膜下与心外膜下的血流比率。在荷兰猪离体心脏的研究中,一定浓度的地氟醚和七氟醚扩张冠脉血管,而地氟醚对冠脉血管的扩张作用减轻。在大鼠体外实验中,1 MAC 和 2 MAC 地氟醚、异氟醚、七氟醚可保护微冠状血管的肌性收缩力反应,而氟烷没有这种保护作用。1 MAC 氟烷降低了大鼠冠脉血流量,而七氟醚对其没有影响。1 MAC 和 2 MAC 七氟醚可扩张由于促凝血素类似物引起的已收缩的微冠状血管,地氟醚和异氟醚抑制这种扩张效应,氟烷增加其效应。

三、冠脉窃血现象

对冠状动脉旁路搭桥术的患者,采用地氟醚麻醉诱导产生暂时性缺血现象,由此提出是否地氟醚麻醉可以导致"冠脉窃血",即梗阻灶的动脉侧支的血流转移。然而,在诱导麻醉后或在诱导期使用阿片类药未见缺血现象,在某些动物模型中也未见窃血现象,说明窃血现象可能存在其他原因。由于心率和血压的增加产生额外的氧耗可能导致了缺血现象的发生。

同样,Reiz 等认为,异氟醚较强的冠脉血管扩张作用可能导致"窃血"。然而,患者局部冠脉血流量的减少很可能导致低血压。随后的一些研究报道,危重患者采用异氟醚麻醉没有产生显著性心肌缺血或造成窃血。

地氟醚没有改变犬的心脏血流分布。无论血压和心率是否平稳,1.25 MAC 和 1.75 MAC 地氟醚都没有改变清醒状态心内膜下血流量和心内膜下与心外膜下血流量比。地氟醚和异氟醚都未对左旋动脉慢性狭窄的犬产生"冠脉窃血",而阿糖腺苷在此模型中发生窃血现象。然而,Mignella 和 Buffington 发现:对犬灌注压的降低,地氟醚>异氟醚>氟烷。这种对灌注压的降低作用被侧支-依赖血管床阻力的降低部分抵消。

地氟醚、异氟醚和七氟醚不能引起冠脉"窃血"或仅产生微弱的影响。事实上,七氟醚显示增加了冠脉侧支血流量。异氟醚和(或)七氟醚增加犬的冠脉血流量且降低冠状血管阻力,包括侧支循环的血管阻力。然而另外一项研究中,七氟醚降低了冠脉血流量,而异氟醚增加了冠脉血流量。1 MAC 或 1.5 MAC 七氟醚不能降低冠状动脉左前降支慢性狭窄犬的血流量或通过侧支血管重新分配心肌血流量。异氟醚和七氟醚麻醉尽管降低了大鼠冠状血管阻力,但也轻微降低了冠脉血流量。大鼠离体心脏,氟烷、异氟醚、七氟醚都直接扩张冠状血管,但七氟醚对冠脉血流恢复的作用更小。七氟醚增加大冠状侧支血流和小冠状侧支血流的机制,不包括 ATP 依赖钾通道活性。

任何吸入麻醉药引起窃血的证据都是有限的,且不具有临床重要意义。吸入麻醉药或多或少都显示了对心肌缺血损伤的保护作用。

四、肝脏和肠的血流灌注

地氟醚比异氟醚增加空肠血流量更明显。两种麻醉药对肝脏动脉血流量的影响没有差别。另一研究发现,与清醒状态下的血流量相比,地氟醚麻醉从 1.2 MAC 到 2 MAC 没有改变肝脏动脉血流量,而异氟醚增加了肝脏动脉血流量。异氟醚没有降低局部血流量,而地氟醚降低局部血流量。地氟醚在深度麻醉下(1.75~2 MAC)降低了肝脏总血流量,而异氟醚没有。但另一研究发现异氟醚和地氟醚都没有改变犬的肝脏血流量,对十二指肠的血流也没有改变。

在戊巴比妥麻醉猫的实验中,急性心包填塞致 MAP 降低到 65~75 mmHg,1‰~6‰地氟醚(最高浓度)对局部血流量或空肠血流量的自身调节没有影响。在 MAP 40 mmHg时,局部血流量降低而空肠血流量仍维持稳定。

在氯胺酮和氟硝西泮麻醉猪的实验中,1 MAC 地氟醚可降低肝脏动脉血流量,且在所有麻醉浓度下,局部动脉血流量和肠系膜上动脉血流量都降低。在氧输送减少期,肝脏和肠的氧耗量并未降低,导致肝脏和肠表面氧分压降低。大鼠戊巴比妥麻醉后联合0.75 MAC 地氟醚或异氟醚麻醉对肝脏窦状血流量没有影响。

同样,七氟醚对肝脏灌注也产生轻微的影响。1 或 1.5 MAC 七氟醚麻醉下,猪局部血流量降低而肝脏动脉血流量升高。对犬的心排血量、肝脏血流量和局部血流量持续监测,1.2 MAC 和 2 MAC 异氟醚或七氟醚引起局部血流量轻微的降低(最大值 33%),且未改变或增加肝脏血流量。Frink 等发现,2 MAC,氟烷和七氟醚都增加肝脏氧析出与氧输出之比(氟烷>七氟醚)。Fujita 等发现,氟烷和异氟醚维持肝脏氧输送与氧耗之比在更高水平。七氟醚减少内脏血管收缩并且降低肝脏的代谢作用。异氟醚和七氟醚能更好地维持肝脏功能。

当局部血流降低时,异氟醚或七氟醚深度麻醉下,可维持或增加大鼠肝动脉血流,而且还维持了肠血流量。其他研究中，1 MAC 氟烷和异氟醚增加了肝脏动脉血流量，且氟烷（非七氟醚）降低了大鼠肠血流量。1 MAC 氟烷或七氟醚麻醉大鼠，腺苷增加了肝脏动脉血流量和（或）局部血流量。

1~2 MAC 氟烷和七氟醚浓度能增加大鼠肠系膜毛细静脉的白细胞黏附性。氟烷麻醉下的血流降低和黏附能力更强。

总之，吸入麻醉药能影响肝脏血流量，尤其是局部血流量。然而，目前研究认为血流量的维持与需氧量相关，且目前没有一种麻醉药能依靠对血流量的作用影响肝脏的血流量。

五、肾脏的血流灌注

Merin 等研究发现，在地氟醚和异氟醚麻醉下，对犬肾血流量没有改变。Hartman 等发现，地氟醚对肾皮质血流有轻微的降低作用，且严重降低了肾皮质血管阻力。与之相反，尽管异氟醚和氟烷都降低了肾血流量，但它们并未影响肾皮质血管阻力。水合氯醛麻醉下，血压＞90 mmHg，3.5％地氟醚或 0.8％异氟醚对猫肾血流量的自我调节没有改变。1.2 MAC 或 2 MAC 异氟醚或七氟醚对持续监测犬的肾血流量无明显改变。同样，1.0 MAC 和 1.5 MAC 七氟醚不改变猪肾血流量。异氟醚和七氟醚在浅麻醉下对大鼠肾血流量没有影响，但在深度麻醉下，降低肾血流量。另外研究发现，1 MAC 氟烷轻度降低大鼠肾血流量，但 1 MAC 七氟醚对其无改变。在上述研究中，血流阻力的改变可能直接反映了血压的变化和自我调节的影响。

六、脑的血流灌注

麻醉剂对脑循环的影响复杂。吸入麻醉药降低血压的同时也降低脑血管阻力。麻醉药能缩小自主调节的压力范围，且能增加自主调节范围内的灌注如引起脑血管舒张。而且，麻醉药可以依靠降低大脑需氧量来影响脑灌注，降低脑血流量。

Strebel 等发现，0.5 MAC 或 1.5 MAC 地氟醚或异氟醚麻醉下，大脑血流速率没有变化，但等效剂量的丙泊酚明显降低了大脑血流速率。丙泊酚在动脉血压变化期间，对血流动力学和脑血流速率的调节都没有改变，但地氟醚和异氟醚抑制了这种调节，尤其是1.5 MAC 地氟醚和异氟醚。

部分易挥发的麻醉药对脑血流的作用，可能是因为其对大脑活动度和代谢作用的影响。为了减少这种作用，0.5 MAC 和 1.5 MAC 氟烷、地氟醚或异氟醚麻醉后，患者采用丙泊酚麻醉到等电位脑电波描记活动点。所有麻醉药都呈剂量相关方式增加脑血流量，等效剂量的地氟醚和异氟醚对脑血流量的增加超过了氟烷。因此，吸入麻醉药引起脑血管舒张的机制不依赖对脑代谢率的影响。

丙泊酚麻醉诱导后，7.2％和10.8％地氟醚快速吸入给药增加了人体心率和血压。这些变化与大脑中动脉血流速率的增加有关,但等效剂量的七氟醚麻醉下未见增加。七氟醚麻醉不能阻止大脑血流量的增加。先用3%地氟醚麻醉,然后增加到6%～9%,产生明显抑制效应,增加了人体脑组织PO_2和pH值,且降低了脑PCO_2。

1.3 MAC 异氟醚或七氟醚麻醉下,切皮使血压升高,大脑动静脉氧含量差下降。氧含量差异的减少说明,相同脑流量的减少与两种麻醉药麻醉期的代谢率相关。当动脉二氧化碳含量降低时,两种麻醉剂均能增加脑动静脉氧含量差,表明二氧化碳反应性存在。

吸入麻醉药对大脑血流动力学的影响不一致。Milde 发现:7.2%的地氟醚(15.5%～17.1%)能有效降低犬全身动脉血压到50 mmHg 或40 mmHg,同时也可以降低脑血流和氧耗,但并没有改变大脑高能量磷酸盐含量。1.0 MAC 和1.5 MAC 七氟醚麻醉下,猪的脑血流和血管阻力降低。在大鼠实验研究中,异氟醚和七氟醚浅麻醉对脑血流量没有影响。深度麻醉下,异氟醚增加血流量,而七氟醚无此作用。两种麻醉药都降低了脑血管阻力。另一项研究显示:1 MAC 氟烷和七氟醚都增加了大鼠脑血流量。

七、骨骼的血流肌灌注

地氟醚对志愿者的肌血流量影响最小,但是异氟醚使肌血流量增快。地氟醚麻醉下对犬骨骼肌血流量无改变,而异氟醚或氟烷麻醉下降低肌血流量。异氟醚和七氟醚轻度麻醉状态下,都没有改变大鼠肌血流量,但深麻醉时异氟醚增加肌血流量。两种麻醉药均减小肌血流的阻力。

八、皮肤的血流灌注

七氟醚比异氟醚、安氟醚和氟烷对葡萄酒色斑的消退作用更大。4 岁儿童患者使用七氟醚麻醉与色斑消退相关。而且丙泊酚-氧化亚氮麻醉可逆转此作用。氟烷麻醉与患者色斑的消退无关。其作用机制仍不清楚。

第五节 吸入麻醉药对其他方面的影响

一、血管阻力的调节

除氟烷外,其他吸入麻醉药以相似的剂量依赖方式降低外周血管阻力。地氟醚、异氟醚和七氟醚可降低体温心肺转流术患者的外周血管阻力。地氟醚尽管降低了犬的心肌收缩力,但由于降低血管阻力,因此仍能维持心排血量。与之相反,七氟醚因增加主动脉阻力而导致心排血量降低。

地氟醚对血管阻力的舒张可能是由于降低了代谢产生的内皮衍生超极化因子的缘故。

七氟醚降低了猪的外周血管阻力,以致正常的心排血量得以维持。七氟醚可能通过抑制胞质内储藏的缓激肽诱导的钙离子外流和通过膜通道的钙离子内流影响血管阻力。氟烷、异氟醚、七氟醚增加了低浓度的钙离子收缩猪冠状动脉螺旋状创口的作用,且抑制了高浓度的钙离子作用。

氟烷、异氟醚和七氟醚对血管阻力的影响可能与它们对内皮依赖性血管舒张的影响有关,也可能无关。在大鼠离体主动脉实验中,3 种麻醉药都减弱了乙酰胆碱产生的舒张作用(氟烷比异氟醚或七氟醚的减轻作用更强)。氟烷的减轻作用可能由于抑制了一氧化氮对血管平滑肌的舒张作用。七氟醚可能使一氧化氮失活或者抑制了它的作用,而异氟醚可能依靠抑制血管内皮一氧化氮的形成来减低舒血管作用。

在未损伤大鼠肠系膜动脉环模型中,4%七氟醚减少了肾上腺素和去甲肾上腺素产生的收缩作用,七氟醚也降低了裸露的血管环对去甲肾上腺素的反应。异氟醚同样抑制了大鼠肾上腺素诱导的主动脉收缩。2%七氟醚减轻了乙酰胆碱和硝酸甘油的内皮依赖性舒张效应,且超氧化物歧化酶抑制了此作用。七氟醚抑制 α-肾上腺素受体介导的收缩作用,可能是因为降低钙离子内流,或与减少内皮依赖性的舒张作用相关,其机制涉及活性氧族。

二、电解质和血液成分

志愿者接受地氟醚麻醉 8 h 后,除了白细胞数量增加外,其他血液成分没有变化或仅轻微变化。在异氟醚和七氟醚麻醉下,也观察到同样的结果。电解质和凝血因子也没有变化。地氟醚麻醉期间,Stevens 发现异氟醚和氟烷麻醉 1 h 后出现类似的改变。虽然无法解释在麻醉中期和末期增加的白细胞数和中性粒细胞数,但与 Jones 等的发现是一致的,即地氟醚麻醉下 90 min 白细胞数量增加。麻醉末期血红蛋白浓度的轻度降低可能归因于血标本和输注了电解质溶液。

高浓度的七氟醚(5%)麻醉患者 20 min 后(无手术操作),血液循环中的中性粒细胞数降低而淋巴细胞数增加。调查结果表明,高浓度的七氟醚可影响白细胞的分布。

氟烷对血小板聚集的抑制作用强于异氟醚,且七氟醚强于氟烷或异氟醚。然而,使用凝血酶刺激血小板聚集,Nozuchi 等发现异氟醚和七氟醚都不能抑制人体血小板聚集。Horn 等发现,0.5 MAC 和 1.0 MAC 七氟醚麻醉下,明显减弱了血小板抗原的表达,尤其是抑制了 GPIIb/IIIa 的表达和活性。这种减弱作用降低了凝血弹性描记的最大增幅,说明了损伤可能增加出血时间。有报道显示,七氟醚而非异氟醚延长了出血时间。氟烷而非异氟醚或芬太尼-氧化亚氮,也延长了出血时间。在临床实践中,没有证据显示出血时间的延长与七氟醚麻醉下导致的血液流失有关。

三、激素变化

多数吸入麻醉药在增加心率的同时,降低动脉血压和系统血管阻力。在地氟醚或异氟醚麻醉猪实验中,血压的降低和抗利尿激素、血浆肾素活性增加有关,没有发现血浆儿茶酚胺增加。与之相似,在 0.4 MAC 或 1 MAC 七氟醚对猪血浆肾上腺素、去甲肾上腺素或氢化可的松无显著性影响。

患者体内激素的变化是复杂的,它受麻醉、血压、外科刺激和共存的疾病所影响。七氟醚-66%氧化亚氮吸入麻醉 20 min 的患者,血浆中氢化可的松、醛固酮、ACTH、β-内啡肽、生长激素、高血糖素都没有变化,但催乳素增加而胰岛素降低。气管插管的刺激增加胰岛素和生长激素,但手术刺激增加了氢化可的松、醛固酮、ACTH、β-内啡肽、催乳素、生长激素,腹腔探查时增加更明显。腔内手术胰岛素增加到正常水平,但其他情况下仍然降低。在麻醉恢复期,多数激素水平进一步增加。

氟烷和异氟醚也减少了人体内血浆胰岛素水平,七氟醚能减弱人体和猪的葡萄糖耐量。与前面 Oyama 等研究不同,七氟醚麻醉时,胰岛素水平没有变化。异氟醚也减少了外科手术患者的葡萄糖耐量。

四、药物相互作用

通常,镇静药增加了吸入麻醉药的作用,并且在吸入麻醉期间,致心律失常的药物不易(极少可能)导致心律失常。

如果要使心率每分钟增加 20 次,七氟醚麻醉比氟烷麻醉需要更大剂量的异丙肾上腺素。除了氟烷,其他吸入麻醉药在有或无肾上腺素的情况下,都不能导致心脏的室性早搏。而且,吸入麻醉药能抑制布比卡因产生的心律失常。地氟醚加强了多巴酚丁胺的正性肌力作用,而氟烷、异氟醚和七氟醚没有此作用。利血平预处理阻断了地氟醚的这种作用。吸入麻醉药提高了洋地黄类药物致心律失常性阈值。与之相反,异氟醚降低心律失常归因于氨茶碱的作用。

在地氟醚或异氟醚麻醉下,使用临床常用剂量的麻醉辅助药在猪体内并未发现不利的或无法预知的心血管反应。氯化琥珀胆碱、氧化亚氮、阿曲库铵、芬太尼或依酚氯铵和阿托品联合用药,并没有或仅轻度影响循环变量。氧化亚氮轻度降低(但有显著意义)心排血量和每搏量,且在异氟醚麻醉期间增加总外周阻力,但在地氟醚麻醉期间无此作用。尽管芬太尼几乎不影响循环变量,但在地氟醚或异氟醚麻醉期,纳洛酮(持续输注芬太尼期间给药)降低了心排血量,增加了外周血管阻力。无论有没有挥发性麻醉药存在,硫喷妥钠都导致剂量相关性循环抑制、降低血压和心排血量。用硫喷妥钠和丙泊酚进行麻醉诱导,都不影响异氟醚和七氟醚麻醉的恢复。

在动物研究中,吸入麻醉药能安全地与钙离子通道阻滞剂联合使用。尽管这些药物能够增加安氟醚、氟烷、异氟醚和七氟醚产生的心血管抑制作用,但其相互作用是有限的且可预知。尼卡地平与七氟醚联合使用能引起血压大幅度降低,但与异氟醚联合使用则延长其作用。两种麻醉药作用下，心率都增加而血压都降低。七氟醚麻醉下，尼卡地平的血中浓度更低，且清除率更快。曲美芬和硝酸甘油降低人体血压，也可降低心排血量。维拉帕米和异氟醚联合用药麻醉犬有很好的耐受性。在异氟醚麻醉，普萘洛尔对犬血压或心排血量的影响很小。

在异氟醚麻醉下，阿片类药能降低心率。这些药物以及艾司洛尔或可乐定减少了地氟醚麻醉产生的心率增加。右旋美托咪啶对犬的治疗仅中度影响了地氟醚或异氟醚的心血管作用。

五、对血容量的影响

在地氟醚或异氟醚浓度增加时，犬血细胞比容轻度降低。这些变化在人体不是很明显。在控制性通气下，用氯醛糖-乌拉坦联合异氟醚或七氟醚麻醉，并没有改变犬的血容量，但在自主通气下七氟醚麻醉导致血容量增加。

（王焱林　陈畅）

参考文献

1 Picker O，Scheeren TWL，Arudt JQ. Inhalation anaesthetics increase heart rate by decreasing cardiac vagal activity in dogs. *Br J Anaesth*，2001，87：748－754.

2 Schotten U，Greiser M，Braun V，et al. Effect of volatile anesthetics on the force-frequency relation in human ventricular myocardium. *Anesthesiology*，2001，95：1160－1168.

3 Katoh T，Kobayashi S，Suzuki A，et al. Fentanyl augments block of sympathetic responses to sking incision during sevoflurane anaesthesia in children. *Br J Anaesth*，2000，84：63－66.

4 Wajima Z，Inoue T，Yoshikawa T，et al. Changes in hemodynamic variables and catecholamine levels after rapid increase in sevoflurane or isoflurane concentration with or without nitrous oxide under endotracheal intubation. *J Anesth*，2000，14：175－179.

5 Pac-Soo CK，Wang C，Ma D，et al. Vagally mediated sympathoexcitation and central depression by desflurane in rabbits. *Br J Anaesth*，2000，84：777－782.

6 Pac-Soo CK，Wang C，Chakrabarti MK，et al. Comparison of the effects of inhalational anaesthetic agents on sympathetic activity in rabbits. *Eur J Anaesthesiol*，2000，17：311－318.

7 Sato K，Shamoto H，Yoshimoto T. Severe bradycardia during epilepsy surgery. *J Neurodsurg* Anesthesiol，2001，13：329－332.

8 Torri G，Casati A. Cardiovascular homeostasis during inhalational general anesthesia：A clinical comparison between sevoflurane and isoflurane. On behalf of the Italian Research Group on sevoflurane. *J Clin Anesth*，2000，12：117－122.

9 Oguchi T，Kashimoto S，Yamaguchi T，et al. Sevoflurane reduced dysrhythmias during reperfusion in the working rat heart. *J Anesth*，2001，15：22－28.

10 Weigt HU，Kwok WM，Rehmert GC，et al. Voltage-dependent effects of volatile anesthetics on cardiac sodium current. *Anesth Analg*，2001，84：285－293.

11 Hara T，Tomiyasu S，Sungsam C，et al. Sevoflurane protects stunned myocardium through activation of mitochondrial ATP-sensitive potassium channels. *Anesth Analg* 2001，29：1139－1145.

12 Russell IA，Miller-Hance WC，Gregory G，et al. The safety and efficacy of sevoflurane anesthesia in infants and children with congenital heart disease. *Anesth Analg*，2001，92：1152－1158.

13 Gare M，Schwabe DA，Hettrick DA，et al. Desflurane，sevoflurane，and isoflurane affect left atrial active and passive mechanical properties and impair left atrial-left ventricular coupling in vivo. *Anesthesiology*，2001，95：689－698.

14 Schwarzkopf K，Schreiber T，Bauer R，et al. The effects of increasing concentrations of isoflurane and desflurane on pulmonary perfusion and systemic oxygenation during one-lung ventilation in pigs. *Anesth Analg*，2001，93：1434－1438.

第11章 吸入麻醉药对神经肌肉的影响

吸入麻醉药具有肌肉松弛(简称肌松)效应,且呈剂量依赖性,单纯吸入较高浓度的挥发性吸入麻醉药,即可进行喉罩插入或经口气管插管及满足一些体腔手术的肌肉松弛需要。此类药物还可以强化非去极化肌松药的作用,使其量-效曲线左移,即相同剂量产生更深的神经肌肉阻滞,从而减少肌松药的用量,避免抗胆碱酯酶药的使用,而吸入麻醉药在清除过程中,同时部分逆转了肌松药的效应,因而降低了麻醉风险。

第一节 吸入麻醉药肌松及增强肌松效应的机制

对吸入麻醉药肌松效应机制的研究已有几十年之久,但由于机制较为复杂,目前为止,尚不是很清楚。

一、神经肌肉接头效应

一般认为,神经肌肉接头是吸入麻醉药肌松效应的重要部位。将从大鼠肌细胞中提取的烟碱受体的 mRNA 注入蟾蜍的卵母细胞,使受体得以表达,测定单纯吸入麻醉及合用不同非去极化肌松药时的乙酰胆碱介导的电流抑制程度,发现吸入麻醉药和肌松药都产生了快速可逆的浓度依赖性抑制,两者合用时,肌松药的作用明显增强,尤其在非去极化肌松药浓度较低时。由此认为吸入麻醉药在神经肌肉接头的作用主要通过抑制烟碱受体,干扰突触前膜乙酰胆碱的释放,影响乙酰胆碱与后膜受体的亲和力,并影响运动终板的敏感性(突触后受体阻滞),抑制运动终板的去极化,其效应与吸入麻醉药的浓度有关,与麻醉作用的膜膨胀和增强膜脂质流动性的学说一致。

二、抑制脊髓反射

吸入麻醉药在脊髓内通过影响酪氨酸($GABA_A$)受体、甘氨酸受体、谷氨酸受体和乙酰胆碱受体,增强抑制性传导,减弱兴奋性传导,从而减弱脊髓反射。

三、阻滞离子通道开放

麻醉药分子溶解于离子通道邻近处终板的脂质中,从而破坏通道功能,减弱钠、钾和钙离子在该部位的传导,并与非去极化肌松药的作用叠加。

四、吸入麻醉药对中枢神经的抑制作用

吸入麻醉药抑制中枢神经系统许多区域的传导,这种抑制为非选择性,可产生中枢性肌肉松弛。

第二节 吸入麻醉药肌松作用的临床效应

一、强效吸入麻醉药与氧化亚氮

吸入亚麻醉浓度的强效吸入麻醉药即可顺利插入口咽通气道,进一步增加浓度则可以进行气管插管,这种效应常用于小儿麻醉。但氧化亚氮麻醉效能很低,无明显的肌肉松弛作用,增强肌松作用也十分不明显,在高浓度时,甚至引起肌肉僵直,故极少单纯用于全身麻醉诱导。健康志愿者或动脉血二氧化碳分压正常的患者吸入强效吸入麻醉药或同时吸入氧化亚氮时,可发现神经传导减慢,并与呼气末强效吸入麻醉药浓度成正比,刺激尺神经产生的鱼际肌群收缩强度随强效吸入麻醉药浓度升高而逐渐降低,但合用氧化亚氮并不进一步降低这种效应。

神经肌肉功能在吸入挥发性麻醉药后 5～10 min 内迅速发生变化,虽然单次肌颤搐强度的变化可能反映神经肌肉传导功能不全,但它仅能反映直接的收缩抑制,所以有学者认为挥发性麻醉药的肌松效应并非简单的神经传导变化。Pereon 等发现 0.6 MAC～1.2 MAC 的地氟醚不产生复合动作电位抑制,提示其肌松效应并非神经传导变化。另外还可以反复刺激尺神经来检验神经肌肉传导功能,4 个成串刺激产生肌颤搐衰减的比率随吸入麻醉药浓度的升高而降低。和单次刺激一样,同时吸入氧化亚氮并不影响强效吸入麻醉药的肌松效应。即使提高刺激频率(50～200 Hz),仍然显示肌松效应与吸入麻醉药浓度密切相关,肌颤搐衰减程度随吸入麻醉药浓度升高及刺激频率加大而逐渐增加。如刺激频率一定,则合并吸入氧化亚氮亦并不增加肌颤搐衰减程度。

二、不同吸入麻醉药的肌松作用

临床上吸入麻醉达一定深度时,无须使用肌松药即可行气管插管,并能满足某些手术的肌松要求。不同的吸入麻醉药,其肌松作用强度亦有所不同。氟烷可使骨骼肌松弛,但

患者术后常出现颤抖使需氧增加。安氟醚具有剂量依赖性肌松作用,其浓度为 1.25 MAC 时,对肌肉刺激表现为收缩无力,进而抑制强直反应,强直后易化作用消失。异氟醚与安氟醚相似,也产生剂量依赖性肌松作用。一般认为,异氟醚、七氟醚、地氟醚的肌松作用临床上并无明显差别,和氟烷一样,均可以满足瘦弱患者下腹部手术的肌松要求。

三、吸入麻醉药对肌松药作用的影响

（一）对去极化肌松药的影响

吸入麻醉药对去极化肌松药作用无明显影响,早期认为异氟醚能增强琥珀胆碱的作用,且强于氟烷,但后来的研究表明,连续静脉滴注琥珀胆碱时,安氟醚、异氟醚、氟烷都不具有强化琥珀胆碱的作用,而且安氟醚、异氟醚还可促进琥珀胆碱较早转变为 Ⅱ 相阻滞。

（二）对非去极化肌松药的影响

吸入麻醉药大都增强非去极化肌松药的作用,使其时效延长,用量减少。强效吸入麻醉药增强肌松药作用的能力与丙泊酚-氧化亚氮-阿片类药物麻醉时相近。0.5 MAC 地氟醚麻醉时肌松作用出现的早迟可反映肌松药的效能,效能越强,肌松作用出现越早、持续越久。吸入麻醉药的强化肌松作用机制可能是前(或后)突触效应,或作用于脊髓运动神经的效应。这种强化肌松作用在比较强效吸入麻醉药与不含强效吸入麻醉药麻醉时的肌松药 ED_{50}(50% effect dose,半数有效剂量)可以看出,维库溴铵的 ED_{50} 在芬太尼-氧化亚氮麻醉时是异氟醚-氧化亚氮或七氟醚-氧化亚氮麻醉时的两倍。多项研究证明,这种增效作用不仅与吸入麻醉药和肌松药的种类有关,而且与麻醉药的种类、吸入浓度和时间密切相关,即呈明显的剂量和时间依赖趋势。

1. **药物种类**　吸入麻醉药增强非去极化肌松药作用从强到弱依次为安氟醚、异氟醚、七氟醚、氟烷、氧化亚氮,但临床上,安氟醚、异氟醚、七氟醚及地氟醚对非去极化肌松药的增效作用差别不显著。吸入麻醉药对长效非去极化肌松药如哌库溴铵潘库溴铵作用明显,而对中短时效者作用相对较弱,但目前也有许多研究证实吸入麻醉药可以明显缩短维库溴铵、罗库溴铵的起效时间,延长其临床作用和恢复时间。

2. **吸入浓度**　异氟醚、地氟醚麻醉时产生 50% 鱼际肌收缩抑制所需美库氯铵的剂量随吸入麻醉药浓度升高而逐渐降低,国内相关研究结果与此相似。0.4 MAC 地氟醚与罗库溴铵的协同作用不明显,但 1.0 MAC 则明显增强肌松效应。0.5 MAC 的异氟醚使哌库溴铵的 ED_{50} 减少 25%,ED_{95} 减少 15%,而 1.0 MAC 两者分别减少 60% 和 49%,相应的 TOF 恢复 25% 时间延长两倍和 3~4 倍。地氟醚与异氟醚相似,以剂量依赖方式强化非去极化肌松药的阻滞程度和时间,对维库溴铵所产生的神经肌肉阻滞比等效剂量的异氟醚大 20%。

3. 吸入时程 吸入麻醉药进入肌肉组织是一缓慢的穿透过程,其浓度在肺泡、血液、组织间达到平衡需一定时间,吸入时间少于 40 min 时,与肌松药间相互作用较轻微,所以吸入麻醉时首剂肌松药的维持时间往往比以后同等剂量的维持时间短,吸入一定浓度麻醉药的时间越长,肌松药的起效时间越短,维持相同程度肌松所需的肌松药的量越少。Morita 等用 1.0 MAC 的七氟醚和异氟醚吸入 40 min,可减少维库溴铵 ED_{50}、ED_{95} 用量的 1/2,两药明显延长维库溴铵的恢复时间,其增强肌松作用相似。因此长时间吸入维持麻醉时,神经肌肉阻滞作用的强化使肌松药给药次数减少,总的用量减小。此时最好行肌松监测,因为仅凭外周神经刺激器来监测神经肌肉阻滞程度,以确保肌松作用恰好满足手术需要并不完全可靠,需综合判断。一般情况下,最好保持 TOF 至少一个肌颤搐,很少需要更深的阻滞。

四、吸入麻醉药对肌松拮抗作用的影响

肌松恢复过程中,安氟醚、异氟醚或七氟醚都可影响对非去极化肌松药的拮抗效果。这种效应或许可以解释采用吸入麻醉维持时的肌张力恢复延迟。1.0 MAC 的异氟醚和七氟醚对依酚氯铵拮抗肌松作用的影响相似,肌松恢复与依酚氯铵的剂量和时程有关,但这种拮抗只对肌松药的作用有效,并不能逆转吸入麻醉药产生的肌肉松弛。研究发现异氟醚呼气末浓度为 0.3 MAC 和 1.0 MAC 时,都影响新斯的明对维库溴铵肌松作用的拮抗,延长肌松恢复时间,而 1.0 MAC 的地氟醚也延长新斯的明拮抗哌库溴铵后肌张力恢复的时间。虽然吸入麻醉药的清除可部分逆转肌松药作用,但地氟醚的清除并不加快给予抗胆碱酯酶药后的患者苏醒过程,其机制目前尚不清楚。

五、其他

(一)年龄与肌松作用

随年龄增加对肌松药的需要量降低,小儿明显多于成人,因为前者血浆胆碱酯酶浓度较高,且分布容积较大。另外,七氟醚比氟烷用于平衡麻醉时米库氯铵、维库溴铵的作用时间更长,年轻患者七氟醚麻醉时用维库溴铵的肌张力恢复更快。而对于老年人,吸入等效浓度的异氟醚和地氟醚后,维库溴铵的 ED_{50} 和 ED_{95} 值明显减小,肌松恢复时间明显延长。因此,老年患者吸入全身麻醉时,应适当减少非去极化肌松药的用量。

(二)酸碱平衡的影响

中度到深度麻醉并保留自主呼吸时,常发生呼吸性酸中毒,明显增加氯筒箭毒碱和潘库溴铵的肌松作用,使肌张力降低。相反,低二氧化碳血症和控制呼吸时肌张力增加。

(三)肝肾功能不全与肌松效应

肝肾功能不全的患者可能存在肌松药代谢和清除能力降低。而无论有无肌松药,挥发

性吸入麻醉药都有肌松作用,故挥发性吸入麻醉药的应用可减少对肌松药的需要量,从而降低术后肌松药残余效应。一般来说,即使有肝肾功能不全,常规麻醉时也很少影响肌张力的恢复,但如果长时间给药则可能产生持续的肌肉麻痹。这种情况下,最好使用不经肝肾排泄的肌松药如阿曲库铵。

(四)麻醉药的清除可以降低肌松作用

肌肉松弛药在浅麻醉时能够防止体动反应,但也有缺点,包括可能存在术中知晓和回忆。肌肉松弛药不具有记忆缺失功能,而强效吸入麻醉药的应用可以在较低麻醉浓度时抑制术中知晓,也许可以避免术中记忆。而且肌松药残余作用可能使患者术后风险增加,包括通气受限、保持气道通畅的能力下降,以及避免术后呕吐误吸的保护性反射受抑等。可以使用外周神经刺激器及保持 TOF 至少一个肌颤搐以防止肌松药过量。肌松药尤其是长效肌松药可能延长患者在 PACU 的留观时间,所以使用能强化肌松药作用的吸入麻醉药可能是有益的,因为清除麻醉药的同时也清除了一部分肌松药作用。因此,溶解度低的麻醉药可能更好,因为它们的代谢动力学使肌松作用消退更快。Wright 等在 1.25 MAC 地氟醚或异氟醚麻醉时持续注入维库溴铵,维持肌颤搐抑制 90%,然后维持肌松药血药浓度,降低麻醉药浓度到 0.75 MAC,再到 0.25 MAC,随着麻醉药浓度的降低,维库溴铵的肌松药作用逐渐减弱,证实了吸入麻醉药的清除可以降低肌松作用。

第三节　吸入麻醉药的临床应用

一、小儿全身麻醉诱导及气管插管

吸入麻醉药的肌松及肌松增强作用对小儿尤其重要,静脉通路难以建立时,深度吸入麻醉下行气管插管已被确定为小儿插管的标准技术。早期研究多应用氟烷,但由于其对肝肾功能的不良影响,现已很少使用。安氟醚具有较强的肌松作用,其气管插管 MAC(MAC_{EI},气管插管过程中,50%的患者不出现体动反应时的最低肺泡药物浓度)为 1.4%,但高浓度(2.5%)时可引起中枢神经兴奋,甚至出现抽搐反应、胸壁顺应性下降和通气减少,因而也很少单纯用于儿童吸入麻醉诱导及插管。

目前小儿吸入麻醉应用最多的是七氟醚,它具有水果香味,易为小儿接受,且麻醉诱导较快。Inomata 等研究发现,吸入 4%～4.5%七氟醚,2～8 岁儿童有 80%以上能顺利完成气管插管,O'Brien 等则采用了 8%的浓度进行相关研究,发现下颌松弛满意,声门开放好,气管插管顺利。另外,七氟醚还可用于婴儿的麻醉诱导插管,且比丙泊酚加阿片类药物诱导具有更好的插管条件。如用 8%七氟醚合并吸入 66%氧化亚氮,则可获得比丙泊酚加琥珀胆碱更满意的插管条件,但所需时间相对稍长。

二、重症肌无力患者的麻醉

重症肌无力系自身免疫性疾病,其发病源于机体产生的自身抗体。胸腺切除术为重症肌无力患者的首选疗法。此类患者的麻醉对麻醉医生是个挑战,因为他们的神经肌肉接头(NMJ)功能性乙酰胆碱受体和"乙酰胆碱受体盈余"均减少,对去极化肌松药产生耐药性并早期出现Ⅱ相阻滞,对非去极化肌松药的敏感性异常增高,且个体差异较大。正常肌松药量的 1/10 即可使此类患者肌肉松弛,用此类药物后可能出现术后肌松残余导致肌肉麻痹,全身性肌无力比局限性肌无力患者更敏感。强效吸入麻醉药用于这类患者可以充分满足手术或内镜检查的肌松要求,七氟醚尤其适用,因为其刺激性小,并能产生深度松弛,可不用肌松药即可行麻醉诱导气管插管。但仅凭单纯吸入麻醉维持肌松,需要吸入较高浓度的麻醉药,对于某些患者可能会引起循环抑制,所以平衡麻醉包括合理使用肌松药更适用。如果吸入强效吸入麻醉药同时给予肌松药,则麻醉药的清除能消除部分肌松作用,但即使是可快速清除的麻醉药七氟醚也可能存在肌松残余效应。所以,对此类患者术中及术后应连续监测 NMJ 功能,避免肌松过量和术后肌松残余效应引起呼吸抑制,必要时可予呼吸机支持。

三、恶性高热

恶性高热是应用吸入麻醉药时发生在疑似患者的少见并发症,属家族遗传性的亚临床肌肉病,主要是由于吸入麻醉药和琥珀胆碱所触发的骨骼肌异常高代谢状态,产生肌肉病理性病变,这在所有现代吸入麻醉药在吸入过程中均可能发生。恶性高热一旦发生,病情往往进展迅速,表现为全身肌肉痉挛,体温急剧升高,氧耗量急速增加,大量二氧化碳生成,产生呼吸性和代谢性酸中毒,若未予及时有效救治,短期内即可因多器官功能衰竭而死亡。

尽管目前研究证实,地氟醚、七氟醚可以触发恶性高热,但均优于氟烷。北美恶性高热注册中心的资料显示,1992～1997 年 365 例病例报道中 14 例为地氟醚麻醉,其中 12 例有发生恶性高热的倾向或发生了恶性高热,但无一例死亡。该中心将发生恶性高热的病例分为两组:地氟醚＋琥珀胆碱组和地氟醚组,出现恶性高热的时间第一组为 10 min,第二组为 260 min,说明琥珀胆碱比地氟醚更易诱发恶性高热。这种由琥珀胆碱诱发的恶性高热在异氟醚和氟烷麻醉时亦有发生。所有患者发生恶性高热时间长短均与琥珀胆碱有关。这些资料表明,与地氟醚有关的恶性高热少于异氟醚和氟烷,而这一时期氟烷的应用比地氟醚更多,这更说明地氟醚诱发恶性高热的能力较弱,而异氟醚和地氟醚比较无明显差别。与异氟醚、七氟醚不同,摩尔浓度相同时,地氟醚产生的立毛肌收缩较少,这也和上述观点相符。但摩尔浓度相同不等于效能相同,因为摩尔浓度虽相同而一般用低倍数MAC 的地氟醚,其溶解度也比其他吸入麻醉药低,但这种差异不足以代偿它的较低诱发恶性高热的能力。七氟醚与地氟醚相似,诱发恶性高热的能力较弱。

对于疑似患者,国际公认诊断恶性高热易感者的金标准是氟烷-咖啡因骨骼肌体外收缩实验。具体测试程序如下:取患者股四头肌或其他长肌近肌腱部位的肌纤维 $2\sim3$ cm,固定于 37 ℃恒温 Kerbs 液内并持续通入含 5% CO_2 的氧气,连接张力传感器和电刺激仪,给予一定电刺激,测定不同浓度氟烷和(或)咖啡因作用下肌肉张力的改变。根据诊断标准作出相应诊断,易感者则避免使用吸入麻醉药和琥珀胆碱。

了解吸入麻醉药可能诱发恶性高热或许可以降低相关发病率和死亡率,但即使没有死亡病例发生,仍可因恶性高热的某一环节造成伤害。避免其严重后果的关键在于早期发现和明确诊断,并作及时处理。术中应监测体温和呼气末 CO_2,一旦出现恶性高热的临床征象,立即终止吸入麻醉药,更换钠石灰和呼吸回路,并用高流量氧过度通气,尽快结束手术,及早给予特效药丹曲林,立即采取一切措施开始降温,适当纠正酸中毒,合理使用升压药和利尿剂,稳定循环,保护重要脏器功能。因恶性高热在发病的 $24\sim36$ h 内可能再次发作,所以术后应加强监测和治疗,保证患者安全度过围术期,还应尽可能对患者及其直系亲属进行筛选实验,确定恶性高热易感者,并建立档案,避免再次发生恶性高热。

(方才　康芳)

参考文献

1　Vanlinthout LE, Booij LE, Van-Egmond J, et al. Effect of isoflurane and sevoflurane on the magnitude and time course of neuromuscular block produced by vecuronium, pancuronium and atracurium. *Br J Anaesth*, 1996, 76:389 - 395.

2　Blair JM, Hill DA, Bali M, et al. Tracheal intubation conditions after induction with 8% sevoflurane in children. *Anaesthesia*, 2000, 55:774 - 778.

3　A. R. Aitkenhead, G. Smith. Textbook of Anaesthesia,英文影印版第 3 版,北京:科学技术出版社, 1999:121 - 138.

4　Rnmpil IJ, King BS. Volatile anesthetics depress spinal motor neurons. *Anesthesiology*, 1996, 85: 129 - 134.

第 *12* 章 吸入麻醉药对中枢神经系统的影响

几乎所有麻醉药都会通过各种不同途径对脑和脊髓功能产生显著影响，麻醉作用本身也就是这种影响的结果。而强效吸入麻醉药通过影响神经元功能作用于脑可使患者记忆丧失，作用于脊髓则可使患者不能体动，与此同时还能影响脑血流（cerebral blood flow，CBF）、脑代谢率（cerebral metabolic rate，CMR）、颅内压（intracranial pressure，ICP）和脑电活动。目前临床常用的各种强效吸入麻醉药或麻醉气体对中枢神经系统（CNS）功能的影响特点各异，大致可归纳如下。①氟烷：在绝大多数情况下可扩张脑血管，使 CBF 增加。CBF 增加可导致颅内占位、脑水肿或已有颅高压的患者 ICP 进一步增高。为此，氟烷相对禁用于可能会出现颅高压的患者。氟烷能减弱脑血流自动调节功能，当动脉压明显降低时 CBF 下降。但氟烷降低 $CMRO_2$ 作用要比扩血管作用强，所以吸入麻醉期间 CBF 小幅降低一般不会对脑功能构成严重威胁。②异氟醚：与氟烷一样对脑血管也有扩张作用，导致 CBF、ICP 增加。异氟醚也能降低 $CMRO_2$。鉴于异氟醚脑血管扩张作用比氟烷和安氟醚轻，比较适合用于神经外科手术麻醉。如果异氟醚对 CBF 仅是轻度影响，可通过过度通气方法迅速予以逆转。③安氟醚：也具有扩张脑血管、升高 ICP 和降低 $CMRO_2$ 作用。此外，该吸入麻醉药还有另外一个特性，就是能诱发惊厥性脑电活动（EEG 痫波）。安氟醚麻醉期间，高浓度安氟醚吸入或严重低碳酸血症可导致 EEG 出现一种特征性的高电压、高频波形，并逐渐发展为癫痫样活动所特有的棘-慢复合波（spike-and-dome complexes），但此时患者并不伴有外周癫痫样抽搐动作。安氟醚引发的脑电痫波是自限性的，无须特殊处理，也不会对脑产生长时间损害。即便是癫痫患者吸入，也不会使症状加重。当然，一般情况下安氟醚最好不要用于有癫痫病史的患者。④地氟醚：地氟醚吸入时脑血管阻力和 $CMRO_2$ 降低，但仍能使脑保持对低碳酸血症的缩血管反应。在血碳酸水平和血压正常情况下，地氟醚能使 CBF 增加并由此升高颅脑顺应性差的患者 ICP。正因为在吸入地氟醚期间脑血管自动调节功能仍保持完整，所以可以采用过度通气办法来防止高 ICP 发生。⑤七氟醚：对脑血管阻力、$CMRO_2$ 和 CBF 的影响类似于异氟醚和地氟醚，因此也能使颅脑顺应性差的患者 ICP 增高。七氟醚吸入麻醉期间脑血管对低碳酸血症反应正常，过度通气也可防止高颅压的发生。⑥氧化亚氮(N_2O)：单纯 N_2O 吸入麻醉能导致 CBF 和 ICP 明显增加，若 N_2O 与静脉麻醉药联合使用，则 CBF 增加幅度减小甚至不增加。N_2O 与卤族类吸入麻醉药合用，能在一定程度上减弱 N_2O 对脑的扩血管作用。

第一节　脑电生理

一、脑电生理活动

（一）EEG 变化特征

强效吸入麻醉药会影响脑电活动，使 EEG 波形发生变化，且随着吸入浓度的提高影响会越明显，这是所有吸入麻醉药的共性。但不同的吸入麻醉药对 EEG 影响特征也各不相同。在麻醉过程中，最初 EEG 表现为电压升高、频率减慢，电压波可短暂地变成同步曲线波（synchronous and sinusoidal）。总的看来，随着麻醉加深，电压波在达峰值后直线下降，脑电活动可出现暂停——暴发抑制（脑电活动静息），持续深麻醉状态可导致脑电活动完全终止——EEG 波形平坦（flat EEG）。大脑新皮质比脑深部结构如杏仁核和海马更容易受到抑制，而这些与感觉和记忆关系密切的脑深部核团，也很容易受麻醉药影响。

（二）吸入麻醉药对 EEG 影响

1. 异氟醚　排除手术、疾病和其他药物的影响，正常人吸入地氟醚、异氟醚或七氟醚时 EEG 变化过程是：清醒状态下前脑比后脑 EEG 频率快，当吸入浓度达 $0.8\sim2.1$ MAC 时这种差别消失，随着吸入浓度增加 EEG 活动逐渐减弱，麻醉兴奋期过后 EEG 同步波增多且波幅增加，但此时能反映 EEG 功率在频谱的高边界变化的，覆盖所有或 95% 频率的最大频率——谱边缘频率（spectral edge frequency，SEF）并无明显改变。麻醉深度进一步加深，EEG 可显现暴发抑制，同时受其影响 SEF 减慢，EEG 熵也会随吸入浓度增加而增加。

2. 氟烷　值得注意的是，临床麻醉浓度氟烷虽然会产生与地氟醚、异氟醚或七氟醚不同的 EEG 变化，但不会产生与地氟醚、异氟醚或七氟醚同样的 EEG 暴发抑制。

3. N_2O　吸入气 N_2O 分压低于 1 个大气压情况下，对 EEG 几乎没有抑制作用，也不会明显影响地氟醚所致的 EEG 暴发抑制作用。相同 MAC 的 N_2O 吸入，比地氟醚对 EEG 抑制程度轻。

4. 地氟醚　正常人吸入时 EEG 变化过程类似于异氟醚，且对 EEG 影响似乎与 $PaCO_2$ 变化无关。如在吸入 1.2 MAC 地氟醚期间，$PaCO_2$ 由 26 mmHg 上升到 57 mmHg 时，连续脑电活动或抑制期间的暴发抑制电活动频率不会发生改变，微小或无活动 EEG 在整个脑电活动中所占的时间百分比也不会改变。

5. 七氟醚　吸入麻醉时 EEG 变化过程与地氟醚或异氟醚吸入麻醉时对 EEG 变化影

响过程类似。七氟醚吸入浓度增加速率会改变 EEG 初始波形,如在很短的时间内将七氟醚吸入浓度提升到 4%,开始时会出现 2～3 Hz 高电压节律性慢波,继后出现快(10～14 Hz)慢(5～8 Hz)复合波。相反,若逐步增加吸入浓度,如七氟醚吸入浓度逐步由 1%、2%提升到 4%,每一浓度吸入持续时间 10 min,则可见在浅麻醉时 EEG 频率增快、波幅增高,深麻醉时频率减慢、波幅降低。但无论快诱导麻醉或慢诱导麻醉,最终 EEG 波形都是一样的。

二、惊厥性脑电活动

(一)临床观察

对正常人而言,地氟醚、异氟醚和七氟醚都能抑制药物性 EEG 惊厥活动。但对于较深麻醉状态或麻醉前有脑惊厥性电活动病史者,安氟醚和七氟醚易诱发大脑产生惊厥性电活动,如顽固性癫痫患者吸入 1.5 MAC 七氟醚比吸入 1.5 MAC 异氟醚期间棘波发生率高。成年人或小儿不但在单次高浓度七氟醚吸入麻醉诱导时易诱发惊厥,而且于麻醉恢复期也可能会发生惊厥,但七氟醚麻醉期间和麻醉后患者手腕痉挛与七氟醚所诱发的惊厥无关。通常情况下,这种因吸入麻醉药偶然诱发的惊厥不会给患者造成严重后果,但若处理不当惊厥频发也会对患者尤其是小儿生命构成威胁。目前人们还不清楚促使这种惊厥发生是否还有其他未明原因,如学龄前儿童七氟醚麻醉恢复期间谵妄发生率高是否与惊厥好发有关。对顽固性颞叶癫痫患者可能要另当别论,七氟醚吸入麻醉期间往往表现为棘波抑制。正因为安氟醚、七氟醚能够影响脑惊厥活动,而地氟醚或异氟醚则无此影响,所以后二者就很适用于神经外科手术麻醉。

(二)动物实验

研究表明,安氟醚的致惊厥作用比七氟醚强,安氟醚麻醉期间反复听觉刺激能诱发惊厥,特别是在低碳酸血症或深麻醉状态下更容易诱发。而在地氟醚、异氟醚单纯或合并 N_2O 吸入麻醉期间,无论是否伴有低碳酸血症,反复听觉刺激均很难诱发脑惊厥性电活动产生。七氟醚致脑惊厥性电活动与大脑皮质儿茶酚胺释放增加并无关联,其根本原因仍有待今后更深入的研究。

三、脑癫痫样放电

(一)安氟醚

临床上任何麻醉深度下地氟醚和异氟醚都不会诱发痫波样脑电活动(epileptic activity),但安氟醚吸入易诱发痫波样脑电活动甚至癫痫,特别对神经外科手术麻醉患者来说,低碳酸血症可能会加剧脑癫痫样放电(seizure-type discharges)。安氟醚吸入期间保持氧供时,EEG 出现癫痫波是否有害目前还难以确定。鉴于癫痫活动期间脑组织代谢明显增加

（甚至可高达 400％），对好发癫痫或闭塞性脑血管病患者最好避免吸入安氟醚，尤其是杜绝低碳酸血症时高浓度安氟醚吸入。根据安氟醚吸入期间 EEG 变化特点，手术中医生可借此来激活和确定术前不曾发现的癫痫灶，以便手术切除。切除癫痫灶的患者 EEG 仍有可能会有棘波显现，也可能术后会持续存在较长一段时间。除手术麻醉期间外，易感或非易感人群安氟醚麻醉术后也可发生癫痫，但这在临床上极其罕见。

（二）异氟醚

如今异氟醚已在临床上广泛用于神经外科手术患者麻醉。虽然异氟醚吸入麻醉期间偶然可出现 EEG 棘波和癫痫样肌阵挛，也曾有过 2 例报道患者吸入异氟醚引发难以解释的 EEG 癫痫样活动，其中 1 例发生在术中，另 1 例发生在术后即刻，但这与安氟醚所诱发的直观的癫痫样活动并无关联。非但如此，临床上异氟醚还往往能被用来有效控制顽固性癫痫时 EEG 癫痫活动。

（三）七氟醚

临床报道部分小儿，即便手术麻醉前无癫痫病史，若以高浓度七氟醚吸入麻醉诱导，也可能会发生癫痫。动物研究也证实，猫吸入 5％七氟醚时给予强烈的外周刺激，能诱发癫痫；而麻醉维持浓度（低于麻醉诱导浓度）的七氟醚一般不会引发癫痫。

四、动物研究 EEG 变化特点

（一）吸入浓度影响

总的来说，有关吸入麻醉药对 EEG 影响，动物与人的研究结果是一致的。地氟醚对猪和家兔 EEG 影响形式与异氟醚、七氟醚一致，即当吸入浓度达 0.5～0.8 MAC 时，EEG 电压和频率（α节律）明显增加，超过麻醉前水平；吸入浓度从 0.8 MAC 升至 1.2 MAC 时，EEG 频率减慢，出现 α 波和 θ 波；吸入浓度 1.2 MAC 时 EEG 出现暴发抑制，且随着麻醉加深，暴发抑制显现得更加频繁；吸入浓度 1.6 MAC 时脑电活动消失，表现为等电位 EEG。

（二）麻醉深度与 EEG 波形分析

1. 麻醉深度　吸入地氟醚但尚未达到麻醉状态时，EEG 除有偶发尖波（sharp wave）外，可产生自发性单一或群发棘波。听觉刺激（响指）不会诱发等电位 EEG 出现，或长时间异常的脑电活动。无论是在深麻醉（1.6 MAC）血碳酸水平正常，还是浅麻醉（1.2 MAC）低碳酸血症情况下，反复听觉刺激皆不会诱发脑惊厥性电活动。但对于浅麻醉（1.2 MAC）低碳酸血症时的 EEG 影响，地氟醚和异氟醚不同于安氟醚和七氟醚，如低碳酸血症期间吸入 1.2 MAC 安氟醚，响指听觉刺激能导致 EEG 出现惊厥波和相应的肌肉活动。

2. EEG 波形分析　用各种认为可能与麻醉深度有关参数如中位功率频率（median power frequency，MPF）、谱边缘频率（spectral edge frequency，SEF）、EEG 最高频率和 θ 波率（theta ratio）等参数对原始 EEG 波形进行分析，研究发现有些参数与麻醉深度是不吻合的。究其原因,可能是脑电活动抑制期间 EEG 时常暴发的高频脑电活动波干扰了上述参数与麻醉深度间的关联。随着麻醉加深,与暴发抑制所对应的 SEF、暴发谱边缘频率(burst spectral edge frequency,BSEF)和 EEG 电压交零点次数即零交叉频率(zero crossing frequency)逐渐减慢或减少。而随着吸入浓度由 0.8 MAC 增至 1.6 MAC,反映占整个几乎完全是等电位 EEG 时程百分比的暴发抑制率(burst suppression ratio,BSR)增加,EEG 波幅(电压)均方根减小(root mean square)。

（三）麻醉药物间相互影响

1. 硫喷妥钠　地氟醚麻醉时给予中枢抑制药,能使麻醉加深,EEG 表现为脑电活动进一步抑制。如硫喷妥钠常能造成 EEG 暴发抑制,降低暴发-代偿性谱边缘频率(burst-compensated spectral edge frequency,BcSEF),且剂量越大,降低幅度越大。随着硫喷妥钠剂量增加,暴发抑制率(burst suppression ratio,BSR)升高。

2. 芬太尼　地氟醚麻醉下给予芬太尼 $50\sim100$ $\mu g/kg$,并以 $66\sim130$ $\mu g/(kg\cdot h)$ 持续输注,虽然看起来似乎显得芬太尼剂量很大,对 EEG 的影响形式类似于硫喷妥钠,但对 EEG 的影响程度远不及后者,而且持续输注芬太尼期间 0.1 mg/kg 纳洛酮即可拮抗芬太尼作用,消除其对 EEG 的影响。而在异氟醚麻醉下,同等剂量的芬太尼和纳洛酮不会对 EEG 产生明显影响。

3. 其他药物　地氟醚吸入麻醉期间无论是使用琥珀胆碱、N_2O、阿曲库铵、依酚氯铵或阿托品等药物均不会影响脑电活动。地氟醚与各种大剂量常用麻醉辅助药间相互作用的研究也表明,麻醉期间 EEG 不会显示如单一或多发性棘波甚至尖波的癫痫样活动。

（四）EEG 暴发抑制

地氟醚吸入深麻醉状态下 EEG 暴发抑制形式多种多样,且时隐时现,间隔时间也不固定。一旦麻醉深度保持稳定,EEG 暴发抑制及其他波形也就相对固定了,不会再发生其他变化,提示大脑已耐受地氟醚抑制作用。对地氟醚吸入耐受性,不同的动物实验研究所得出的结论不同,如猪吸入地氟醚时不会在很短的时间内产生耐受性,而犬则相反。即便犬对吸入地氟醚能产生耐受性,往往其脑电暴发抑制波形仍不固定,呈多变性。

第二节　EEG 变化与麻醉深度监测

强效吸入麻醉药能够抑制人脑电活动,且随剂量加大抑制作用越明显。除氟烷外,当吸入浓度达 $1.5\sim2.0$ MAC 水平时都会导致脑电活动静止。临床上可根据 EEG 波形变化来评估麻醉深度和判定麻醉药需要量,其中以中潜伏期听觉诱发电位(midlatency auditory evoked potentials,MAEP)和脑电双频指数(bispectral index,BIS)两种监测方法最具特色,对正确指导麻醉医师合理用药意义重大。当然,目前临床上尚不能完全依赖 MAEP 和

BIS 当作预测麻醉药用量的指标,二者在实际应用过程中可能还有许多受制约因素。例如不同的吸入麻醉药对脑电活动的影响不尽一致,如安氟醚、七氟醚能够影响脑惊厥活动,而地氟醚或异氟醚则无此影响等;临床麻醉浓度氟烷虽不会诱发脑电活动暴发性抑制,但若以 N_2O 替代等 MAC 分数(fraction of MAC)地氟醚吸入,则 EEG 抑制程度可进一步减轻。

一、谱边界频率(SEF)

如前所述,EEG 各种波形成分的改变都与强效吸入麻醉药浓度有关。吸入麻醉药浓度增加的过程中,脑电活动也会逐渐减弱。利用这种吸入麻醉药浓度与脑电活动抑制程度间的对应关系,临床上可以此来监测麻醉深度。吸入地氟醚、异氟醚患者由清醒转入浅麻醉状态时,EEG 电压会有所增加,但 SEF 不会有明显变化。随着麻醉深度增加,脑电活动出现暴发性抑制,受其影响 SEF 会有所减慢。氟烷吸入麻醉情况特殊,临床常用吸入浓度不会导致 EEG 暴发抑制发生,故 SEF 也不会发生改变。若以 MAC 分数衡量,地氟醚、异氟醚和七氟醚 95％功率谱的 SEF 所对应的 ED_{50} 为 0.64,丙泊酚 ED_{50} 为 0.55。随着地氟醚吸入浓度增加,EEG 熵也会相应提高。

二、中潜伏期听觉诱发电位(MAEP)

与 N_2O 吸入麻醉不同,吸入强效麻醉药时,患者在由清醒至记忆丧失或由正常反应至反应消失过程中,可显示特征性 MAEP 波形潜伏期延长和波幅降低,麻醉医生可根据其受影响程度判定或预测麻醉深度。如地氟醚吸入浓度≥4.5％可防止术中知晓发生,吸入浓度增至 6％,MAEP 抑制达峰值;七氟醚吸入浓度超过 1.5％,可明显削弱 MAEP 或使其消失。可以说,无论是地氟醚 6％还是七氟醚 1.5％吸入浓度下,都能抑制听觉和防止术中知晓发生。动物研究也显示,随着吸入麻醉药 MAC 的增加,MAEP 潜伏期和波幅呈进行性延长和降低趋势。临床上在分析或观察整个 MAEP 变化过程中,往往简单地以 MAEP 40 Hz 为界,当 MAEP 降到 40 Hz 时提示患者已由清醒转入无意识阶段。由此也派生出"醒觉 MAC"(MACawake)概念,MACawake 是指低于抑制 MAEP 或使 MAEP 降低到 40 Hz 所需吸入麻醉药 MAC 浓度。

三、双频谱指数(BIS)

BIS 常用来监测麻醉深度,尤其是可依此来判定有无麻醉中知晓。采用 BIS 监测有助于能以更少量的麻醉药使患者更快进入麻醉状态。年龄、吸入浓度、刺激强度等因素都会影响 BIS 值实际临床意义的正确判读:① 抑制一定指令性反应所需的七氟醚浓度随患者年龄的增加而减小,但指令性反应消失时的 BIS 值并不会发生明显改变;② BIS 监测可用来判断七氟醚麻醉患者的镇静水平,但却无法预计患者是否会对手术切皮刺激产生体动反应;③ 七氟醚镇静期间的 BIS 读数与患者对声音的反应性有一定关系,但这种关系也并非十分确切;④ 丙泊酚镇静时患者 BIS 值受音响刺激的影响较明显,逐渐增加地氟醚吸入浓度能使 BIS 值渐进性降低,其对应关系不受椎管内麻醉效果影响。

四、躯体感觉诱发电位(somatosensory evoked potentials,SSEP)

所有的强效吸入麻醉药对 SSEP 都有一定程度的抑制作用,例如提高地氟醚、异氟醚和七氟醚吸入浓度能抑制患者 SSEP,表现为潜伏期延长和波幅降低。患者在由清醒转为浅麻醉(0.7 MAC)过程中,皮质 SSEP 降幅最大,即使当麻醉深度达 1.3 MAC 时,仍能经皮质测得 SSEP。地氟醚与七氟醚对 SSEP 的影响相似,SSEP 波幅稳定性要比异氟醚麻醉期间显现得好,便于进行持续 SSEP 监测。一定浓度强效吸入麻醉药与 N_2O 复合吸入时,能明显降低患者皮质 SSEP 波幅。若 N_2O 吸入前 SSEP 波幅较低,则不要再添加吸入 N_2O。

SSEP 可以通过大脑皮质或脊髓进行检测,但敏感性有所不同。动物及人体研究表明,在高浓度地氟醚吸入条件下,脊髓 SSEP 检出率要比皮质 SSEP 检出率高。吸入麻醉药浓度达 2.0 MAC 时仍能经脊髓测得 SSEP,而此时皮质 SSEP 消失,刺激胫神经也不会引发心血管反应。

五、运动诱发电位(motor evoked potentials,MEP)

提高单一强效吸入麻醉药浓度能逐渐加深对皮质 SSEP 抑制程度,对于 MEP 而言,无论单纯吸入地氟醚还是异氟醚都不会明显抑制脊髓刺激所诱发的 MEP。若是强效吸入麻醉药与 N_2O 联合吸入,如 0.75~1.5 MAC 异氟醚或七氟醚合并 N_2O 吸入可抑制对裸露运动皮质的单次矩形脉冲刺激所诱发的肌性 MEP,其中因运动皮质刺激所诱发的 I 型波抑制程度与吸入麻醉药浓度呈正相关,当异氟醚或七氟醚吸入浓度达 2.0 MAC 时,I 型波幅降至零点。实验研究证实,地氟醚能使刺激运动皮质所诱发的肌复合动作电位减弱。在给予一定量巴比妥类药物基础上,地氟醚吸入浓度达 2.8% 时,肌复合动作电位减幅可达 44%,吸入浓度提高到 5.7% 时,肌复合动作电位减幅达 86%。

总之,目前临床常用的强效吸入麻醉药虽然都能在不同程度上削弱 SSEP 或 MEP,但不会使 SSEP 和 MEP 完全消失。

第三节 脑血管自动调节功能与脑代谢

强效吸入麻醉药能够降低脑血管阻力(cerebral vascular resistance,CVR)和脑代谢率,并在此基础上使脑血流增加和颅内压增高,其作用在当麻醉药吸入浓度超过 1.0 MAC 或借助药物和其他措施使血压控制在麻醉前水平时特别明显。相对于依托咪酯和硫喷妥钠而言,现已证明地氟醚能增加脑组织氧合,防止术中因大脑中动脉(middle cerebral artery,MCA)短暂钳闭或缺血造成的损伤。至于其他强效吸入麻醉药是否也有类似脑保护作用,仍有待进一步研究。

一、CBF 变化

(一)影响因素

吸入麻醉药对 CBF 的影响受制于多种因素,包括:① CMR:CMR 抑制可能导致 CBF 下降;② 血管平滑肌张力:直接对血管平滑肌扩张作用使 CBF 增加;③ 血压:在一定的血压范围内才能显现脑血管自动调节功能等,其不同程度上都有一氧化氮(NO)介入,且以吸入麻醉药对血管平滑肌作用占主导,重点表现为全脑 CBF 增加;④$PaCO_2$:吸入麻醉药对低碳酸血症性脑血管收缩无预防作用。给予犬 0.5、1.0 和 1.5 MAC 地氟醚吸入,随着 $PaCO_2$ 降低,CBF 呈直线下降。但当 $PaCO_2$ 降至 22~24 mmHg 水平时,即便继续提高麻醉药吸入浓度,CBF 也不会进一步降低,可保持在 38~43 ml/(min·100 g)水平。与此同时,CVR 和平均动脉压(MAP)也随地氟醚 MAC 增加而逐渐降低,如 CVR 分别达2.47 mmHg/ml·min·100 g、1.59 mmHg/ml·min·100 g 和 1.05 mmHg/ml·min·100 g,MAP 则分别为113 mmHg、83 mmHg 和 60 mmHg。

不同的吸入麻醉药对 CBF 影响程度有所差别,其中氟烷增加 CBF 作用最强。将 MAP维持在 80 mmHg 水平,吸入 1.1 MAC 氟烷、安氟醚和异氟醚可分别使 CBF 增加 191%、37% 和 18%。经颅超声多普勒超声(transcranial doppler,TCD)检测证实,1.0 MAC 异氟醚、七氟醚和地氟醚吸入对脑血管功能影响程度十分接近,CBF 变化差别不大。临床常用的吸入麻醉药对脑血管扩张作用强度有所差异,由强到弱依次为氟烷>安氟醚>异氟醚=七氟醚=地氟醚。

(二)时间依赖性

动物研究证明,吸入麻醉药对 CBF 的影响有一定的时间依赖性(time dependence)。随时间延长,受吸入麻醉药影响,CBF 先升后降,并于吸入后 2.5~5 h 之间达到接近于吸入麻醉前的稳定水平。这其中的机制,现在尚不清楚,这仅仅是通过动物实验发现的。人无论是在吸入氟烷、异氟醚、地氟醚或七氟醚期间,即便时间长达 3~6 h 也未见此现象。

(三)脑血管 CO_2 反应性和自动调节功能

吸入麻醉期间无论采用哪一种类型吸入麻醉药,都能维持脑血管对 CO_2 变化良好的反应性,而相比之下 CBF 对动脉压升高的反应性——脑血管自动调节功能受到削弱,尤其是对脑血管扩张作用越强的吸入麻醉药,这种 CBF 高血压性自动调节反应受削弱程度越大。在所有强效吸入麻醉药中,七氟醚对 CBF 自动调节功能影响最小。

若在吸入麻醉期间用升压药(如去氧肾上腺素)人为使血压保持较高水平,低浓度

(1.2～1.5 MAC)吸入麻醉药不会引起 CBF 明显改变。从临床角度来看,在神经外科手术麻醉中这种 CBF 对血压升高的自动调节反应性实际意义十分有限。而确有意义的应该是在吸入麻醉期间能否保持 CBF 对血压明显下降的反应性,尤其是扩血管药物引起低 MAP 时,能否保持良好的 CBF。虽然就现有资料来看,还很难准确地说各种吸入麻醉药在对 CBF 低血压反应性方面的影响有何差异,临床上也无法直接比较低血压期间异氟醚、地氟醚和七氟醚对 CBF 的影响,但可以肯定的是,临床常用吸入浓度下的强效吸入麻醉药不会使脑血管对 $PaCO_2$ 变化的反应消失。

（四）酸-碱平衡状态

地氟醚对低碳酸血症性脑血管收缩无预防作用。如前所言给予犬 0.5 MAC、1.0 MAC 和 1.5 MAC 地氟醚吸入,随着 $PaCO_2$ 降低 CBF 呈直线下降。但当 $PaCO_2$ 降至 22～24 mmHg 水平时,即便继续提高麻醉药吸入浓度,CBF 也不会进一步降低,可保持在 38～43 ml/min · 100 g。脑血管阻力也随地氟醚 MAC 增加而逐渐降低,脑血管阻力分别达 2.47 mmHg/ml · min · 100 g、1.59 mmHg/ml · min · 100 g 和 1.05 mmHg/ml · min · 100 g,同时平均动脉压（MAP）分别为 113 mmHg、83 mmHg 和 60 mmHg。这种脑血管阻力的降低究竟是地氟醚脑血管扩张作用的结果,还是血压降低所致,仅凭现有研究似乎难以界定。通常情况下,脑自主调节功能完整时,脑血管阻力是可随血压下降而降低的。由此可以预测,在地氟醚对脑血管没有任何影响的情况下,CBF 和脑血管阻力也会发生改变。

（五）常用麻醉药

1. 七氟醚　1.0～1.5 MAC 七氟醚几乎不会对脑自动调节功能或脑对 CO_2 反应性产生不良影响,但若同时增加 N_2O 吸入则有可能会对脑正常功能的保护构成一定威胁。如七氟醚麻醉时增加 N_2O 吸入,患者颈内静脉氧饱和度会明显升高。等浓度不同吸入麻醉药对动态脑自动调节功能影响各异,1.5 MAC 七氟醚比 1.5 MAC 异氟醚吸入麻醉期间动态脑自动调节功能保护的要好。在接近 0.6 MAC 七氟醚水平时,若 $PaCO_2$ 升高到 60 mmHg,则会因七氟醚与 CO_2 间的相互作用而损害人脑血管自动调节功能。患者在吸入 67% N_2O 的同时给予 1.0 MAC 七氟醚或异氟醚吸入,不会影响脑血管对 CO_2 的反应性。动物研究也证明,低浓度七氟醚吸入不会影响脑血管自主调节功能,而高浓度（2.0 MAC）则可导致脑血管自主调节功能失调。

2. 地氟醚　有一过性心血管刺激作用,成人若在丙泊酚麻醉诱导后,紧接着吸入1.2～1.8 MAC 地氟醚,能导致心率加快、血压升高。麻醉诱导期间地氟醚吸入导致心率、血压变化的同时,大脑中动脉血流速度会有所增加。小儿地氟醚吸入麻醉时也可引起 CBF 加快。地氟醚所引发的这些心、脑血管反应症状可以通过降低吸入浓度、术前给予阿片类药物以及麻醉中采用过度通气等方法进行预防。静脉注射 0.3 $\mu g/kg$ 舒芬太尼同时吸入 N_2O,能通过降低吸入气中所需地氟醚浓度（<6%）,防止地氟醚吸入浓度增高所导致的心率增快

和血压升高,但这种药物组合方法并不能防止因地氟醚浓度吸入浓度增加所导致的脑血流加快。若以 3% 地氟醚进行麻醉,当将吸入浓度逐步提高到 9% 时,在 CBF 显著减少的同时,可引发脑电活动暴发性抑制、脑组织 PO_2 和 pH 升高以及脑 PCO_2 降低。

3. 静脉麻醉药复合吸入麻醉药　成人以丙泊酚麻醉产生等电位 EEG 时,无论吸入地氟醚、氟烷或异氟醚,都能使大脑中动脉血流速度显著加快,其程度与吸入麻醉药浓度高低有一定关系,如 1.5 MAC 吸入浓度下的大脑中动脉血流速度要比 0.5 MAC 吸入浓度下的大脑中动脉血流速度快得多。动物实验显示,若将巴比妥麻醉下的犬软脑膜直接接触 0.5~1.5 MAC 异氟醚或七氟醚,脑膜上的大小血管都会扩张,并随着麻醉药浓度增加血管扩张也越来越明显。说明这些强效麻醉药能引起脑血管扩张。利用超声检查对脑功能正常骨科手术患者观测发现,若 0.5 MAC、1.5 MAC 异氟醚或七氟醚吸入不改变脑血流速度(cerebral blood flow velocity,CBFV),此时加大丙泊酚用量能明显使 CBF 减少。这是由于尽管丙泊酚不会影响动脉压变化期间 CBFV 动态或静态调节速率,但异氟醚和七氟醚会在一定程度上抑制这种脑血管调节反应,吸入浓度达 1.5 MAC 时调节反应能力削减约 25%。

二、脑血管扩张作用临床意义

(一) 低颅脑顺应性患者

总的来说,虽然异氟醚、七氟醚或地氟醚对大脑皮质脑血管扩张作用不大,但随着吸入浓度的增加还是会引起一定程度的脑血管扩张。那么在颅内顺应性异常情况下,是否应当禁用异氟醚、七氟醚或地氟醚呢?看来不能这么认为。因为对于吸入异氟醚所引起的脑脊液压力(cerebral spinal fluid pressure,CSFP)或 ICP 增高,一般通过采用过度通气造成低碳酸血症即可预防或逆转。尤其是在采用平衡麻醉期间,低 MAC 吸入同时适当监测 ICP 或脑 CO_2 张力,即可确保患者安全。但对于颅内巨大肿瘤患者,有时在吸入异氟醚时虽然也人为造成低碳酸血症,仍有可能会引起 ICP 增高。因此,对巨大脑肿瘤、ICP 不稳定、脑生理功能紊乱以至部分或全脑对 CO_2 反应性和脑血流-代谢耦联受损的患者,在选择吸入麻醉时要十分谨慎。患者有嗜睡、呕吐、视乳头水肿、瘤体过大和基底池受压等症状或体征时,在去骨瓣和硬脑膜切开前,以及能直接判断吸入麻醉对 ICP、CBF 影响前,应以静脉麻醉为主。当然,上述这种情况主要见于急诊颅脑手术患者,择期手术患者少见。

等 MAC 浓度异氟醚、地氟醚和七氟醚对脑血管纯扩张作用要比氟烷轻,因而较适用于颅脑顺应性差的患者,但也并不是说这些患者要禁用氟烷。若在吸入氟烷前行过度通气引起低碳酸血症,那么就能预防或很大程度上抵御可能会出现的 ICP 增高。可是绝大多数麻醉医师还是青睐异氟醚、地氟醚和七氟醚,因为这些吸入麻醉药的安全可控范围比氟烷大。此外,目前已证实危重患者必须防止 ICP 增高,给予过度通气降低血碳酸水平时吸入异氟醚,或在吸入氟烷前降低脑 PCO_2,能避免高 ICP 发生。

（二）脑代谢功能降低或抑制患者

手术前因服药或疾病本身已致 CMR 降低的患者，在使用吸入麻醉药时也应当心。因为吸入麻醉药的扩血管作用在正常情况下可被脑代谢介导的缩血管效应所抵消，麻醉前低 CMR 患者吸入麻醉或提高吸入浓度将会出现明显的脑血管扩张。这样的患者吸入 $0.6\sim$ $1.1\ MAC$ 异氟醚时与清醒状态相比，CBF 或许没有明显变化，但若将吸入浓度提高到 $1.6\ MAC$，CBF 则有可能会剧增 100%。由此可见，异氟醚若是以等于或高于能使 CMR 几乎达最大抑制时的浓度吸入，或是当与脑电生理功能有关的 CMR 成分受药物或疾病抑制时吸入，它就成为一种纯粹的脑血管扩张剂。

（三）颅脑手术

颅内手术患者吸入麻醉过程中 CBF 变化有一定特点。患者采用硫喷妥钠或依托咪酯、维库溴铵肌松诱导气管插管后，以舒芬太尼和 $50\%\sim70\%\ N_2O$ 吸入维持麻醉，术中若暂停 N_2O 吸入，分别给予 $0.5\ MAC$、$1.0\ MAC$ 和 $1.5\ MAC$ 七氟醚或异氟醚吸入时，皆可使大脑中动脉血流速度减慢和一定程度上的脑需氧量减少，但其变化程度并不会随吸入麻醉药浓度逐渐增加而无止境地加剧。且在吸入麻醉药浓度增加过程中，患者其他的一些生理参数如血压、CVR 和 ICP 等无明显变化。究其原因，可能与硬脑膜切开前患者输注甘露醇有关。七氟醚可能的确会降低 CVR，并在恒定脑血流状态下使脑氧摄取减少。$1.0\ MAC$ 七氟醚尚不足以使 CVR 明显降低，$1.5\ MAC$ 七氟醚时 CVR 才明显下降，其间脑灰质、脑白质血流减少约 $25\%\sim34\%$。

三、脑代谢功能

（一）CMR

1. CBF-CMR 耦联　吸入麻醉药对脑生理功能的影响方式与静脉麻醉药差别很大，静脉麻醉药可同时引起 CBF 和 CMR 平行改变，体现出稳定的 CBF-CMR 耦联关系。吸入麻醉期间大脑 CBF-CMR 之间也存在某种耦联机制，但这种耦联机制并不完善。有时吸入麻醉过程中，随吸入麻醉药浓度增加 CMR 降低的同时，CBF 不受影响或增加，表现为 CBF-CMR 之间失耦联，如地氟醚的扩血管作用就可能会制约因 CMR 下降所导致的 CBF 减少。有时 CBF-CMR 变化又能显现耦联关系，即 CBF 随 CMR 降低而减少。志愿者吸入 3% 安氟醚麻醉致 CMR 降低 50% 时，随 EEG 痫波出现 CMR 又能恢复正常。提示尽管安氟醚吸入有致癫痫可能，但麻醉期间大脑仍保存着正常 CBF-CMR 耦联机制。$1.0\sim2.0\ MAC$ 地氟醚、异氟醚吸入时也存在这种 CBF-CMR 耦联机制。

现在人们在判定吸入麻醉药对 CBF、CMR 影响时，多采用 CBF/CMR 比值，这样显得更加准确，比值大小取决于吸入浓度高低。在麻醉药吸入浓度稳定情况下，MAC 倍数与 CBF/CMR 呈正相关。换句话说，在较高的 MAC 水平时，脑血流灌注往往过剩。吸入麻醉药所引起的 CBF、CBFV 增加的结果是 ICP 升高。等 MAC 浓度吸入麻醉药对 CMR 抑制程度不同,安氟醚、异氟醚、七氟醚和地氟醚明显强于氟烷。

2. 脑氧代谢率(CMRO$_2$)　所有吸入麻醉药都能使 CMRO$_2$ 降低,但在一定的 MAC 水平下 CMRO$_2$ 降低程度以氟烷最小。异氟醚和七氟醚对 CMRO$_2$ 抑制程度非常近似。地氟醚尤其是当其吸入浓度高于 1.0 MAC 时,对 CMRO$_2$ 抑制程度略低于异氟醚。吸入 1.5～2.0 MAC 异氟醚、七氟醚或地氟醚,出现 EEG 抑制(EEG 是等电位线)时的 CMRO$_2$ 降幅最大。动物实验表明,在吸入 N$_2$O 镇静的基础上分别吸入氟烷、异氟醚和安氟醚,结果氟烷组 CMRO$_2$ 下降约 25%,异氟醚和安氟醚组 CMRO$_2$ 下降约 50%。CMRO$_2$ 下降幅度随吸入浓度的增加而加大。呼气末异氟醚浓度超过 6% 时,CMR 不会进一步降低,也无麻醉药中毒表现。与异氟醚不同,氟烷吸入浓度超过 4.0 MAC 导致 EEG 抑制时,随着 MAC 提高和脑能量的改变 CMRO$_2$ 也进一步降低,其脑能量改变与脑组织氧化磷酸化障碍有关,这是一种脑可逆性毒性反应。

3. CBF/CMRO$_2$　吸入麻醉药都有不同程度的增加 CBF 和降低 CMRO$_2$ 作用,在一定范围内 CBF/CMRO$_2$ 的变化与吸入浓度大致成直线关系,其中以氟烷对脑血流的扩增效应最强,安氟醚次之,氧化亚氮、七氟醚和异氟醚作用最弱。1.5 MAC 氟烷和安氟醚可分别使 CBF 增加 66% 和 35%,而七氟醚和异氟醚对 CBF 几乎没有影响。氟烷和安氟醚能明显削弱 CBF 自动调节机制,而异氟醚与其相反,不但能降低 CMRO$_2$,而且具有保护脑血管自动调节功能的作用。1.0～1.5 MAC 吸入麻醉浓度氟烷、安氟醚、异氟醚和七氟醚大约可分别使 CMRO$_2$ 降低 25%、34%、50% 和 50%。在没有其他药物影响下,0.4 MAC 七氟醚吸入能使 CBF 和脑血流量(cerebral blood flow volume,CBFV)增加、血液平均运输时间缩短(即脑血流速度减慢)和 CVR 降低,0.5 MAC 异氟醚和 1.0 MAC 七氟醚能达到相同的 CBF/CMRO$_2$ 比值。随着吸入浓度的增加和 CVR 的降低,CBF/CMRO$_2$ 比值会进一步升高。但在吸入不同倍数 MAC 异氟醚或七氟醚时,若仅延长吸入时间并不会改变 CBF 和 CBF/CMRO$_2$ 比值。

(二) 脑葡萄糖浓度

实验研究发现,与清醒状态比较,异氟醚吸入麻醉时脑葡萄糖代谢率(CMR for glucose,CMRg)降低。1.0 MAC 异氟醚吸入在不改变 CBF 情况下,能使部分大脑皮质区域 CMRg 较清醒对照值降低 54%。将异氟醚吸入浓度增加至 2.0 MAC 时,CMRg 虽可进一步减低,但降幅减小,只及对照值 20%,同时 CBF 增加 70%。强效吸入麻醉药间比较显示,小鼠异氟醚吸入期间脑葡萄糖浓度要比吸入氟烷、安氟醚时高,而其他代谢产物的浓度并无差异。虽然异氟醚吸入时血浆葡萄糖浓度也升高,但吸入氟烷、安氟醚和异氟醚三组小鼠血浆/脑葡萄糖比值并无差别。临床研究显示,吸入氟烷、安氟醚和异氟醚时脑葡萄糖浓度不会增加,但与氟烷相比,安氟醚、异氟醚吸入麻醉者血浆葡萄糖浓度升高。虽说脑葡萄糖利用率增加对脑缺血再灌注损伤的转归是不利的,但异氟醚这种对血浆和脑葡萄糖浓度的影响究竟有何临床意义,仍有待进一步研究。

（三）胞内 Ca^{2+} 浓度

吸入麻醉药能改变脑片、突触体和培养神经细胞等的钙依赖信号,抑制神经兴奋和神经递质释放程度与胞内 Ca^{2+} 的浓度（$[Ca^{2+}]i$）减少相平行。近来发现吸入麻醉药在电生理学上抑制 L 型 VGCC 和海马神经元的 N 型钙通道,而对介导大部分钙内流的 P 型钙通道影响则要小得多。它们不仅直接作用于 VGCC 的功能或构型来减少钙内流的峰值,而且还能通过改变胞内钙移除影响之后的平台期,但其生理意义和机制尚不清楚。低浓度吸入麻醉药能抑制细胞内钙离子移出,增加细胞内钙库钙释放和部分抑制钙离子通道,从而使 KCl 诱导的 $[Ca^{2+}]i$ 升高,而高浓度吸入麻醉药则相反。强效吸入麻醉药的麻醉作用一方面可能是由于增加细胞内钙库钙释放和 $[Ca^{2+}]i$ 升高导致抑制性神经递质 GABA 释放增加的缘故,另一方面也与 $[Ca^{2+}]i$ 升高激活钙依赖 K^+ 通道,从而延长超极化时程和降低神经元兴奋性有关。

四、CBF 与 CMR 关系

（一）量-效关系

吸入麻醉药有时所引起的 CBF 与 CMR 间的量-效关系也是一种非线性关系。吸入氟烷、异氟醚和安氟醚麻醉起效 EEG 波形刚发生改变时,往往 $CMRO_2$ 先是急剧下降,继后随着麻醉加深,$CMRO_2$ 下降速度减慢。吸入麻醉药对脑血管平滑肌的直接作用要比对 CMR 抑制作用来得更快,如氟烷吸入麻醉期间在 CMR 未发生改变前,CBF 就已开始增加。

（二）CBF/CMR 变化分布

氟烷与异氟醚吸入麻醉所引发的 CBF 和 CMR 改变在脑局域分布上有显著差异。氟烷所致的是全脑同质性变化,即可引起全脑 CBF 增加和 CMR 抑制;而异氟醚所致的是全脑非同质性变化,即皮质下和菱脑结构 CBF 增加较多,新皮质 CBF 增加较少。

（三）脑氧供-需平衡

正常情况下,由于各种各样的反射机制能确保脑的氧供-需平衡、CO_2 产消平衡和营养物质的供需平衡,从而使大脑内环境可维持稳定。正因如此,脑组织可能较体内其他组织显得更具活力。通常动脉血氧饱和度降低可导致脑血管阻力下降和 CPP 增加,以维持氧供。$PaCO_2$ 降低时脑血管阻力增加,以维持脑酸碱平衡状态。强效吸入麻醉药对上述各种脑内环境调节机制都有一定抑制作用,导致 ICP 增高、脑氧和营养物需求减少。动物实验表明,随着七氟醚、异氟醚吸入浓度（MAC）增加,脑葡萄糖消耗进行性减少的同时,脑氧耗水平也下降。给予人 1.0 MAC 七氟醚吸入,能将其清醒状态时脑氧耗量和 CBF 降低约 40%～50%,同时还不会明显改变脑血管对 CO_2 的反应性。

第四节　颅内压与脑保护

人在清醒状态下通过脑血管自主调节功能,脑血流(cerebral blood flow,CBF)能在较大的动脉压或脑灌注压(cerebral perfusion pressure,CPP)波动范围内保持恒定水平。大脑位于密闭的颅腔内,尽管能因此得到保护并免于外界直接创伤,但颅内压(intracranial pressure,ICP)升高导致 CPP 降低也会对脑组织和功能构成相当的危险。

一、ICP 变化

异氟醚已广泛用于神经外科手术麻醉,但是否就是颅脑手术患者最理想的吸入麻醉药,目前仍有人持不同观点,焦点在于对 ICP 的影响。吸入麻醉药对 ICP 的影响在相当程度上取决于以下两个因素,即:① 基础 ICP:水平较低时吸入麻醉药不致引起 ICP 升高或升高较少,否则反之。② PaCO₂:吸入麻醉药期间施行过度通气造成低碳酸血症时,ICP 可无明显升高;而在正常 PaCO₂ 水平下,等浓度吸入麻醉药可使 ICP 明显升高。

（一）颅脑肿瘤患者

正常人在预先输注甘露醇情况下,地氟醚、异氟醚吸入不会使 ICP 增高。脑肿瘤患者应另当别论。有研究发现,颅内肿瘤患者在以硫喷妥钠、肌肉松弛剂麻醉诱导和气管插管后,在高氧浓度机械通气条件下吸入 1.1 MAC 地氟醚或异氟醚时,吸入地氟醚患者 ICP 增加 7 mmHg,而吸入异氟醚患者 ICP 无改变。垂体瘤患者吸入 1.0 MAC 地氟醚或异氟醚时,可导致 CPP 降低 10 mmHg,脑脊液压力分别增高 4.0 mmHg 和 2.0 mmHg。七氟醚吸入对 ICP 的影响与地氟醚或异氟醚类似。在地氟醚、异氟醚吸入麻醉期间,幕上肿瘤切除术患者手术中也可通过观察脑组织松弛状态来评估吸入麻醉药对脑脊液压力影响程度。与单纯 1.0 MAC 地氟醚或异氟醚吸入相比,0.5 MAC 地氟醚或异氟醚合并 50% N₂O 吸入时,脑组织显得比较松软。由此可见,尽管 N₂O 可使脑血流和颈内静脉氧饱和度明显升高,导致 ICP 增加,但相比之下,强效吸入麻醉药增加 ICP 的作用更强。

常用吸入麻醉药促使脑血管扩张、CBF 增加,从而继发 ICP 升高,其升高的程度为氟烷＞安氟醚＞氧化亚氮＞地氟醚＞异氟醚。

（二）动物 ICP 实验观察

与从人体所观察到的结果不同,动物研究发现,正常犬在地氟醚吸入浓度由 0.5 MAC、1.0 MAC、1.5 MAC 渐进性增加过程中,ICP 不会发生实质性改变,PaCO₂ 40 mmHg 时 ICP 分别为 13 mmHg、14 mmHg、15 mmHg,而当 PaCO₂ 达 23 mmHg 时 ICP 也仅分别为 10 mmHg、11 mmHg、12 mmHg。其他一些研究也从另外一个侧面观察了地氟醚对脑的影响。遗憾的是所有这些研究都没有设清醒对照组,且麻醉诱导先吸入氟烷再改为地氟醚吸入，对 ICP 的影响也未与其他强效吸入麻醉药如异氟醚进行比较。这些都有可能是人与动物研究结果存在差异的原因。血碳酸水平正常的犬在用去氧肾上腺素维持血压情况下，随着地氟醚吸入浓度由 0.5 MAC 提高到 2.0 MAC，CBF 也逐渐增加。若无去氧肾上腺素滴注，则会出现 CMRO$_2$ 降低和低血压，地氟醚吸入由 1.5 MAC 升至 2.0 MAC 时 CBF 降低。在没有人为干预血压的条件下，脑血管阻力会随着地氟醚吸入浓度由 0.5 MAC 增加到 1.5 MAC 而呈直线下降，但若进一步提高吸入浓度至 2.0 MAC，脑血管阻力则不会继续降低。由此可见，1.5 MAC 地氟醚脑血管扩张作用最强。在没有用去氧肾上腺素维持血压的情况下，随着地氟醚吸入浓度增加，ICP 有降低趋势。若血压稳定，则 ICP 也能稳定。对兔的研究观察发现，吸入异氟醚或七氟醚期间 ICP 皆可轻度升高。犬在 N$_2$O 麻醉基础上吸入异氟醚，虽 ICP 不升高，但 CBFV 增加。而在巴比妥类药物麻醉基础上若合并 0.5～1.5 MAC 七氟醚吸入，不会改变 ICP，但若合并 0.5～1.5 MAC 异氟醚或氟烷吸入，在出现低碳酸血症的同时 ICP 可上升 5～6 mmHg。此外，在一定程度上反映脑脊液生成与排泄之间关系的脑脊液压力（cerebral spinal fluid pressure，CSFP）能直观显现 ICP 变化，地氟醚吸入麻醉时给予呋喃苯胺酸（速尿），能减少脑脊液生成，CSFP 降低。

二、脑缺氧耐受性与脑保护

（一）脑缺氧耐受性

颅脑手术期间往往需要短时间阻断脑动脉，这有可能会导致大脑皮质缺血性损害。脑动脉瘤手术患者给予依托咪酯能确保脑动脉安全夹闭 14 min，且脑功能恢复不受影响，但若延长脑动脉阻断时间，脑内环境稳定和脑功能会受到损害。临床研究发现，脑动脉瘤手术患者采用依托咪酯或地氟醚麻醉，前者脑动脉夹闭时可导致脑电活动暴发性抑制，大脑中动脉夹闭 34 min 出现脑酸中毒，脑组织 pH 由 7.09 降至 6.63；后者脑动脉夹闭时也可出现脑电活动暴发性抑制，但不发生脑酸中毒，脑组织 pH 无显著变化。地氟醚麻醉期间脑 PaCO$_2$ 和 PO$_2$ 水平的保持要比依托咪酯麻醉期间好。术后随访依托咪酯麻醉患者有近 50% 出现脑功能异常，而地氟醚麻醉患者脑功能均正常。未行脑动脉夹闭的患者，地氟醚吸入能提高脑组织氧合水平和 pH，在 4%～9% 吸入浓度范围内脑氧饱和度能保持在正常范围内。蛛网膜下隙出血患者，因发生脑血管收缩，可能会导致脑组织氧合水平降低和脑损伤，且脑氧饱和度降低程度与出血量成正比。硫喷妥钠麻醉期间脑组织氧合和 pH 变化情况类似于依托咪酯。大脑中动脉短时间夹闭的患者，以 9% 地氟醚吸入麻醉，能提高大脑皮质氧饱和度，而若于能导致硫喷妥钠麻醉期间脑电活动暴发抑制，如行短暂脑动脉阻断，则可引起脑氧饱和度降低。

（二）脑保护

浅低温（32 ℃）能削弱高渗溶液 25% 甘露醇经颈动脉输入对血脑屏障的破坏程度，在一定程度上防止脑损伤的发生。总体上看,与深低温脑保护作用相比,地氟醚与异氟醚在防止脑缺血缺氧性损伤方面的作用有限,脑保护效果类似,在一定的 MAC 范围内随 MAC 值升高脑保护作用增强。但无论是在常温或低温状态下吸入,二者脑保护作用要明显优于苯巴比妥类药物。其脑保护作用的机制,可能与地氟醚或异氟醚吸入麻醉下脑缺血后血浆儿茶酚胺浓度较低有关。

动物研究发现:① 小鼠在芬太尼、N_2O 麻醉下阻断一侧颈动脉 30 min,同时将 MAP 控制在 35 mmHg 水平,动脉开放后脑损伤程度要比采用 1.0 MAC 地氟醚或 1.5 MAC 异氟醚麻醉的小鼠严重得多。② 猪地氟醚或芬太尼麻醉下深低温(19 ℃)停循环 90 min,地氟醚吸入麻醉对其脑功能和脑组织保护作用明显优于芬太尼。③ 1.0 MAC 异氟醚、氟烷或七氟醚麻醉下,小鼠双侧颈动脉阻断 30 min 且 MAP 维持在 30~40 mmHg 水平,均可导致相同程度的脑酸中毒和脑内高能磷酸复合物耗竭,但小鼠脑功能恢复速度,异氟醚、七氟醚麻醉组要比氟烷麻醉组迅速。若与未实施麻醉的对照组相比,1.4 MAC 氟烷或七氟醚麻醉能使小鼠大脑中动脉阻断 90 min 所致脑梗死面积明显减小。④ 以 2% 七氟醚吸入单侧颈动脉阻断同时控制性低血压 30 min 的小鼠,其脑功能保护效果比 N_2O 复合芬太尼麻醉效果好。脑缺氧时将七氟醚吸入浓度提高到 4%,缺氧大脑皮质病理切片显示脑细胞内谷氨酸、天冬氨酸外流明显减少,这也许是七氟醚脑保护作用机制之一。

第五节　神经元及其传导功能

一、神经元和突触间传导与神经递质释放

体外神经传导研究发现,达到麻醉浓度的地氟醚或异氟醚皆不会明显影响神经传导功能,但对突触间的传递会有一定影响。例如,无论是地氟醚还是异氟醚,随着吸入浓度逐渐升高,星状神经节内的突触间的传递速度会逐渐减慢。

目前研究表明,吸入麻醉药和某些静脉麻醉药能抑制神经递质的释放。谷氨酸是哺乳动物脑中最重要的兴奋性神经递质,主要作用于 NMDA、AMPA/KA 和代谢型受体,其在学习记忆、中枢疼痛转导以及脑外伤后神经元死亡的病理生理发生发展过程中起重要作用。吸入麻醉药如异氟醚可减少海马脑片囊泡(钙离子依赖的)和非囊泡(钙离子非依赖的)谷氨酸释放,也抑制突触体谷氨酸的释放。由于钙离子内流入神经末梢是递质释放所必需的,故吸入麻醉药抑制脑神经元及突触间谷氨酸释放的机制可能是通过作用位于突触末梢和突触前的电压门控性 Na^+、Ca^{2+} 通道。此外还有研究表明,异氟醚,安氟醚和氟烷能抑制由钾离子诱发的突触体内钙离子升高和谷氨酸的释放。1.5%~3.0% 浓度的异氟醚能增加大鼠脑皮质突触体钙依赖的 GABA 的释放,但对高亲和的 GABA 再摄取没有影

响。一般认为,临床相关浓度的大多数常用吸入麻醉药均不会影响鼠脑皮质和小脑突触体谷氨酸的再摄取。

二、镇痛

吸入麻醉药所产生的麻醉功效之一就是通过对传入或传出神经元的刺激信号传输抑制产生镇痛作用。等麻醉浓度下吸入麻醉药镇痛效果有一定差别,如正常人吸入 0.2 MAC 氟烷、安氟醚或七氟醚不会使痛阈改变,但吸入 0.2 MAC 氧化亚氮(nitrous oxide,N_2O)能使痛阈升高,0.1 MAC 异氟醚或 N_2O 即可产生一定镇痛效应。

三、脊髓抑制

强效吸入麻醉药能抑制脊髓运动神经元,使机体对有害性刺激不会产生体动反应。例如地氟醚吸入麻醉时能抑制脊髓运动神经元功能,表现为随着吸入浓度提高,外周神经刺激所引发的反射性脊髓运动神经元去极化波(F 波)波幅逐渐降低。反映脊髓运动神经元去极化的 F 波波幅高低虽与所吸入的强效麻醉药浓度呈对应关系,但若同时吸入 N_2O 并不会使 F 波波幅进一步降低。

四、体温调节

各种类型的麻醉药都会对人体中枢性体温调节功能产生一定影响。临床和实验研究证明,地氟醚、七氟醚和异氟醚能削弱体温调节功能,提高吸入浓度,能延长由外周血管收缩至寒战体温发生的时间。由于 N_2O 对体温调节的影响程度比强效吸入麻醉药弱,故 0.5 MAC N_2O 与 0.5 MAC 异氟醚或七氟醚复合吸入对降低外周血管收缩阈值的作用要比单纯 1.0 MAC 异氟醚或七氟醚吸入时轻。老年患者吸入异氟醚、七氟醚等麻醉药时,外周血管收缩至寒战体温发生的时间会更长。

吸入麻醉药的扩血管作用能使四肢回流的静脉血氧张力增高,血管扩张和静脉血高氧分压对防止静脉血栓形成大有帮助。但是正是这种吸入麻醉药扩血管作用,可因热量丢失致低体温。吸入异氟醚或地氟醚的患者因体内热量过量散发,术后寒战发生率可明显升高。低体温可能会给患者造成某些不良影响,如术中出血增多、术后感染率增高,尤其是老年患者更须当心。此外,地氟醚还能降低机体对白介素-2 的致热反应。0.6 MAC 地氟醚麻醉期间,给予白介素-2 能使机体由血管收缩至寒战的阈值减小。

第六节 N_2O 麻醉与脑血管功能

N_2O 是目前临床上普遍使用的唯一的气体麻醉药,其对脑血管功能的影响有一定特殊性,有必要单辟一节论述。现有资料明确显示,N_2O 能引起 CBF、CMR 和 ICP 增高,其中至少有部分原因是与 N_2O 的交感-肾上腺刺激作用有关。N_2O 这种交感-肾上腺刺激作用幅度变化很大,在相当大的程度上取决于是否同时合用其他麻醉药。单纯使用 N_2O 时,CBF 和 ICP 会显著增加,而当 N_2O 与其他静脉麻醉药如巴比妥类、苯二氮䓬类、阿片类药物和丙泊酚进行复合麻醉时,其脑血管扩张作用会被弱化或完全抑制。在吸入其他麻醉药基础上添加 N_2O 吸入,则能导致 CBF 轻度增加。

一、单纯 N_2O 吸入麻醉

单纯 N_2O 吸入麻醉或在很浅的静脉麻醉基础上吸入 N_2O,都能明显地引起 ICP 和 CBF 升高。脑肿瘤患者自主呼吸条件下吸入 66% N_2O,平均 ICP 可由吸入前的 13 mmHg 升高到 40 mmHg。相比之下,虽然人在吸入 N_2O 时 CBF 也明显增加,但幅度要比动物低得多。至于 N_2O 吸入对 CBF、ICP 影响,究竟是 N_2O 直接作用的结果还是继发应激现象("second-stage" arousal phenomenon)非特异性作用的反映,现在人们还难以定论。

二、N_2O 与静脉麻醉药联合应用

当 N_2O 与某些静脉麻醉药合用时,前者对 CBF 的影响会明显减弱。临床观察发现,昏迷患者 70% N_2O 吸入能致 ICP 再次升高,但若 N_2O 吸入前先静脉给予硫喷妥钠和地西泮,即便基础 ICP 异常,也能预防高 ICP 发生。颅内肿瘤和颅脑顺应性差(麻醉诱导前平均 ICP 为 27 mmHg)的患者于巴比妥类药物麻醉基础上或低碳酸血症状态下吸入 50% N_2O,ICP 可几乎不受任何影响。脑肿瘤患者巴比妥类药物麻醉诱导后吸入 0.7% 异氟醚或 70% N_2O,腰段 CSFP 测定结果显示,尽管两组患者 CSFP 上升幅度不大,相比之下还是以 N_2O 组 CSFP 升高明显,但其增高幅度要比单纯 N_2O 吸入麻醉时低得多。除此之外,苯二氮䓬类和阿片类药物也能在一定程度上降低 CBF 对 N_2O 的反应性。例如以 1 mg/kg 合并 70% N_2O 吸入麻醉,CBF 与清醒对照值相比无差异。由于吗啡对 CBF 影响甚微,因此可以说在吗啡作用的基础上,N_2O 并不会引起明显的脑血管扩张。TCD 监测证实,患者在丙泊酚麻醉下 CBFV 无变化。

三、N_2O 与其他吸入麻醉药联合应用

多项临床和实验研究发现,N_2O 与 ≥1.0 MAC 的强效吸入麻醉药复合吸入时,CBF 明显增高。以近似等效 MAC 的 N_2O 替代异氟醚,0.75 MAC 异氟醚与 65% N_2O 混合吸入麻醉者 CBF 要比单纯 1.5 MAC 异氟醚吸入麻醉者高 43%,提示挥发性麻醉药与气体麻醉药 N_2O 同时吸入的确有明显的脑血管扩张作用。N_2O 的这种扩脑血管作用强度与挥发性麻醉药吸入浓度呈正相关,尤其是当高浓度氟烷、异氟醚吸入时,N_2O 引起的 CBF 升高会更加明显。

四、N_2O 对脑基础代谢率（CMR）影响

关于 N_2O 对 CMR 的影响，研究结果不一，其中 CBF 与 CMR 同步改变、CBF 增加 CMR 不变、CMR 改变而 CBF 不变等情况都有，人们目前尚未达成共识。其原因很可能与物种差异、研究方法不同、基础麻醉条件不一，以及同期所用药物间的相互作用等因素有关，且临床研究资料匮乏。十分有限的临床资料显示，志愿者吸入 70％ N_2O 时，$CMRO_2$ 可降低 15％，但无论是采用巴比妥类药物予以麻醉前用药还是麻醉诱导，都很难与对照组同期比较 $CMRO_2$ 变化情况。目前多数人意见认为，N_2O 吸入麻醉期间大脑仍能保持 CBF 对 CO_2 张力变化的反应性。

五、临床意义

N_2O 脑血管扩张作用究竟是否有临床意义，说法不一，有些问题尚难以解释。迄今为止，人们也只是就部分静脉麻醉药与 N_2O 对 CBF 影响间的关系进行了研究，且 N_2O 与 CBF 之间的剂量-反应相关性也不十分明确。但总体上看，N_2O 吸入同时给予静脉麻醉药，能明显弱化 N_2O 脑血管扩张作用。尽管目前根据临床经验认为，N_2O 有这样或那样不足，但其仍被广泛用于神经外科手术麻醉。然而，如果颅脑手术中持续高 ICP 状态，且外观上手术野脑组织显得很紧（脑组织膨出），此时应想到可能与吸入 N_2O 有关，必要时应停用 N_2O。此外还须当心 N_2O 能迅速进入颅内密闭气腔中，颅内存有密闭气腔的手术患者应禁用 N_2O。

（方才）

参考文献

1 Hardman JG，Limbird LE，Gilman AG. The Pharmacological Basis of Therapeutics. McGraw-Hill Companies，2002：347 – 355.

2 Miller RD. Anesthesia. 5th ed. Harcourt Asia Churchill Livingstone，2001：706 – 711.

3 Eger EI，Eisenkraft JB，Weiskopf RB. The pharmacology of Inhaled Anesthetics. 3rd ed. USA：Dannemiller memoral Education Fundation 2003：148 – 162.

4 Adachi YU，Satomoto M，Higuchi H，et al. Halothane enhances dopamine metabolism at presynaptic sites in a calcium-independent manner in rat striatum. *Br J Anaesthesia*，2005，95：485 – 494.

5 Alkire MT，Nathan SV，McReynolds JR. Memory enhancing effect of low-dose sevoflurance does not occur in basolateral amygdala-lesioned rats. *Anesthesiology*，2005，103：1167 – 1173.

6 Aitkenhead AR，Smith G. Textbook of Anaesthesia. 3rd edition. Churchill Livindstone. 1999：121 – 136.

7 Bichler PE，Zhan X，Fahlman CS. Isoflurane preconditions hippocampal neurons against oxygen-glucose deprivation：role of intracellular Ca^{2+} and mitogen-activated protein kinase signaling. *Anesthesiology*，2005，103：532 – 539.

第13章　吸入麻醉药对肝脏的影响

　　肝脏是人体内最大的实质性脏器，重 1 200～1 500 g，约占成人体重的 1/36。肝脏由肝实质和一系列管道结构组成。肝内有两个不同的管道系统，一个是 Glisson 系统，另一个是肝静脉系统。前者又包含门静脉、肝动脉和肝管，三者被包裹于一结缔组织鞘内（称 Glisson 鞘）。肝脏不仅解剖结构复杂，而且又具有十分重要和复杂的生理功能，它与消化、物质代谢、贮存、解毒、血液凝固等诸多生理功能密切相关。

第一节　吸入麻醉药在肝内的代谢特点

　　吸入麻醉药进入体内后大部分以原形由肺排出，仅小部分在肝脏代谢。代谢过程可能通过两相完成：第一相为氧化、还原和水解反应；第二相为结合反应。氧化反应是药物代谢的重要反应。催化此反应的酶系通常指"微粒体混合功能氧化酶系统"。肝脏内药物代谢的基本氧化反应，如羟基化、脱烷基、脱氨基和脱氯等反应，均与位于肝细胞内质网的细胞色素 P450 的功能有关。所有卤类吸入麻醉药在体内都通过肝脏内的 P450 酶代谢。已经证实在人类和动物体内存在着多种 P450 蛋白酶。约有 14 种人肝脏 P450 同工酶已被肯定。其中 P450 2A6 同工酶主要催化氟烷的还原代谢，P450 2E1 同工酶催化氟烷的氧化代谢，以及其他的卤类吸入麻醉药如安氟醚、异氟醚、七氟醚、地氟醚的代谢。（详见第七章）

　　代谢过程中的活性物质以共价键形式和体内蛋白质、核酸、脂质等结合形成有毒物质。氟烷还原代谢过程中生成一种 $CF_3CHCl\cdot$ 的自由基，该自由基与肝细胞质膜上的脂肪酸结合，激发脂过氧化反应，导致细胞膜系统的破坏，最终使肝细胞死亡。在氧充足的条件下，氟烷氧化代谢为稳定的终产物三氟乙酰乙酸（TFA），在这反应过程中形成的卤化中间产物能结合肝细胞内某些蛋白质的赖氨酸残基，形成 TFA 蛋白复合物，这些内源性肝蛋白由"自我"改变为"非我"，产生免疫原性，激发机体的免疫反应，破坏肝细胞，最终导致肝坏死。

　　安氟醚、异氟醚、七氟醚和地氟醚等卤类吸入麻醉药在体内只有氧化代谢途径，在体内的代谢率低于氟烷，分别为 2.4%、0.2%、3.0%、0.02%。这些卤类吸入麻醉药在 P450 -

2E1同工酶中氧化代谢也生成类似于氟烷代谢中间产物的物质,同样可以结合肝细胞内的某些蛋白质,在一定条件下可以激发机体的免疫反应。只不过由于这些卤类吸入麻醉药在体内代谢率低,在一般情况下其中间产物结合的肝蛋白可能达不到刺激机体免疫应答所需的阈值浓度。

第二节 吸入麻醉药对肝血流动力学的影响

一般认为卤类吸入麻醉药对心血管系统存在剂量相关性的抑制作用,即减慢心率、降低心输出量(CO)、平均动脉压(MAP),其下降程度与剂量呈正相关,这意味着各器官的血流均可能受到不同程度影响。肝循环的特点是:循环血量大,占CO的20%;压力低,肝血窦平均压力为$0.2\sim0.4$ kPa;双重循环,一旦肝血流减少会造成肝脏损害。

N_2O-O_2麻醉时,肝血流量无明显改变。乙醚麻醉时,有引起肝血流量减少的报道,但也有一些实验结果提示肝血流量不变,甚至有所增加。其他吸入麻醉药几乎都使肝血流量不同程度地减少。氟烷使肝动脉血流和门静脉血流均显著减少。Gelman认为氟烷使总肝血流减少是继发于氟烷对心排血量(CO)和平均动脉压(MAP)的抑制作用所致。但是有研究证明,氟烷使肝动脉血流的下降程度超过MAP和CO的下降程度,同时证明氟烷可使肝动脉阻力增加,肝内血管阻力升高,肝微循环血流减少,血流速度缓慢。另外,对氟烷麻醉患者进行肝动脉造影发现,肝动脉血管床明显收缩,说明氟烷所致肝血流下降,除继发于MAP、CO下降外,还与增加肝循环阻力有关。

有关安氟醚对肝血流影响的研究不及氟烷广泛。一般认为安氟醚稍优于氟烷。安氟醚可通过门静脉前血管的直接扩张作用而使门静脉血流减少。对肝动脉血流的影响,结果不一。有报道肝动脉血流于浅麻醉时无改变,深麻醉时则减少。

异氟醚对血流动力学影响的研究显示其血管扩张作用明显。异氟醚对门静脉前血管床和肝动脉均有扩张作用,从而使门静脉血流减少,肝动脉血流增加,两者互补的结果使总肝血流相对稳定。

七氟醚的血流动力学效应类似异氟醚。有报道1.5 MAC七氟醚可使犬肝动脉及门静脉血流分别减少25%和27%。Aono等通过无创性ICG(indocyanine green)清除率测定肝血流:七氟醚麻醉时,只要动脉收缩压(SAP)维持在70%以上,肝血流不受影响,一旦SAP降至术前水平的70%以下则肝血流就有可能下降。Frink等对犬的动物实验表明:七氟醚能很好维持肝动脉血流,但门静脉血流显著下降,并呈剂量依赖性。有报道认为七氟醚对肝血流的影响与异氟醚相似。Kobayashi的实验表明:在无手术应激的情况下,七氟醚使肝血流(HBF)显著下降,而HBF/CO之值没有明显改变。该结果提示,七氟醚引起的肝血流下降是由于其对CO的抑制所致。

Armbruster 等研究地氟醚对猪的肝血流的影响：0.5 MAC 不影响肝动脉血流，1.0 MAC 时下降程度并未加剧，总的肝血流下降呈剂量相关性。虽然地氟醚剂量依赖性降低肝血供，但不影响肝血窦的直径和血流，对肝脏微循环没有影响。有研究表明，吸入麻醉药通过影响内皮衍生的血管活性因子之间的平衡，控制微血管张力。但 Riodan 等的临床实验却显示地氟醚吸入麻醉能增加门静脉血流，而且保持肝动脉良好的缓冲反应能力，故总肝血流没有变化。并且地氟醚对肝脏血流灌注稍高于异氟醚，但没有统计学意义。Hartman 等的动物实验结果也表明地氟醚对肝血流没有影响。上述关于地氟醚研究的不一致结果可能是由于实验设计的不同所致。

第三节　吸入麻醉药对肝氧供、氧耗平衡的影响

机体细胞的生存有赖于不断的氧输送（DO_2），而氧消耗（VO_2）则是代谢需求的反映，要达到合适的氧供需取决于心、肺、血液系统功能的相互配合，良好的组织氧合依靠氧供给和氧利用之间的动态平衡。肝脏接受肝动脉和门静脉双重血液供应，门静脉占肝血流的 65%～70%、肝氧供的 50%～60%，肝动脉仅占肝血流的 25%～35%、肝氧供的 30%～40%，因此，肝脏是一个以静脉供氧为主的器官。

在血红蛋白和吸入氧浓度保持稳定的情况下，肝脏氧供取决于肝血流量，而肝氧耗则取决于肝细胞内呼吸及代谢的情况。正因为如此，麻醉下肝氧供/耗指标改变的意义以肝氧耗量最为重要。研究表明，肝氧供/耗的关系分为两相：在第一相，氧供在一定范围内变化，氧耗保持恒定，代表肝脏的氧需求，反映肝脏并未处于缺氧状态；在第二相，随氧供减少，氧耗相应减少，反映肝脏处于缺氧状态。

吸入麻醉药对肝氧供的影响，也是通过影响肝血流量和影响门静脉前组织摄氧两条途径。

有关吸入麻醉药对肝氧供的影响的研究表明，氟烷显著减少肝氧供。1.5 MAC 氟烷麻醉后，肝氧供减少 50%左右。氟烷对门静脉前组织的氧耗无明显影响，而肝氧耗减少，氧供/耗比无明显改变或轻度下降。对氟烷麻醉时肝氧耗减少的原因及意义有不同解释。有人认为，肝氧耗受氧供制约，供氧减少后，氧耗自然下降，以免肝细胞缺氧，属机体的保护性反应。也有人认为肝氧耗量下降与氟烷对肝细胞器结构和功能的损害有关。

安氟醚麻醉时肝氧供较氟烷略好，肝氧耗无改变或轻度减少。异氟醚麻醉时，肝氧供最佳，肝氧耗量保持不变，甚至增加。但有人认为不能排除异氟醚麻醉引起缺氧性肝损害的可能性。七氟醚使肝氧供减少，对肝氧摄取无明显抑制作用。麻醉下肝氧耗量能反映肝细胞活动情况。异氟醚和七氟醚不抑制肝细胞氧耗，说明两药对肝细胞内呼吸及代谢影响不大。

Armbruster 等研究了地氟醚对猪肝脏氧供耗的影响。结果表明虽然在 0.5 MAC 肝动脉氧供没有变化,但因地氟醚降低门静脉血流和氧饱和度而降低了门静脉氧供,从而降低肝脏氧供,并呈剂量依赖性,氧耗没有明显变化,这表明氧供的降低没有达到生理性氧供依赖的临界状态。Edward 等对犬的动物实验表明,只要七氟醚的吸入浓度低于 2.0 MAC,由于其对肝动脉血流的维持作用而使肝氧供没有明显变化,若吸入浓度高于 2.0 MAC,则会显著降低肝氧供,但降低程度显著低于氟烷,并且对肝氧耗没有明显抑制作用。有报道,七氟醚麻醉后,肝氧供/耗比、肝静脉血红蛋白氧饱和度和氧分压显著低于异氟醚麻醉,同时保护肝功能。七氟醚、地氟醚不抑制肝细胞氧耗,说明两药对肝细胞内呼吸及代谢影响不大,这一点对肝功能减退的患者十分有利。

吸入麻醉药对肝血流动力、氧供/耗的影响,以氟烷最强,安氟醚次之,异氟醚和七氟醚较小。临床遇肝功能减退患者需施行麻醉时,以选择对肝血流动力,氧供/耗影响较小的药物为好。

第四节　吸入麻醉药对肝功能的影响

一、氟烷

氟烷麻醉后,血清胆红素增高,血清氨基转移酶升高,严重者可产生氟烷性肝炎,其机制长期以来一直存在争议。目前有学者认为,氟烷性肝炎本身存在两种类型,Ⅰ型可能与其还原代谢中间产物介导的脂质过氧化反应有关,Ⅱ型可能是免疫介导的暴发性肝损害。

氟烷麻醉后肝损害表现为麻醉后 7 d 内发热,同时伴有胃肠症状,嗜酸性粒细胞增多,AST、血清碱性磷酸酶增高,凝血酶原时间延长,并出现黄疸,病死率高。肝组织检查有肝小叶中心坏死、周围空泡性变、脂肪性变,与病毒性肝炎在组织学上不易区别。

通过大量研究对比,氟烷麻醉对肝损害与其他全身麻醉相比,并无统计学上意义的差别。但在一个月内接受两次以上氟烷麻醉者,对肝功能影响较大,黄疸发生率也较高,病死率远高于病毒性肝炎,可能与氟烷的致敏作用有关。有人认为多次使用氟烷麻醉后肝炎增加是抑制了免疫反应所致,因此如需再次施行氟烷麻醉,应间隔 3 个月以上。

二、安氟醚

安氟醚与异氟醚的代谢率分别为 2.4% 和不到 1%,远低于氟烷,且主要经氧化代谢降解,故肝毒性明显低于氟烷。也有一些有关这两种药麻醉后出现肝功能损害的报道,但是其发生率比氟烷要低得多。

通过对麻醉后血清酶的检查证实,安氟醚对肝功能的影响很轻。安氟醚对肝脏无毒的结论也得到动物实验的支持。Stacey 研究证实安氟醚不影响肝细胞对钾的通透性与丙氨酸氨基转移酶的释放,甚至使用最高浓度 60 min 也不发生变化。有报道重复用安氟醚不产生明显肝功能损害。多次吸入氟烷后 37% 的患者肝功能试验异常,而多次安氟醚麻醉患者只有 14% 肝功能试验异常。因此短期内需反复麻醉的患者,用安氟醚较氟烷安全。

有文献报道了使用安氟醚麻醉后肝功能损害的病例,但不能肯定肝损害是否与安氟醚有明显的关系。而且在使用安氟醚前患者曾经历过氟烷麻醉,可能亦与氟烷对患者的致敏作用有关。

三、异氟醚

由于异氟醚在体内的代谢率很低,提示其对肝功能的影响很小。临床经验证明异氟醚对肝无损害。肝酶血清水平(AST、ALT、LDH)在异氟醚麻醉后加上手术创伤,仅有轻度增加。因此异氟醚可广泛用于包括肝移植在内的所有肝病患者的手术。

四、地氟醚

地氟醚麻醉后,血浆丙氨酸氨基转移酶活性、血清蛋白、凝血酶原时间(PT)、部分凝血酶原时间(PTT)无显著变化,总胆红素、间接胆红素、血浆天冬氨酸氨基转移酶、丙氨酸氨基转移酶、AKP、γ-谷氨酰转移酶(γ-GTP)等指标均无显著变化。Zaleski 等研究发现慢性肝脏疾病患者吸入地氟醚后,血浆丙氨酸氨基转移酶、血浆天冬氨酸氨基转移酶、AKP、总胆红素等指标亦没有显著改变。Tiainen 等研究发现,地氟醚吸入麻醉后血浆 GSTA 显著升高,氨基转移酶没有变化,其原因仍不清楚,研究者认为地氟醚可能对肝细胞的完整性存在轻度的亚临床影响。Nijiku 等通过免疫化学分析的方法得到的结果显示,吸入地氟醚后与吸纯氧一样没有免疫反应性。

健康志愿者经 7.35 MAC-h 的地氟醚麻醉后及一周后,肝、肾功能测试维持不变。有慢性肝炎及肾病的手术患者经 2.8%~3% 地氟醚麻醉并没有显示肝肾功能的生化指标有任何明显的改变。一份 51 例患者(年龄为 2~12 岁的儿童)的调查资料也显示,地氟醚麻醉后谷胱苷肽-S-转移酶(glutathione-S-Transferase)浓度没有上升,提示没有肝细胞损害。

此外,将志愿者随机分配一次接受 2、4 或 8 h 1.25 MAC(即 2.5、5 或 10 MAC-hours)地氟醚,另一次接受七氟醚,研究结果显示地氟醚对血清肝氨基转移酶没有明显影响。七氟醚与氨基转移酶升高相关:10 MAC-hours 七氟醚后 ALT 增加 25 ± 9IU;10 MAC-hours 地氟醚后 ALT 增加 3 ± 3IU。

来源于接受地氟醚麻醉患者的结果支持了以上志愿者的研究结果,提示地氟醚对肝脏的作用是极少甚至没有的。最初约 1 500 例地氟醚麻醉的患者并未表现出地氟醚肝损伤的证据。将已存在肝疾病(病毒性肝炎、酒精性肝炎、肝硬化)的 20 例患者随机分配,接受约

2 h 的地氟醚麻醉(n＝9)或异氟醚麻醉(n＝11)，患者术后并未出现 AST、ALT、胆红素或碱性磷酸酶的增加。而且，在这一临床试验中数名患者被认为围术期出现肝损伤，表现为氨基转移酶(特别是 ALT)水平增加。在随机分配接受地氟醚或异氟醚麻醉后，这些患者并未出现进一步的肝整体性损害。

在另一项研究中，施行腰椎手术患者分别接受地氟醚、异氟醚或丙泊酚-氧化亚氮麻醉(每组 30 名患者)。α-GST 在麻醉末期所有组都升高，且不存在组间差异，但仍然在正常范围内。有研究将择期手术的 20 名男性患者分别接受地氟醚或异氟醚麻醉，结果显示仅在异氟醚麻醉组出现了 α-GST 升高。在第三项研究中，乳腺手术的女性患者接受 3 MAC-hours 地氟醚或异氟醚麻醉(每组 30 名患者)，麻醉后 α-GST 轻微增加，但是在这两种麻醉药物组间没有差异。在第四项研究中，30 名进行整形外科或外周血管手术的老年(78±6 岁)患者随机分配接受约 3 MAC-hours 地氟醚或七氟醚麻醉，气体流速为 1 L/min，血浆 ALT 并未因麻醉而改变，但是两组血清 α-GST 在术中及术后 2 h 均升高，并没有组间差异。

尽管这些结果并没有排除吸入麻醉药如氟烷肝毒性的可能，但是却提示地氟醚总体上来说是安全的。只有一篇报道，一名女性患者(年龄 65 岁、体重 71 kg、身高 157 cm)之前接受过两次氟烷麻醉，既往史中曾使用阿替洛尔控制高血压，52 岁时患胰腺炎，事先给予咪达唑仑后，该患者接受了长达 90 min 的丙泊酚、氧化亚氮和地氟醚复合麻醉。手术及术后恢复均无异常。然而，术后 12 d 时，患者出现瘙痒、不适、恶心、多关节痛并伴有发热，随后出现红斑疹和黑尿。至第 16 天，黄疸已经很明显，入院治疗，氨基转移酶测定提示严重肝损伤。血清病毒滴毒测定并不能为此损伤提供合理的解释，之后患者自行恢复。手术后 7 周的血清样本检测到抗三氟乙酸肝微粒体蛋白的抗体，此抗体与黄疸、肝炎以及氟烷麻醉后死亡相关。由于地氟醚代谢成三氟乙酸盐(虽然异氟醚有 1/10～1/100 的比例代谢生成)，上述病例中肝损伤很可能是由地氟醚引起的，但更主要的原因可能是患者先前接受过两次氟烷麻醉引起的交叉致敏(详见第七章)。

五、七氟醚

七氟醚麻醉后，血糖、蛋白质、白蛋白、碱性磷酸酶(AKP)、N-乙酰-β-葡萄糖苷酶(NAG)、丙氨酸氨基转移酶、总胆红素均无显著变化，尿谷胱甘肽转移酶 α(GSTA)在麻醉后 2 d 升高，随后即恢复正常水平。Franks 等在游离鼠肝模型实验中发现，七氟醚麻醉后白蛋白、转铁蛋白、纤维蛋白原的合成受到抑制，但在临床上没有得到相应结果。由此可见，七氟醚对肝脏毒性不明显。七氟醚的代谢产物为六氟异丙醇(hexafluoroisopropanol，HFIP)，其在人体内生成率极低，且与葡萄糖醛酸结合后失活，没有三氟乙酸(trifluoro acetic acid，TFA)生成，后者与氟烷性肝损害有关。Green 等采用钠熔分析技术发现，七氟醚的有机代谢产物产生游离 HFIP 及 HFIP-葡萄苷酸，与肝脏大分子的结合能力非常低，可以防止免疫介导反应的发生。

Ray 等测定了接受体表手术的患者七氟醚-氧化亚氮麻醉(复合麻醉的总 MAC 为 1 MAC)后即刻的血清 α-GST。Ray 等使用高流量新鲜气流(6 L/min),血清 α-GST 在术后即刻超出了正常范围,但是随后又回落到正常范围,只有 3 例在术后 24 h 再次升高。作者观察到 2 次升高可能是由于七氟醚生物转化的产物引起的。这些发现与氟烷和安氟醚的结果一致,后两者都是有显著代谢的麻醉药。异氟醚是一种代谢极少的麻醉药,并不明显增加 α-GST。

200 例行乳腺手术的患者采用氟烷和 65% 氧化亚氮麻醉,而在随后的两年内,另外 150 例类似患者则采用七氟醚和 65% 氧化亚氮麻醉,这两种麻醉药组结果有显著差异。接受七氟醚麻醉的 150 例患者只有 2 例出现血清氨基转移酶升高,而且相对较轻微(50～65 IU/L);而接受氟烷麻醉的 200 例患者有 37 例出现血清氨基转移酶升高,升高范围从 50 至 1 000 IU/L。

19 例行神经外科手术的患者接受重复、延长(7～8 h)的七氟醚麻醉,在麻醉后数小时出现 ALT 升高。尽管升高是显著的(对照组 23±7 IU/L,第一次七氟醚麻醉后 7h 48±11 IU/L;对照组 25±8 IU/L,第二次七氟醚麻醉后 46±9 IU/L),但是在第一次麻醉与第二次麻醉间没有差异。在这两次麻醉后都出现了相当数量的异常 ALT 值。

Taivainen 等进行了一项研究,将择期手术的芬兰儿科患者随机分配接受氟烷或七氟醚麻醉(每组 25 例),以稍高于MAC的浓度持续 1 h 以上,采用非反复呼吸环路,以 α-GST 作为肝功能异常的指标。这两种麻醉药都与麻醉后即刻 α-GST 升高相关,这种升高在手术后 1～2 h 达到高峰,6 h 恢复至正常。每组有 2 例患者在第 24 h 出现了 α-GST 的 2 次升高,麻醉后 24 h,两组的血清 ALT 值与麻醉前相比均无增加。这些效应在两组间均无差异。

有关儿童的一项研究表明七氟醚麻醉后可出现 ALT 的瞬时增加,七氟醚麻醉后即刻 ALT 显著增加,说明其具有轻度的直接毒性作用。正如观察到 ALT 在七氟醚麻醉后升高,而不是出现在异氟醚麻醉后,Kharasch 等研究发现给予七氟醚麻醉后,患者出现了肝损伤,然而他们并未在论文中提及这一点。Kharasch 等最近进行了一项更大规模的研究,采用了更长的麻醉时间,但是并未发现 ALT 的增加在七氟醚组与异氟醚组之间有任何差别。

六、七氟醚肝损伤病例报道

由于七氟醚全部由氟卤化形成,常被推测为对肝脏有良性作用。但是却出现了数例七氟醚麻醉后肝损伤的报道。由于七氟醚的麻醉数量达到数百万之多,这些少量的报道反映损伤发生率非常低。

一名46岁的男性由于下颌骨肿瘤之前接受了两次异氟醚麻醉,第二次麻醉后100 d,他接受了长达255 min的0.8%~1.8%七氟醚和66%氧化亚氮复合麻醉,总新鲜气流为6 L/min,总失血量为150 ml,未输血,手术平稳。麻醉后一天出现了肝功能障碍的体征,ALT(SGPT)升高至1141 IU/L,这一升高20 d后才恢复正常。术前乙型和丙型肝炎病毒的检测均为阴性,术后30 d,药物诱导淋巴细胞刺激试验(DLST)提示异氟醚阳性,而氟烷和七氟醚为假阳性。总之,此患者的肝功能障碍可能是由于异氟醚和七氟醚之间的交叉致敏作用。30 d后又进行了一次30 h的手术,采用氧化亚氮-芬太尼麻醉,失血量达5 000 ml,给予输血及冰冻血浆。此次手术后氨基转移酶并未升高。

一名38岁的男性患者(94 kg,179 cm)因非分泌型垂体腺瘤行经蝶骨切除术,历时400 min。术前及术后的病毒检测提示无病毒性肝炎。术前血清ALT轻微增高(49 IU/L)。既往无肝病史,无饮酒史,无输血史。使用非反复呼吸环路,麻醉药物使用0.8%~1.0%七氟醚复合芬太尼和其他静脉麻醉药物,手术平稳,未输血。术后患者送入ICU,随后出现了包括多尿型肾功能障碍在内的诸多问题。患者得到了恰当的治疗,尽管出现了一段时间的心动过速,但并未出现低血压。虽然第四天尿崩症得到改善,但是却出现了高热(38 ℃)、白细胞升高(22 800/mm^3)、黄疸(胆红素4.5 mg/dL)和ALT升高(447 IU/L),并伴有PT和激活PPT延长。次日ALT达到4 190 IU/L、血清氨出现异常、肝昏迷和食管出血,术后第10天患者死亡。

一名11个月的男孩切除多趾,采用七氟醚-氧化亚氮复合局麻,麻醉平稳。术前和术后使用头孢唑肟和双氯芬酸以控制发热和感染。术后持续使用头孢唑肟栓剂,高热消退,直至第7天再次升高。术后第9天出现红斑,第14天ALT达到峰值738 IU/L。患者无胆管炎的明显体征。尽管γGTP和碱性磷酸酶水平升高,但是升高的幅度很小并不足以解释高热和肝功能异常。患者逐渐康复。淋巴细胞刺激试验为"疑似阳性"。病毒滴度为阴性,而且并未输过血制品。该病例可能是由于七氟醚导致肝功能障碍。

Ogawa等报道1例30 d男婴在七氟醚和氧化亚氮麻醉后出现了明显的中等程度的肝损伤,ALT达709 IU/L。麻醉诱导期出现过短暂的低氧饱和度(重要性在于缺氧可导致肝功能损害,但是这样的缺氧往往必须延长时间才能导致肝损伤)。疝修补的麻醉持续了140 min,术后持续呕吐及不适(表情淡漠),但是并未出现黄疸,肝脏可触及。术后第2天体温升高,第7天开始出现了超过39 ℃的弛张热数天,第16天停止发热。ALT峰值出现在术后第16天,但在术后第2天已经有所升高(326 IU/L)。第18天和第26天的碱性磷酸酶分别为48.7和42.6 IU/L,γGTP分别为245 IU/L和134 IU/L。胆红素一直处于正常水平。术后第2天,该男婴并未出现贫血(血细胞比容39.5%),但是之后出现了贫血(第14天红细胞压积26.1%),第二天未出现贫血可能是假性的,原因在于呕吐导致了婴儿脱水。病毒滴度均为阴性。七氟醚的淋巴细胞刺激试验也是阴性。作者认为最可能的原因是七氟醚的肝毒性损伤。

一例无手术史的 63 岁男性患者因蛛网膜下隙出血行急诊手术,切除血肿和动脉瘤夹层,安氟醚麻醉。术后第 1 天行第二次安氟醚麻醉手术。给予苯巴比妥以预防癫痫。第 36 天在脊麻下行腰椎-腹腔分流术,第 46 天在安氟醚麻醉下行颅骨成形术。这些麻醉后没有出现任何肝损伤的征兆。到第 83 天,七氟醚麻醉下行死骨清除术,术前 ALT 正常,术后显著增高,麻醉后第 3 天接近 900 IU/L,第 28 天胆红素接近 160 mg/L。文中未提及碱性磷酸酶和 γGTP 的变化,也不能排除胆管炎的可能,病毒滴度正常。随后的颅骨成形术在氧化亚氮、芬太尼、咪达唑仑和维库溴铵麻醉下进行,麻醉后未出现肝损伤的指征。

一例 18 个月的女婴在 5 个月的时候因颅缝早闭行颅骨成形术,接受过 0.7%～2.0% 七氟醚麻醉,这次麻醉持续了 430 min,除了麻醉诱导期短暂的低氧血症外一切平稳。接下来的一次麻醉使用 0.3%～2.0% 七氟醚,持续 510 min,输血 650 ml,麻醉平稳。但是在进入术后监护室 2 h 后,患者体温升高到 40.5 ℃,癫痫发作,血压从 116/64 mmHg 降至 70/32 mmHg,给予进一步输血以升高血压。动脉血样分析显示严重的酸中毒(pH 7.20;PCO$_2$ 24 mmHg;PO$_2$ 88 mmHg;BE － 16 mEq/L)。白细胞计数为 18 000/mm^3,血红蛋白 9.1g/dL,血小板计数 210 000/mm^3。术后 12 h 低血压加重,给予多巴胺和输血治疗。此时的 ALT 为 142 IU/L。被疑为 DIC。术后第 3 天 ALT 达到峰值 9 430 IU/L,病毒测试阴性。但是七氟醚是否直接参与了这一过程却仍然可疑。肝损伤出现在低血压之后,高热已经对肝脏产生了一定影响。尽管与麻醉有一定的关联,但是更直接的原因似乎是灌注不足相关的组织损伤。

1 例既往体健的 3 岁女孩在呕吐和发热 3 天后行阑尾切除术。无麻醉史,无过敏史,无肝炎病史。氨基转移酶有轻度升高。术前经直肠给予对-乙酰氨基酚 3 500 mg,术后减量给药。经直肠给予 10 mg 地西泮和 3 mg 吗啡后,出现了短暂性皮疹。麻醉采用硫喷妥钠和芬太尼诱导,七氟醚和氧化亚氮维持,氧流量为 2 L/min(为 20 kg 患者在非反复呼吸系统下的必需),45 min 麻醉平稳。术后当天,"患者疼痛,不再完全机警"。"术后第 4 天进入昏迷状态,直肠出血,并且出血时间延长。"ALT 超过了 10 000 IU/L,LDH 达 37 923 IU/L。因对-乙酰氨基酚中毒给予 N-乙酰半胱氨酸,逐渐康复。肝炎的血清学试验为阴性。作者认为肝衰的原因并不确定,但是快速大剂量的对-乙酰氨基酚和七氟醚的协同作用可能是导致肝衰的原因。但是对-乙酰氨基酚本身也可以引发肝损伤。

在对肝脏的作用上,新的吸入麻醉药如地氟醚和七氟醚的安全性优于氟烷,接近甚至超过异氟醚。地氟醚似乎比七氟醚更安全,这与其体内低代谢率相一致。尽管数例报道和研究认为七氟醚有肝毒性的可能,但是相对于上百万七氟醚安全身麻醉的报道更说明了这种麻醉药的安全性。

第五节　吸入麻醉药对肝脏影响的实验研究

吸入麻醉药对肝脏的影响包括麻醉药的直接影响和对循环、代谢、内分泌系统等作用所致的间接影响。在此就以七氟醚如何应用动物实验对肝血流、肝组织呼吸的影响及肝功能的临床检查结果进行实验研究作一介绍。

一、对肝血流的影响

实验用体重 10 kg 左右杂种成年犬 18 只，静注戊巴比妥钠 25 mg/kg，气管插管后静注泮库溴铵，用 DATEX 公司生产的 CO_2 分析仪监测，控制呼吸，使 CO_2 维持在 4.7 kPa（35 mmHg）左右。接好各种监测后开腹剥离肝总动脉、门静脉、结扎胃十二指肠动脉，在肝总动脉内装入直径 3 mm、门静脉内装入直径 7 mm 的电磁流量计的换能器。第 1 及第 2 实验组分别吸入 2.5％和 5.0％七氟醚 1 h，测定开始吸入七氟醚 15 min、30 min、60 min 以及停止吸入后 30 min、60 min 的血液气体分析、酸碱平衡、平均动脉压、心率、心脏指数、肝动脉血流量、门静脉血流量、肝总的血流量，并与麻醉前值对照。结果血气、酸碱平衡各项无明显变化，组间比较无显著性差异。

循环系统变化：第 1 组、第 2 组 15 min 时的平均动脉压分别降为麻醉前的 77％、54％，但麻醉结束后迅速恢复。吸入 15 min 时心率均为麻醉前的 88％左右，以后的变化与此相同。心脏指数：第 1 组吸入 15 min 值为麻醉前的 82％，60 min 值为 77％，第 2 组则分别为68％、51％，明显降低。

肝动脉血流量：30～60 min 第 1 组为麻醉前的 74％，第 2 组则降到 61％，麻醉结束后迅速恢复，30 min 后基本恢复到麻醉前水平。门静脉血流量：30 min 第 1 组为麻醉前的 76％，第 2 组减少到 67％，60 min 分别为 68％、62％，麻醉结束后第 2 组恢复较慢。肝脏总血流量维持较好，麻醉后恢复良好。

应用各种麻醉药时肝血流情况报道不一。从各报道中用电磁流量计测定犬吸入 60 min 麻醉药的肝血流值来看，Thulin 等人报道吸入 1％～2％氟烷时肝动脉血流量为对照值的54％，门静脉血流量减少到 60％。Hughes 等人观察吸入 2％氟烷时肝动脉血流量与门静脉血流量分别降为对照值的 35％、45％。另外，长谷川等人观察吸入 1.5％氟烷时肝动脉血流量降为 58％，门静脉血流量降为 71％。松本观察吸入 1.5％氟烷时肝动脉血流量降为60％，门静脉血流量降到 52％。另一方面，Hughes 观察吸入 3％安氟醚时肝动脉血流量降为 50％，门静脉血流量减少 49％。Andreen 等人报道吸入 1 MAC 安氟醚时门静脉血流量减少 35％。而长谷川等人报道吸入 2％安氟醚 60 min 后肝动脉血流量减少到 48％，门静脉血流量减少到 74％。要综合判断肝血流的变化，尚需进一步研究肝组织血流、门静脉压、肝动脉血管阻力情况。仅从以上报道结果推测,七氟醚与氟烷及安氟醚比较,使肝血流减少的倾向要小。

二、对肝组织线粒体的影响

用体重 320～470 g(平均 360 g)的 Wistar 系雄性大白鼠做实验。七氟醚与空气混合诱导后行气管切开插管,股动、静脉插管,静注维库溴铵后吸入空气下行控制呼吸,$PaCO_2$ 维持在 5.3 kPa(40 mmHg)左右。接好各种监测装置后观察空气下通气 1 h 的第一组和吸入 2.5% 七氟醚的第二组及吸入 5.0% 七氟醚的第三组情况。每组监测心电图、动脉压、心率、肛温,做动脉血气分析。将肝线粒体用改良 Hogeboom 法分离,用氧电极法测定其呼吸活性。另外,测定各组肝组织的 ATP、ADP、AMP,根据 Atkinson 的方法算出能量负荷。结果:肝组织线粒体的呼吸活性在第 1 组 ADP/O 为 1.70,呼吸控制率 RCR 为 4.90。第 2 组 ADP/O 为 1.65,RCR 为 4.73。第 3 组 ADP/O 为 1.60,RCR 为 4.70。三组间无明显差异。第 1 组能量负荷为 0.86,第 2 组为 0.86,第 3 组为 0.87,三组间无差异。线粒体呼吸活性的测定是根据 Chance 等人对线粒体呼吸状态下的定义,测定第三种状态(State 3)与第四种状态(State 4)的呼吸程度之比以及向反应系统增加的 ADP 分子与这期间消耗的氧气之比,算出 ADP/O。关于应用各种麻醉药时大白鼠肝组织线粒体呼吸活性变化的报道中,发现多数麻醉药特别是以谷氨酸为底物时 RCR 比对照组低。但是,这些报道中也有向反应容器内加入麻醉药,用同样的方法测定而未发现 RCR、ADP/O 明显降低的。此外,以细胞的能量状态为指标观察 Atkinson 提出的能量负荷,正常细胞为 0.85～0.95。本研究结果各组肝组织能量负荷几乎无变化,七氟醚麻醉对肝组织细胞能量状态的影响很小。

上海东方肝胆外科医院麻醉科俞卫锋等应用离体鼠肝线粒体在体外研究了七氟醚、安氟醚、异氟醚、氟烷对其呼吸功能的影响。这四种吸入麻醉药在高剂量(>40 μl/2.5 ml)时均可对以琥珀酸为底物的 ADP 刺激的 III 态线粒体呼吸有明显的抑制作用。氟烷的抑制作用最为明显,而且在高于临床剂量时,氟烷明显降低磷氧比(P/O)和氧化磷酸化效率(OPR)。其他三种药物无类似作用。结果提示这四种药物均可对线粒体电子传递链具有抑制作用,氟烷还是一种解偶联剂。

三、临床研究

研究对象为手术患者,ASAI-II级,7～71 岁男性 7 例,女性 44 例,共计 51 例。除外术后准备应用抗癌药的患者及术前肝功能异常者。手术包括单纯子宫全切术 24 例,鼓室成形术 7 例,卵巢肿瘤切除术 5 例,乳腺切除术 3 例,其他 12 例。麻醉时间平均为 182 min,平均出血量 312 ml。麻醉前用药为:入手术室前 30 min 肌注羟嗪 50 mg、阿托品 0.5 mg,小儿用阿托品 0.02 mg/kg。诱导用氧化亚氮(66%)-氧气-七氟醚,给琥珀胆碱或维库溴铵后气管内插管。麻醉维持用氧化亚氮(66％)-氧气-七氟醚,七氟醚浓度在 0.5％～3％,根据手术需要适当调节。必要时追加维库溴铵。行控制呼吸,将吸气末 CO_2 分压维持在 5.3 kPa (40 mmHg)左右。检查项目有 AST、ALT、LDH、LAP、γ-GTP、T-cho、TG、ChE、T-Bili、PT、CH_{50}。术前、术后第 1 天及第 7 天采血。结果:开始吸入氧化亚氮-氧气-七氟醚 5 min 后血压轻度下降,心率增加。插管后血压升高,心率增快。术中及停止吸入七氟醚后基本恢复到麻醉前水平。无明显循环动态变化。另外动脉血气分析均无异常。血清 AST 在术后第 1 天呈轻度上升趋势,但在正常范围内,第 7 天基本恢复到术前水平。ALT、LDH、ALP、LAP、γ-GTP、T-cho、TG、ChE、PT 无明显变化。T-Bili 在术后第 1 天略增高,第 7 天恢复正常。CH_{50} 与术前比较,术后第 1 天及第 7 天略下降,但均在正常范围内。

有报道对 738 例临床麻醉也表明,有的病例在术后第 1 天或第 7 天肝功能轻度降低,术后第 7 天均有改善。另外,1988 年对术后肝功能检查异常者进行远期随访,没有发现疑为七氟醚所致者。

近年来有人报道麻醉药致肝损害的原因与其代谢产物及肝低氧状态有关。七氟醚在用酶诱导的犬及大白鼠体内代谢可生成葡萄糖醛酸六氟异丙醇(hexasluoroisopropanol glucuronide),但生成量极微,且已经过葡萄糖醛酸化合而失活,故造成肝损害的可能性很小。但是,低氧状态下卤族化麻醉药可引起肝损害。在给大白鼠低氧状态下吸入麻醉药的研究表明,吸入 12％低氧时氟烷 100％、异氟醚 88.5％、七氟醚 86.8％引起肝损害。吸入 14％的低氧时肝损害发生率氟烷 95.7％,异氟醚 57.1％,七氟醚 42.3％。七氟醚致肝损害的发生率低于其他麻醉药。

临床麻醉后肝功能检查表明,术后第 1 天或 1 周后有轻度肝功能异常者。但有的病例术后 1 周肝功能优于术前。所以,术中如果没有其他原因致肝血流减少及低氧血症,七氟醚不会引起严重肝功能障碍。通常,术前已有肝损害不能使用氟烷的病例,可考虑使用七氟醚。

第六节　吸入麻醉药对肝功能障碍患者的影响

肝功能障碍患者肝血流量减少,门静脉高压患者断流术后门静脉血流量明显减少。肝血流量进一步减少及手术和麻醉应激后肝缺氧会促使肝脏代谢失调从而增加发病率和死亡率,包括肝功能障碍加重甚至是肝功能衰竭。因此大多数医生认为无论是否行全身麻醉(环丙烷或乙醚)或局部麻醉,手术和麻醉均可使肝硬化患者的肝功能进一步恶化,但关于其机理的研究尚不多。

麻醉药本身仅有较弱的肝毒性且对血流动力学影响也较小。但由于其他术中因素对肝功能影响不大,那么肝血流量及氧化的变化仍有一定的临床意义。已有肝脏疾病及肝血流量减少的患者在麻醉及手术后更易出现肝酶升高,动物在肝损害后肝氧耗量明显增加。

Maze、Smith 和 Baden 的研究表明氟烷并不能诱使肝硬化大鼠的肝功能不全加重,而且 Baden 及其同事进一步研究了麻醉药是否会使预先存在肝硬化的大鼠肝功能不全加重,结果表明,氟烷、安氟醚、异氟醚和芬太尼与术后轻度的肝功能不全有关,且无论大鼠是否已经存在肝硬化,其肝功能不全的程度相似。因此,即使已经存在肝硬化,麻醉药对肝功能并无急性作用。有些研究指出肝功能实验中的变异相当大,小数量分组研究及多组间比较可能在分析中存在 β 型错误。

尽管没有证据表明氟烷对肝脏疾病有促进作用,但给已有肝病的患者应用氟烷仍欠妥当。研究指出肝病患者(特别是酒精性肝硬化患者)中氟烷还原代谢的发生率比其他患者要高,但仍无法证明预先存在代偿性肝病(儿童 A 型)的患者更易发生氟烷性肝炎,如慢性酗酒者可诱导肝微粒体酶,而肝硬化时软组织纤维化则使肝血流减少及肝功能氧化受损。相反,有人指出慢性肝病患者免疫调节缺陷使一些人对氟烷的肝毒性敏感。总之,除非必须,无论患者因任何原因导致活动性肝炎时,都应尽量避免麻醉或手术。否则,患者术后可能会引起严重的肝功能不全,甚至导致暴发性肝功能衰竭。

预先存在肝脏疾病时,单次或反复应用异氟醚并不会加重肝损害。与氟烷相比,安氟醚或异氟醚对肝功能没有影响的主要原因可能是由于其可以更好的维持肝动脉血流从而使肝脏保持较好的氧供。

总之,对于患有肝脏疾病的患者,吸入麻醉药比静脉麻醉药有明显的优点。首先,吸入麻醉药可在高浓度吸氧状态下应用,这对于存在严重肺内分流的肝硬化患者非常重要。其次,肝病患者的肝血流量、药物结合率、分布容积和生物转化率的改变均可引起继发性的静脉麻醉药药动学改变。再次,如果发生肝功能损害,吸入性麻醉药相对较温和。最后,因为异氟醚代谢率低,没有或仅有极小的肝毒性,使它更适合于肝病患者。

(陆智杰　俞卫锋)

参考文献

1　刘俊杰,赵俊. 现代麻醉学,2 版. 北京:人民卫生出版社,1997. 79 - 87,267 - 276.

2　俞卫锋,缪明永. 吸入麻醉药对鼠肝线粒体呼吸功能的影响. 中华麻醉学杂志,1996,16:121 - 123.

3　俞卫锋. 麻醉与复苏新论. 上海:第二军医大学出版社,2001. 692 - 696.

4　Baden JM, Kundomal YR, Luttropp ME, et al. Effects of volatile anesthetics or fentanyl on hepatic function in cirrhotic rats. *Anesth and Analg*, 1985, 64:1183 - 1186.

5　Parker EO. Anesthetic management of the patient with hepatic dysfunction. *Anesthetic Rev*, 1985, 12: 9 - 15.

6　Gelman S. General anesthesia and hepatic circulation. *Can J of Physiol and Pharmacol*, 1987, 65:1762.

7　Irestedt I, Andreen M. Effects of enflurane on haemodynamics and oxygen consumption in the dog with special reference to the liver and preportal tissues. *Acta Anaesthesia Scandinavica*, 1979, 23:13 – 18.

8　Grundmann U, Ziehmer H, Raahimi H, et al. Effects of the volatile anesthetics halothane, enflurane and isoflurane on liver circulation in the human. *Anasthesiol Intensivmed Notfallmed Schmerzther*, 1992, 27:406 – 409.

9　Schindler E, Hempelmann G. Effects of sevoflurane on the area of the liver and spleen. *Anesthesist*, 1998, 47:29.

10　Edward J, Frink EJ, Morgan SE, et al. The effects of sevoflurane, halothane, enflurane, and isoflurane on hepatic blood flow and oxygenation in chronically instrumented greyhound dogs. *Anesthesiology*, 1992, 76:85.

11　Kobayashi M. The effects of sevoflurane and isoflurane on heptic blood flow in man. *Masui*, 1996, 45:281 – 285.

12　Grundmann U, Zissis A, Bauer C, et al. In Vivo effects of halothane, enflurane and isoflurane on hepatic sinus9oidal microdcirculation. *Acta Anesthesiol Scand*, 1997, 8:95 – 101.

13　Franks JJ, Kruskal JB, Holaday DA. Immediate depression of fibronogen, albumin and transferrin synthesis by halothane, isoflurane, sevoflurane and enflurane. *Anesthesiology*, 1989, 71:238.

14　Zaleski I, Abello D, Gold MI. Desflurane vesus isoflurane in patients with chronic hepatic and renal disease. *Anesth Analg*, 1993, 76:353 – 358.

15　Tiainen P, Lindgren L, Rosenberg PH. Changes in hepatocellular integerity during and after desflurane or isoflurane anesthesia in patients undergoing breast surgery. *Br J Anesth*, 1998, 80:87 – 91.

第 *14* 章 吸入麻醉药对肾脏的影响

第一节 吸入麻醉药对肾脏功能的影响

几乎所有的吸入麻醉药均可在某种程度上减少肾血流、肾小球滤过率和尿量。肾血流减少是导致肾小球滤过率和尿量减少的重要原因。

维持肾血流量的因素十分复杂，主要包括平均动脉压、心排血量、交感神经活动张力、内分泌和自动调节功能。对猫的研究显示，异氟醚和地氟醚对肾血管舒张能力的影响不能改变肾脏对自身血流量调节的功能。研究表明山羊在异氟醚的麻醉下，血管紧张素Ⅱ型受体拮抗剂氯沙坦可以显著增加肾脏血流量，不影响平均动脉压；而抗利尿激素受体拮抗剂对肾血流量则没有影响。所以，吸入麻醉药激活了肾素-血管紧张素系统，增加肾脏的血管阻力，导致肾血流量减少，而激活的肾素-血管紧张素系统对全身血压没有影响。吸入麻醉药对肾脏血流量的影响随实验对象不同而不同。在人体，$1\sim1.3$ MAC 的氟烷和异氟醚能够降低肾脏血流量，肾血流量的减少与氧化亚氮（N_2O）和阿片复合麻醉的方法相当。但在对犬的研究中发现，$1.2\sim2$ MAC 的异氟醚或七氟醚均不降低肾血流量，并且超过 2 MAC 的地氟醚和异氟醚也不会导致肾血流量的减少。

吸入麻醉药对抗利尿激素的分泌有重要影响。抗利尿激素对正常大鼠的平均动脉压没有影响，但是异氟醚麻醉的大鼠，主要是由于降低了交感神经活动的张力而发生血管扩张，此时血管张力仍由交感神经所调控，但是吸入麻醉药增加抗利尿激素分泌，可以在一定程度上代偿平均动脉压的变化。升高的抗利尿激素增加肾小管对水的重吸收，加上吸入麻醉药激活的肾素-血管紧张素系统，减少肾血流量，降低肾小球滤过率，致尿量减少。

麻醉药对肾血流、肾小球滤过率和尿量的影响有限，这种改变具有一过性和可逆性，当麻醉恢复后，对肾脏功能的影响也就消失了。但是吸入麻醉药代谢生成的氟化物以及复合物 A 却对肾脏具有毒性作用，下面将作详细介绍。

第二节 吸入麻醉药对肾脏的毒性作用

一、氟诱导的肾毒性

甲氧氟烷现在已经不在临床上使用,但是对甲氧氟烷肾毒性的研究揭示了吸入麻醉药代谢产物无机氟化物对肾脏的毒性作用。

近代吸入麻醉药的肾毒性主要是甲氧氟烷引起的,甲氧氟烷引起高浓度的无机氟化物可以导致多尿性肾衰,引起血清肌酐和尿素氮升高。如果患者血清中的无机氟化物浓度低于 50μ mol/L 将不会对肾产生损伤,$50\sim80$ μmol/L(相当于使用 $2.5\sim3$ MAC 甲氧氟烷麻醉 1 h)将造成中度程度的肾损伤,$80\sim120$ μmol/L 将会导致严重的肾损伤(>5 MAC/h 的甲氧氟烷麻醉)。有报道血清无机氟化物浓度大于 120 μmol/L 导致了患者死亡。所以,血清无机氟化物 50 μmol/L 被人为地确定为能否导致肾毒性的分界线。

吸入麻醉药分解产物无机氟化物的肾毒性与损伤肾集合管有关,其可能的机制有:① 无机复合物降低腺苷酸环化酶的活性进而影响抗利尿激素的功能;② 无机氟化物降低肾髓质的血流量进而损害肾脏髓质的渗透压梯度。吸入麻醉药在肾脏中的代谢分解,产生氟离子,氟离子导致了肾毒性。甲氧氟烷导致的肾毒性与抗利尿激素(vasopressin)抵抗性肾功能不全相似,其体征包括多尿、脱水、高钠血症、高渗透压及尿素氮和肌酐升高、机体对血管加压素无反应等。将无机氟化物注入雄性 Fischer 334 大鼠,可以产生与甲氧氟烷肾毒性相同的症状,这些大鼠是研究无机氟化物肾毒性的良好模型。

与甲氧氟烷不同,安氟醚持续使用 9.6 MAC/h才产生短暂的肾浓缩功能降低。低于此使用量,安氟醚很少引起肾功能损伤。安氟醚麻醉中,血清氟离子峰值出现迅速,随后降低也快(见图 14 - 1),显示了低溶解度的安氟醚在血中溶解量少,可控性好,麻醉恢复快,缩短了分解代谢的时间,减少了无机氟化物浓度作用时间。临床研究发现,安氟醚平均麻醉 2.7 MAC/h后,血清最高无机氟化物平均为 22.2 μmol/L。11 名志愿者给予抗

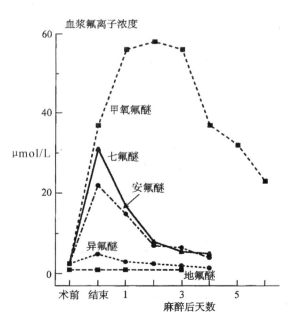

图 14 - 1 甲氧氟烷、安氟醚、七氟醚和地氟醚麻醉 2～4 h 前后血浆无机氟离子的浓度变化

利尿激素后,实施 9.6 MAC/h 的安氟醚麻醉,其最大尿渗透压从 1 050 mmol 降低至 800 mmol,此时血清平均无机氟化物的浓度是 33.6 μmol/L,这种对肾浓缩功能的轻度损害并不导致高钠血症、高渗透压,也不引起血清肌酐和尿素氮的升高。

对于伴有肾功能不全的患者,安氟醚的使用显得有所顾忌。但这种担忧在临床和实验研究中并未出现。建立雄性 Fischer 334 大鼠肾功能损伤模型,安氟醚麻醉后并未加重肾功能损伤。对肾功能轻度和中度损伤的患者实施安氟醚或氟烷麻醉显示手术前后肾功能没有改变。研究发现,肥胖患者使用安氟醚比正常患者更容易导致肾毒性,肥胖患者实施安氟醚后,其血清中最高无机氟化物浓度为 28 μmol/L,而正常体重患者却只有 17 μmol/L。

影响吸入麻醉药分解产物无机氟化物肾毒性的因素除麻醉药使用量外,还与遗传多样性、药物相互作用、存在的肾疾病等有关。苯妥英钠、乙醇和地西泮具有酶促进作用,增加甲氧氟烷的脱氟化,增加血清中无机氟化物的浓度。这些药物的酶促作用对安氟醚的影响较小,但长期服用异烟肼的患者接受安氟醚麻醉后,会增加安氟醚的脱氟化,升高血清无机氟化物的浓度,损伤肾功能,所幸导致肾功能损伤持续的时间不长。

异氟醚和地氟醚不容易产生脱氟反应,几乎不产生肾毒性。异氟醚麻醉 6 h,血清氟离子浓度只有 4.4 μmol/L,并且酶促作用对异氟醚的脱氟反应影响很小(见图 14-1)。七氟醚具有很多优点,但是其脱氟化作用较强,与安氟醚相当(见图 14-1)。研究发现,苯巴比妥、异烟肼和乙醇增加七氟醚的脱氟化作用。吸入麻醉药分解产物无机氟化物的肾毒性仅发生在甲氧氟烷,而安氟醚只有在长时间麻醉中才会出现,必要时碱化尿液,加快肾脏排氟离子(F^-)是减少氟化吸入麻醉药肾毒性的重要措施。使用七氟醚后,血清氟离子浓度可以超过 50 μmol/L,但不会导致肾功能损伤。对七氟醚与甲氧氟烷这种差别的解释是:① 血清高浓度的氟化物持续时间(氟/时间关系曲线下面积)比氟化物的峰值浓度(大于 50 μmol/L 的毒性浓度阈值)能更好地预测氟化物对肾功能的损伤。七氟醚和安氟醚的相对安全性的一个理由是其溶解度较低,其氟化物的清除速度比甲氧氟烷要快得多,血中氟化物浓度快速下降,并且参与代谢的麻醉药较少,氟/时间关系曲线下面积较小。② 七氟醚和安氟醚只能在肝脏中代谢,而甲氧氟烷不仅在肝脏中代谢,而且能够在肾代谢。所以,甲氧氟烷脱氟化作用比七氟醚、安氟醚多,更容易导致肾毒性。

二、复合物 A

氟烷、安氟醚和异氟醚均可以与麻醉回路中的二氧化碳吸收剂相互作用,但生成的产物对人体并不产生损害,很少引起注意。直到 20 世纪末,七氟醚被用于临床以来,由于七氟醚能够与二氧化碳吸收剂反应生成所谓的复合物 A(见图 14-2),高浓度的复合物 A 能够导致肾损伤,引起了大家极大的关注。

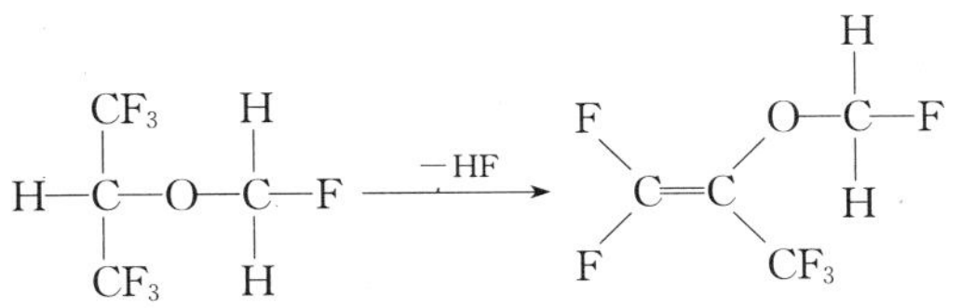

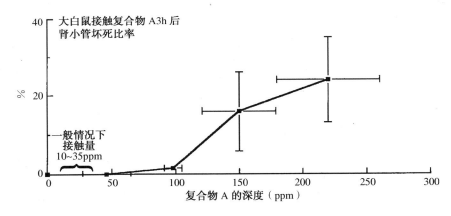

图 14－2　七氟醚降解为复合物 A 的反应式

　　1995 年七氟醚在美国被用于临床，随后 Morio 等发现高浓度的复合物 A 可以导致大鼠肾损伤甚至死亡。其他研究也证实了 Morio 的结论，并显示当吸入气中复合物 A 的浓度超过 20～50 ppm(ppm 表示百万分之一)时就可以导致大鼠肾损伤(见图 14－3)。肾损伤在病理上表现为髓质外侧近曲小管的坏死，坏死细胞的比例在 4 d 逐渐缩小，以后渐趋恢复。也有研究表明吸入复合物 A 的量超过 150～300 ppm-hours(即 50 ppm 的复合物 A 吸入 3 h)时才引起肾损伤。研究显示当复合物 A 的吸入浓度大于 114 ppm 后，将导致血清肌酐和尿素氮的浓度随着复合物 A 的吸入浓度加大而升高。中等程度的肾损伤见于复合物吸入浓度为 202 ppm 左右，所有的化学和组织学改变将在 14 d 内恢复正常。使用七氟醚麻醉中，无论采用紧闭麻醉，还是低流量半紧闭麻醉，患者均暴露于复合物 A 之下。但是，复合物 A 对人体的相对安全浓度尚不清楚。

图 14－3　大鼠接触不同浓度复合物 A 3 小时后肾活检肾小管细胞坏死比例变化

　　对手术患者和健康志愿者的研究发现，若七氟醚以钠石灰(碱石灰)作为二氧化碳吸收剂，采用紧闭循环方式麻醉患者 5 h 以上，回路中复合物的最高浓度为 19.5 ± 5.4 ppm，此时血清肌酐、尿素氮和电解质浓度没有变化。另一个研究显示，当新鲜气体流量为 1 L/min，七氟醚麻醉 10 h，回路中复合物 A 的平均浓度为 24.3 ± 2.4 ppm，肾功能与术前相比仍然没有变化。研究发现，在低流量气体麻醉下，以钠石灰或钡石灰作为二氧化碳吸收剂，七氟醚麻醉患者 3 h，钠石灰回路中的复合物 A 的最高平均浓度为 8.16 ± 2.67 ppm，而钡石灰则为 20.28 ± 8.6 ppm，在钡石灰回路中，复合物 A 的浓度甚至高达 60.8 ppm，而钠石灰回路中的复合物 A 均不超过 50 ppm。

进一步的临床实验表明,与异氟醚相比,尽管七氟醚可以导致回路中复合物 A 升高,血清肌酐、尿素氮也有所升高,但七氟醚引起的肾功能改变与异氟醚没有差异。七氟醚采用紧闭或低流量半紧闭循环麻醉时,以血清肌酐、尿素氮为指标的肾功能依然没有差别。可能是使用血清肌酐、尿素氮作为肾功能损伤的指标不够敏感,不能反映复合物 A 对肾功能的损害。

Kumano 等最早提出血清肌酐、尿素氮可能不能反映复合物 A 对肾功能影响。他们测定显示肾小管结构完整性的酶,以此作为指标,衡量复合物 A 对肾脏的损伤。这些酶包括丙氨酸氨基肽酶(alanine aminopeptidase)和尿 N-乙酰-β 氨基葡萄糖苷酶(NAG)。研究显示吸入麻醉药均升高尿中丙氨酸氨基肽酶和尿 N-乙酰-β 氨基葡萄糖苷酶的含量,七氟醚麻醉回路中复合物 A 浓度升高,但是七氟醚和安氟醚、异氟醚引起这些酶升高的量相互之间没有差别,并且尿中 γ-谷氨酰转肽酶、β_2-微球蛋白,血清中肌酐和尿素氮均处于正常。

通过观察多次或长时间使用七氟醚麻醉患者,均未发现对肾功能有明确的损伤。在小儿研究中也显示七氟醚不引起肾损伤。七氟醚在人体生成的复合物 A 并不引起肾毒性,而在大鼠体内生成的复合物 A 则产生明显的肾毒性,其可能的原因在于肾内半胱氨酸共轭体 β 裂解酶的差别。复合物 A 本身并没有毒性,经过一定的转化,能够被 β 裂解酶催化生成氟化硫醇,氟化硫醇与蛋白质发生反应,导致肾损伤。在大鼠肾细胞的胞质和线粒体中 β 裂解酶的量大约是人的 20～30 倍,所以七氟醚代谢生成的复合物 A 在大鼠肾脏中更容易被转化为具有毒性的物质,从而导致大鼠的肾损伤。多种与复合物 A 结构类似氟化物的肾毒性受 β 裂解酶调节;β 裂解酶代谢途径的中间产物已经在大鼠和人的胆汁和尿中被发现;并且 β 裂解酶的抑制剂 AOAA(aminooxyacetic acid)能够减轻复合物 A 对大鼠的肾损害;所以,复合物 A 经 β 裂解酶代谢后的产物才是导致大鼠肾毒性的关键因素,而与大鼠相比,七氟醚更能安全用于人体。

但是,关于 β 裂解酶在介导复合物 A 肾毒性的作用也有相反报道。大鼠预给予 AAOA 或 AT-125(均为 β 裂解酶代谢途径的抑制剂)不能降低复合物 A 的肾毒性,相反将导致 3 倍的肾损伤。这提示 β 裂解酶代谢途径可能是一个消除复合物 A 毒性的过程。有研究表明,给予 AAOA 可以部分减轻复合物 A 导致的利尿、蛋白尿,但不能改变尿糖的变化。也有研究显示,给予 AAOA 并不能降低肾脏组织的损伤,并且使用免疫组织化学方法并没有检测到转入蛋白中的氟化硫醇。所有的这些发现均提示复合物 A 其他的代谢途径可能介导了其肾毒性。

因此从临床工作出发,应该遵循以下原则。首先,最重要的是新鲜气体的流量。决定七氟醚肾毒性的是吸入复合物 A 的总量,而不是绝对的吸入浓度。总量用吸入的浓度和时间表示,很多文献将复合物 A 导致肾毒性的界线定为 150 ppm/hours。在紧闭或低流量麻醉中,七氟醚通常时间内并不产生肾毒性,只有在长时间(>2 h)的麻醉中才将新鲜气体流量调至 2 L/min 以上,以避免重复吸入复合物 A 增加其肾毒性。其次,对原有肾功能不全的患者应用七氟醚尚缺乏足够的临床数据,应避免使用七氟醚。最后,低流量或紧闭循环麻醉下,温度高的 CO_2 吸收剂增加复合物 A 产生,钡石灰比钠石灰能产生更多复合物 A,可能是由于吸收 CO_2 时氢氧化钡产热较多所致,所以在麻醉回路中尽量使用碱石灰作为二氧化碳吸收剂。

(罗爱林　金小高)

参考文献

1　Ullman JE, Hjelmqvist H, Rundgren M, et al. Hemodynamic effects of vasopressin antagonism and angiotensin I converting enzyme inhibition during halothane anesthesia in sheep. *Acta Anaesthesiol Scand*, 1992, 36:132-137.

2　Ullman J, Eriksson S, Rundgren M. Losartan increases renal blood flow during isoflurane anesthesia in sheep. *Acta Anaesthesiol Scand*, 2001, 45:1168-1175.

3　Ullman J. Vasopressin and angiotensin II in blood pressure control during isoflurane anesthesia in rats. *Acta Anaesthesiol Scand*, 1999, 43:860-865.

4　Artru AA. Renal effects of sevoflurane during conditions of possible increased risk. *J Clin Anesth*, 1998, 10:531-538.

5　Brockwell RC, Andreww JF. Metabolism and Toxicity of Inhaled Anesthetics of Inhaled Anesthetic. Miller RD, Miller's Anesthesia. Sixth edition. 2005:231-272.

6　Effects of inhaled anesthetics on the kidney. EgerIIEI, Eisenkraft JB, Weiskopf RB. The Pharmacology of Inhaled Anesthetics. First edition. 2002:177-190.

7　王伟鹏,李立环译. 临床麻醉学. 4 版. 北京:人民卫生出版社. 2004. 313-350.

第 *15* 章 吸入麻醉药的脏器保护作用

近年研究表明,吸入麻醉药可在细胞水平对心、脑、肝等多种器官的缺血/再灌注损害产生一定的保护作用。

研究最多的是心脏保护,最近也有研究显示,对于中枢神经系统、肝脏、肾脏和肺等也具有保护作用。吸入麻醉药诱发的保护作用机制还不清楚,但已知并非是吸入麻醉药引起血流动力学变化的结果。

第一节　心脏保护作用

吸入麻醉药心脏保护作用的定义是能预防或减轻缺血/再灌注后心肌坏死和/或心肌功能障碍。1986 年 Murry 等首先发现并描述了缺血预处理的心脏保护作用,即反复短暂缺血可明显减轻后续长时间缺血/再灌注后的心肌损害,并认为是目前心脏保护最有效方法之一。很多研究证实,挥发性吸入麻醉药具有显著的心肌保护作用,并达到了与缺血预处理相同的保护效应。

一、实验研究

目前吸入麻醉药心肌保护效应的研究仍主要集中在基础研究领域,其逆转心肌缺血/再灌注损伤的作用主要表现为缩小心肌梗死的面积,改善心肌功能及心肌顿抑的恢复过程,抑制冠状动脉收缩,减轻再灌注心律失常和心肌细胞损伤,降低心排血量综合征及室颤发生率等。

（一）缩小心肌梗死的面积

阻断兔的左冠状动脉前降支 50 min,开放再灌注 120 min,在缺血/再灌注之前行 1.5 MAC 地氟醚、七氟醚或异氟醚预处理 20 min, 10 min 药物清洗期。结果与单纯缺血/再灌注组相比,地氟醚、七氟醚和异氟醚均产生非血流动力学依赖性的梗死面积缩小,三组分别缩小了 41.3%、47.2%、31.7%,在地氟醚预处理之前应用 ATP 敏感的钾离子通道

（K_{ATP}）通道阻断剂优降糖 2 mg/kg，使梗死面积显著增加，提示 K_{ATP} 通道参与介导了地氟醚预处理的心肌保护作用。另一个相似的研究是在阻断犬冠状动脉左前降支之前，吸入 1 MAC 七氟醚，结果心肌梗死面积相应缩小 40%；研究还同时证实，如停止吸入七氟醚与冠状动脉左前降支阻断之间时间间隔在 30 min 以上，七氟醚的保护效应丧失。离体心脏缺血/再灌注的研究也得到相似的实验结果：向灌注液中加入 2 MAC 安氟醚、氟烷或异氟醚灌注 5 min，继之 10 min 麻醉药清除后，冠状动脉分支阻断 30 min，再灌注 2h，结果氟烷、安氟醚及异氟醚分别缩小心肌梗死范围 74%、82.5% 和 75.3%。Kersten 等在阻断犬的冠状动脉前降支（LAD）60 min，再灌注 3h 的模型中，研究了 4 次 5 min 缺血和 5 min 再灌注的缺血预处理，以及在缺血预处理之前或期间吸入 1 MAC 异氟醚对缺血/再灌注损伤的影响，结果表明吸入麻醉药不仅显著缩小心肌梗死范围，而且达到缺血预处理的同等效果。

（二）加快心功能及心肌顿抑的恢复

心肌顿抑实质上是心肌细胞在缺氧情况下发生的一种可逆性心肌细胞损伤。研究表明冠状动脉分支阻断导致心肌缺血，左室 dp/dt_{max}、LVSP、CO 和 SV 下降，LVEDP 上升，局部运动障碍，肌小节缩短百分率（%SS）下降。用异氟醚预处理的犬局部收缩功能在再灌注 60 min 即恢复到基础值，肌小节缩短百分比和有效局部做功在再灌注 30 min、60 min、120 min 和 180 min 均较对照组显著增加再灌注 180 min 后，异氟醚预处理组 %SS 恢复到基础值的 80%±9%，而对照组则为基础值的 2%±10%；HR、MAP、LVDSP 和冠脉及全身血管阻力均较对照组增高。

（三）减轻心肌细胞损伤

以原代培养的 SD 幼鼠的心肌细胞为研究对象，对细胞进行缺氧/复氧处理（缺氧 2 h 后，复氧 1 h）观察缺氧/复氧之前用地氟醚、七氟醚和异氟醚 1.5 MAC 预处理的影响。结果显示，地氟醚、七氟醚和异氟醚均可显著减轻缺氧/复氧所致的乳酸脱氢酶（LDH）、激素激酶（CK）的释放、细胞凋亡率的升高及细胞存活率的下降，其中以七氟醚的减轻作用最强。但另有研究证明，地氟醚预处理可使受损心肌转移生长因子（TGFβ1）浓度进一步下降，可能不利于再灌注后受损心肌的修复及结缔组织形成。

（四）降低心律失常发生率

2.2% 异氟醚、1.5% 氟烷预处理 40 min 或 2 次 5 min 缺血 10 min 再灌注的缺血预处理，氟烷或异氟醚与缺血合并预处理，再灌注后即刻及 3 min 内室颤发生率较对照组显著降低。氟烷或异氟醚与缺血合并预处理，室颤发生率较单独氟烷、异氟醚或缺血预处理无进一步降低。但也有报道认为异氟醚并不减少再灌注室颤发生率，室颤发生率受缺血期间所用麻醉药的种类的影响，而不受是否有预处理的影响。

二、临床研究

尽管大量的动物实验已证实吸入麻醉剂预处理有心肌保护效应，但临床研究所得出的结论并不完全一致。

目前临床研究主要集中于体外转流的患者。首次临床研究是 Belhomme 等在 1999 年进行的,他们的研究方法是在体外转流前,通过氧合器给予 2.5 MAC 异氟醚 5 min,10 min 清洗期,接着阻断主动脉,结果异氟醚组蛋白激酶 C(PKC)的活性增加,但术后 MB 激酶和肌钙蛋白 1 和对照组相比无显著差异;另一项研究是在体外转流前 10 min 给于 2.5 MAC 七氟醚,结果尽管单独转流组和七氟醚预处理组的 PKC 和 P^{38} MAPK 均显著增加,但仅七氟醚组酪氨酸激酶显著增加,提示其效果优于单独体外转流组;体外转流前给予 1.3% 安氟醚 5 min,可有效加快术后左室功能的恢复,但和对照组相比,激酶 MB 和肌钙蛋白 1 不变。Tomai 等给患者直接吸入 1.5% 的异氟醚 15 min,10 min 清洗期,再进行体外转流,结果发现,和对照组相比,两组术后心功能和肌钙蛋白 1 的峰值含量无显著差异,但在心脏射血分数<50% 的亚组,异氟醚预处理组术后 24 h 肌钙蛋白的含量稍低于对照组;30 例瓣膜置换患者随机分为对照组(以芬太尼麻醉为主),地氟醚组和异氟醚组,地氟醚组和异氟醚组分别于体外转流前吸入 1～1.5 MAC 地氟醚或异氟醚,持续累积时间不少于 30 min。结果显示,与对照组相比,地氟醚与异氟醚可显著降低血浆中肌酸激酶- MB(CK-MB)、cTnT(肌钙蛋白 T)和丙二醛(MDA)升高幅度,阻止一氧化氮(NO)和超氧化物歧化酶(SOD)活性的下降,其中以地氟醚作用更明显。另外,冠状动脉搭桥手术的患者,CPB 前吸入 2.5 MAC 异氟醚可有效地降低术后肌钙蛋白 1 及 CK - MB 的浓度。还有作者对比研究了吸入麻醉和全凭静脉麻醉两种麻醉方法对体外转流后心功能的影响,结果发现体外转流前,两组的血流动力学变化过程相似,体外转流后吸入麻醉组(七氟醚和地氟醚)心功能指标如心排血量、dP/dt$_{max}$ 等显著优于以丙泊酚为主的全凭静脉麻醉组,正性肌力药的需要量和血浆肌钙蛋白含量均小于全凭静脉麻醉组。

吸入麻醉药对心肌的保护效应同样见于不停跳冠状动脉搭桥的患者,Conzen 等对比研究七氟醚麻醉及全凭静脉麻醉对不停跳冠脉搭桥的影响,结果发现七氟醚组心功能的恢复优于丙泊酚组,其肌钙蛋白 1 含量显著低于丙泊酚组。

总之,临床研究所得到的结论差异较大,可能与每次研究的样本量相对较小及干扰因素复杂有关;再者,不是所有的吸入麻醉药临床上均表现心肌保护效应,氟烷甚至可能产生心肌抑制作用,故吸入麻醉药对临床心肌缺血/再灌注损伤的影响还需进行深入广泛的研究。

三、影响吸入麻醉药心脏保护的因素

(一)吸入麻醉药的浓度

吸入麻醉药浓度大于 1 MAC,可产生显著的心脏保护效应,可持续数小时,但没有缺血预处理长。0.5～0.6 MAC 虽有心脏保护作用,但保护效能已显著下降。吸入麻醉药在一定浓度范围,是否与其心脏保护效应呈正相关尚需进一步研究。

（二）用药时机

心脏缺血前或缺血/再灌注期间用药，均可产生显著的心脏保护效应；预处理方式用药，即缺血前用药后，经历 30 min 左右的药物清除期，至心脏缺血时血液或细胞培养液中已无吸入麻醉药，可产生同样的心脏保护效应。吸入麻醉药后处理，必须在缺血再灌注开始的数秒钟内用药，类似预处理作用，通过 NO 激活 PKC、PKB/AKi 和 $ERK_{\frac{1}{2}}$，最终防止钙超载引起的细胞死亡，具有实用意义。预处理方式与缺血/再灌注期间联合用药，或预处理用药与缺血预处理联合应用，心脏的保护效应并无进一步增强。再灌注期间给予吸入麻醉药同样可以产生心肌保护效应，其机制可能包括抗炎症反应效应，如降低核因子 kB 的活性、降低肿瘤坏死因子的表达、白介素-1、细胞间黏附因子、iNOS 等。吸入麻醉药再灌注期间给药的效果是否优于缺血前给药，有不同的结论。Varadarajan 等发现无论缺血前或再灌注期给予七氟醚均可增加心肌的机械收缩和代谢功能，但缺血前给药的效果优于再灌注期给药。而 Obal 等则认为再灌注期给药的效果优于缺血前给药。

（三）用药时间

吸入麻醉药用药 5 min，即可产生显著的心脏保护效应，延长用药时间 15～20 min，甚至更长时间，心脏保护效应并无进一步增强。

（四）年龄

增龄使缺血和麻醉药预处理的作用均减弱或丧失，一组老年冠脉搭桥患者，与较轻年龄患者比，缺血预处理效应减弱，可能是由于线粒体 K_{ATP} 通道抑制作用有关。

（五）高胆固醇和糖尿病

免高胆固醇饮食 4 周及糖尿病鼠和犬心脏用异氟醚前处理，失去对心肌保护作用。血糖＞500mg/dl 可抵制 K_{ATP} 通道激活。认为预处理不能改善伴糖尿病心肌梗死患者的心功能和存活率。

四、吸入麻醉药心脏保护的机制

（一）激活 K_{ATP} 通道

K_{ATP} 存在于心肌和冠状血管，在保护心肌缺血/再灌注损伤中起着重要作用。K_{ATP} 通道激活缩短了动作电位持续时间，减弱膜的去极化，从而降低电压门控通道 Ca^{2+} 内流的持续时间，增加 Na^+—Ca^{2+} 交换，减轻细胞内 Ca^{2+} 超载。K_{ATP} 通道激活或阻断剂能模拟或消除心脏的缺血预处理效应。吸入麻醉药可通过受体及其他信息传导途径，激活 K_{ATP} 通道，并能降低 ATP 对 K_{ATP} 通道的抑制作用。吸入麻醉药的心脏保护作用可被选择性 K_{ATP} 通道拮抗剂如优降糖等取消。

（二）激活腺苷受体

腺苷在心脏缺血/再灌注损害保护中起重要作用，能降低氧衍生的自由基形成，抑制白细胞黏附到血管内皮,刺激糖分解,改善缺血期间的能量平衡,抑制 L 型 Ca^{2+} 通道的 Ca^{2+} 内流,从而减轻心肌损害。此外,腺苷受体与心室肌及冠状血管 K_{ATP} 通道相偶联,腺苷受体激活可使 K_{ATP} 通道开放。用高选择性腺苷 A_1 受体阻断剂 DPCPX(一种黄嘌呤衍生物)能减弱异氟醚等吸入麻醉药的心脏保护效应,这表明吸入麻醉药通过激活腺苷受体介导心脏保护作用。

（三）激活蛋白激酶 C

蛋白激酶 C(PKC)是细胞内一类重要的激酶,能使有关蛋白磷酸化,PKC 能通过降低通道对细胞内 ATP 的敏感性而激活,除腺苷受体外,还有其他很多心脏受体(如 M、α、β 等)的兴奋均可使 PKC 激活。PKC 有可能在受体与 K_{ATP} 通道之间起桥梁作用,PKC 激活剂可模拟缺血预处理心脏保护效应,拮抗剂则能阻断其保护效应。用高选择性的 PKC 抑制剂可阻断氟烷等吸入麻醉药的心脏保护作用,表明 PKC 激活是吸入麻醉药心脏保护机制之一。

（四）减轻细胞 Ca^{2+} 超载

氟烷、安氟醚、异氟醚和地氟醚等均可减少电压门控的 Ca^{2+} 内流,降低胞质的 Ca^{2+} 浓度。吸入麻醉药不仅抑制 Ca^{2+} 通道,还抑制 Na^+—Ca^{2+} 交换,降低兴奋期 Ca^{2+} 内流和内质网 Ca^{2+} 释放。此外,吸入麻醉药通过前述的激活腺苷受体和 K_{ATP} 通道而降低细胞内 Ca^{2+} 超载,产生心脏保护作用。

（五）NO 的释放增加

Novalija 等游离猪的心脏后,将其随机分为七组:组 1 为 2 次 2 min 缺血,5 min 再灌注预处理(IPC);组 2 为 2 次 2 min 缺血,5 min 再灌注预处理＋GLB(K_{ATP} 阻断剂),组 3 为 2 次七氟醚(3.5%浓度吸入 2 min,SPC)吸入;组 4 为七氟醚吸入＋GLB 2 min,共 2 个循环;组 5 为缺血前无预处理组(CON);组 6 为 CON＋GLB;组 7 为正常对照组。6 min 后行缺血/再灌注,再灌注后 30～40 min 测流出液中 NO 的浓度。结果:CON 组的左室压及冠脉流量分别恢复了 20%、65%;而 IPC、SPC 组的上述指标分别恢复了 42%、77%(与 CON 比:$P<0.05$);45%、76%(与 CON 比:$P<0.05$);IPC＋GLB 组恢复了 24%、64%;SPC＋GLB 组恢复了 30%、65%;CON＋GLB 组恢复了 28%、64%。七氟醚组及缺血预处理组分别使 NO 增加到 26±6,27±7nM(与 CON 组比:$P<0.01$)。结论:七氟醚预处理不仅可恢复再灌注后心肌的收缩力,增加冠脉流量,还增加 NO 的释放,这种效应可被联合应用 K_{ATP} 阻断剂(GLB)所阻断。

研究认为 NO 的生成途径通常为:激肽原酶激活,促进缓激肽的释放增加,缓激肽再促进 NO 释放。NO 的作用途径为:激活鸟甘酸环化酶使 GMP 释放增多,同时使 cAMP 活性降低,氧耗量减少,细胞质内 Ca^{2+} 含量减少,以上效应最终导致冠状血管扩张,抑制血小板黏附于血管内皮,维持血管通畅,促进缺血组织的血液供应,有效地防治心律失常的发生。

（六）细胞骨架的作用

Ismaeil 等研究了细胞骨架在预处理中所起的作用。丙泊酚麻醉兔后，随机分为四组：对照组无预处理；异氟醚组吸入 1.1% 异氟醚 15 min，15 min 清洗期；异氟醚＋秋水仙碱（一种微管解聚剂）组在异氟醚吸入前静注秋水仙碱 2 mg/kg，秋水仙碱组静注秋水仙碱 2 mg/kg，其后每组动物均进行前侧支冠状动脉夹闭 30 min，再灌注 3 h。结果秋水仙碱可有效地阻断异氟醚预处理所致的心肌梗死面积的缩小，提示完整的细胞骨架在预处理的保护作用中发挥重要作用。

（七）其他

吸入麻醉药可明显减少心脏再灌注期的自由基产生，不仅减少中性粒细胞等产生的氧自由基，还可抑制 OH^- 自由基产生；显著降低中性粒细胞在冠脉系统的黏附以及心肌浸润；提高缺血/再灌注后心肌能量水平；减慢心率，降低心率与收缩压积，从而降低心肌的氧耗；扩张冠状血管，降低冠脉阻力，增加冠脉血流量等，均有利于心肌的保护。

第二节　脑保护作用

一、脑保护效应

吸入麻醉药对脑保护的效应，因实验所采用的脑缺血模型不同而有差异。早期研究吸入麻醉药对局灶性脑缺血损害具有保护作用时，往往是不同吸入麻醉药之间的比较，缺乏清醒对照，这种设计方案如果两种麻醉药用后结果相似，就无法解释是哪种麻醉药的保护效应相似，还是两种药都无保护效应。近年通过更好的控制实验条件，得出了吸入麻醉药七氟醚、氟烷和异氟醚等对局灶性、脑半球和全脑严重缺血均具有显著的保护作用的结论，表现为减轻脑组织学损害、减少细胞死亡和脑梗死范围，降低实验动物死亡率，改善缺血后脑功能和行为表现。中脑终末动脉脑缺血模型的建立，能够在动物清醒状态下，比较不同吸入麻醉药的保护作用。

二、脑保护机制

（一）拮抗谷氨酸的兴奋性毒性

谷氨酸是中枢神经系统主要的兴奋性神经递质，脑缺氧或缺血时，谷氨酸在脑内聚积，通过 N-甲基-D 天冬氨酸（NMDA）亚型谷氨酸受体引起 Ca^{2+} 内流，产生 Ca^{2+} 介导的损害和细胞死亡。临床相关浓度的氟烷、安氟醚和异氟醚等吸入麻醉药，可通过延缓缺血期间 ATP 的消耗，以维持离子稳态，保持细胞的离子和电梯度，从而维持谷氨酸再摄取系统的功能，减少谷氨酸的聚集。此外，还可抑制突触的 Ca^{2+} 通道，或其他突触前过程，减少去极化诱发突触释放谷氨酸。

（二）降低梗死周围区域的去极化

缺血期间，缺血边缘区域发生去极化样抑制扩散（Spreading depression-like depolarization），这些短暂的去极化增加了 Na^+、Ca^{2+} 内流和 K^+ 外流。缺血期间能量供给严重耗竭，细胞不能重新建立离子稳态，从而导致细胞坏死。吸入麻醉药氟烷和异氟醚等可增加 NMDA 介导的去极化样抑制扩散的阈值，降低 NMDA 诱发去极化时的电流幅度，此外，还阻滞去极化经皮质神经元之间的缝隙连接的扩散。

（三）直接抑制 Ca^{2+} 细胞内流

细胞内 Ca^{2+} 超载是神经细胞死亡的重要机制之一。吸入麻醉药安氟醚、异氟醚、七氟醚和氟烷，均可通过电压门控的 Ca^{2+} 通道，抑制 Ca^{2+} 内流，突触 Ca^{2+} 内流的抑制，又可减少 Ca^{2+} 内流诱发的谷氨酸的释放。

此外，吸入麻醉药还可通过改善残余脑组织血流的分布，改变缺血期间脑组织对儿茶酚胺反应性等机制参与脑保护。虽然吸入麻醉药降低脑氧代谢不是其脑保护的机制，但有利于脑保护。

第三节　肝脏保护作用

一、肝脏保护效应

吸入麻醉药对肝脏的影响过去研究大多集中在对肝脏的毒性作用，然而吸入麻醉药可诱发肝保护作用。在大鼠缺血/再灌注及培养肝细胞缺氧/复氧损害模型中，异氟醚、七氟醚和氟烷能减轻早期缺血/再灌注或缺氧/复氧损害。在离体肝灌注模型中，七氟醚对 NADPH 水平（反映细胞内氧化还原状态）的影响明显轻于氟烷。犬肝血流阻断后，异氟醚和氟烷增加氧供比例作用强于七氟醚，而在以靛青绿为指标的肝功能评价中，七氟醚和异氟醚的肝功能维持良好。在另一对比研究中，全肝缺血 60 min，以肝脏的乳酸摄取率为指标，异氟醚和芬太尼较安氟醚、氟烷或戊巴比妥麻醉的肝功能恢复更好。

这些研究提示，吸入麻醉药具有明显肝保护作用，不同麻醉药之间存在差异，由于用于评价肝功能的指标不同，对于不同麻醉药之间保护作用的差异难以作出肯定结论。

二、肝脏保护机制

（一）减少自由基产生

肝脏缺血/再灌注早期，氧自由基主要来自肝细胞的肝巨噬细胞及中性粒细胞，肝巨噬细胞因补体激活，并被 Ca^{2+} 超载等强化，而释放大量活性氧及多种蛋白水解酶、细胞因子介导肝脏损害;同时促进中性粒细胞活化、聚积和黏附,并发生呼吸暴发产生大量自由基,介导肝损害。吸入麻醉药能抑制肝巨噬及中性粒细胞介导的自由基产生,并抑制中性粒细胞的黏附。

（二）增加肝细胞能量贮备

能量供应是肝细胞维持一切活动的基础,如 ATP 供能不足,各种离子泵的功能不能维持,导致肝细胞离子稳态失衡。吸入麻醉药抑制细胞内各种需能过程,减少 ATP 的消耗,延缓 ATP 的耗竭,同时还加强糖酵解,促进缺血/再灌注期间的 ATP 形成,以增加肝脏的能量贮备。

（三）减轻细胞内 Ca^{2+} 超载

Ca^{2+} 超载在肝脏缺血/再灌注损害中具有重要作用,吸入麻醉药可直接阻滞电压门控的 Ca^{2+} 通道,已证实钙离子通道阻滞剂对肝缺血/再灌注损害有保护作用。吸入麻醉药通过直接抑制电压门控的 Ca^{2+} 内流,抑制肌浆网的 Ca^{2+} 释放并增加对其的摄取,减轻肝细胞的 Ca^{2+} 超载。

第四节　肾脏保护作用

一、肾脏保护效应

多年前认识到人体具有继发性的抗肾损害的能力,这种继发性的抗肾损害有几种模式,但他们有几个共同的特征。① 继发性肾抗损害的作用是非特异性的;② 这一保护效应通常具有迟滞时间;③ 保护直接表现在近端肾小管水平;④ 保护具有广泛的基础。继发性肾细胞抗损害的机制还不清楚,一种可能的解释是亚细胞致死的损害因子引起细胞浆膜重构,重构的细胞浆膜使细胞具有抗损害能力,即细胞浆膜改变后而降低膜的脂质过氧化和磷脂酶 A2 的脱酰作用,使细胞膜免于破坏。

吸入麻醉药体内代谢产生的无机 F^-,其亚毒性浓度与高浓度的作用相反,高浓度可引起近端肾小管坏死,而亚浓度具有细胞保护效应。这就是人体继发性肾抗损害作用的一个例子。培养的人近端肾小管细胞,加入亚毒性浓度的氟化钠,可显著减轻肌红蛋白或 ATP 耗竭介导的肾小管细胞坏死。在大鼠甘油诱发肌红蛋白或 ATP 耗竭介导的肾毒性模型中,异氟醚能显著减轻甘油的肾毒性,而脱氟极少的地氟醚和无脱氟的戊巴比妥,对其损害则无明显保护作用,异氟醚的这种保护作用与肌肉坏死、溶血、急性肾血红素超负荷或血压的差异等无关,提示这是一种直接的肾脏细胞水平的保护效应。

二、肾脏保护机制

吸入麻醉药通过诱导细胞浆膜改变而产生有效的肾脏保护作用。在体内或体外,吸入麻醉药加强鞘磷脂的水解,增加酰基鞘氨醇的浓度,而酰基鞘氨醇是一种重要的与多种形式肾损害有关的信息分子,可减轻花生四烯酸和铁离子诱发的肾毒性,这种作用有一定的临床意义。此外,吸入麻醉药对磷脂酶活性的作用可调节细胞对损害刺激的易感性,而产生保护作用。

此外,吸入麻醉药对肺缺血/再灌注损害的保护作用也有个别报道。可见吸入麻醉药对脏器的保护作用具有普遍性,其共同特点是减轻其他损害因子(如缺血/再灌注、缺氧/复氧等)脏器的损害作用。虽然吸入麻醉药脏器保护作用还有很多问题尚待阐明,但其保护效果是肯定的,并有巨大的潜在临床意义。目前要解决的关键问题是进一步阐明吸入麻醉药产生保护作用的机制,明确器官和细胞功能改善的最相关指标及吸入麻醉药的最佳用量和用药时机。这些研究对于目前知之甚少的脑、肝、肾和肺的保护尤其重要。

(彭章龙　杨跃武　杭燕南)

参考文献

1　Kharasch ED，Hankins DC，Cox K. Clinical isoflurane metabolism by cytobrome. *Anesthesiology*，1999，90：766 – 771.

2　Baxter PJ，Garton K，Kharasch ED. Mechanistic aspects of carbon monoxide formation from volatile anesthetics. *Anesthesiology*，1998，89：929 – 941.

3　Hanouz JL，Vivien B，Gueugniaud PY，et al. Comparison of the effects of sevoflurane，isoflurane and halathane on rat myocardium. *Bri J of Anaesth*，1998，80：621 – 627.

4　Ismaeil MS，Tkachenko I，Gamperl AK，et al. Mechanism of isoflurane-induced myocardial preconditioning in rabbits. *Anesthesiology*，1999，90：812 – 821.

5　彭章龙,杭燕南,孙大金.地氟醚、七氟醚和异氟醚预处理对缺氧/复氧心肌细胞损害的保护作用.中华麻醉学杂志,1999,11:675 – 677.

6　杨跃武,杭燕南,孙大金.地氟醚预处理对心肌损伤与修复的影响.上海第二医科大学学报,2003,23：337 – 339.

7　Patel PM，Drummond JC，Cole DJ. Isoflurane and Pentabarbital reduce the frequncy of transient ischemic depolarizations during focal ischemia in rats. Anesth Analg，1998，86：773 – 780.

8　Miura Y，Grocott HP，Bart RD，et al. Differential effects of anesthetic agents on outcome from near-complrte but not incomplete global ischemia in the rat. Anesthesiology，1998，89：391 – 400.

9　Imaj M，Kon S，Inaba H. Effects of halothane，isoflurane and seveflurane on ischemia-reperfusion injury in the perfused liver of fasted rats. Acta Anaesthesiol Scand，1996，40：1242 – 1248.

10　Kon S，Imai M，Inaba H. Isoflurane attenuates early neutrophil-independent hypoxia-reoxygenation injuries in the reperfused liver in fasted rats. Anesthesiology，1997，86：128 – 136.

11　Fujita Y，Kimura K，Hamada H，et al. Comparative effects of halothane，isoflurane and sevoflurane on the liver with hepatic artery ligation in the beagle. Anesthesiology，1991，75：313 – 318.

12　Matsushita K，Ohashi I，Becker GL，et al. Isoflurane preservers adenosine triphosphate levels in anoxic isolated rat hepatocytes by stimulating glycolytic adenosine triphosphate formation. Anesth Analg，1996，82：1261－1271.

13　Zaugg M. and Lucchinetti E. Cardiac(pre)conditioning：Concept mechanism perspective. IARS Review Course Lectures 2007：101－106.

第 16 章 吸入麻醉的实施方法和临床应用

自从 1846 年乙醚麻醉应用于临床以来,强效的吸入麻醉药和氧化亚氮一直是全身麻醉药的重要部分。强效吸入麻醉药可以在不应用其他药物包括氧化亚氮的情况下独立完成麻醉,具备镇静催眠、镇痛、肌肉松弛和抑制应激反应等全身麻醉的四大要素。另外,吸入麻醉诱导和苏醒快,麻醉深度容易调节和控制,还能用吸入麻醉药的监测仪进行麻醉药浓度监测,通过每次呼吸评估麻醉深度,甚至计算 MAC 并由微电脑进行反馈而调节麻醉深度。因此,多年来吸入麻醉药一直广泛地应用于全身麻醉。但目前临床使用的吸入麻醉药并不能提供理想的麻醉,还存在不少问题,如何合理选择和使用吸入麻醉,扬长避短,十分重要。本章主要讨论吸入麻醉的实施方法,为临床上如何合理应用吸入麻醉药提供参考。

第一节 吸入麻醉的分类和药物选择

一、吸入麻醉方法的分类

根据有无重复吸入以及重复吸入的程度将吸入麻醉的方法分为以下三类。

(一)无重复吸入法

是指系统中所有呼出气体均被排出的一种麻醉方法,它有以下 3 个特点:① 吸入系统与呼气系统隔离;② 新鲜气流量大于分钟通气量;③ 新鲜气中各气体浓度等于吸入气中浓度。这种麻醉方法也就是传统上所称的开放麻醉,现在几乎不采用。

(二)部分重复吸入法

是指系统中部分呼出混合气仍保留在系统中的一种吸入麻醉方法,它有以下 3 个特点:① CO_2 吸收剂将呼出气中的二氧化碳清除;② 新鲜气流量低于分钟通气量、高于氧摄取量;③ 新鲜气流中的麻醉气体浓度高于吸入气中浓度(诱导、维持阶段)。这种麻醉方法是当今最普遍采用的麻醉方法。

根据新鲜气体量(FGF)大小又将这种麻醉方法分为高流量(FGF 3～6 L/min),中流量

（FGF1～3 L/min），低流量（FGF 1 L/min 以下），最低流量（FGF 0.5 L/min 以下）。前者也就是传统意义上的半开放麻醉，其更接近于开放麻醉，而后者也就是传统意义上的半紧闭麻醉，更接近于完全紧闭麻醉。

（三）完全重复吸入法

是指系统中没有呼出气排出的一种麻醉方法，它有以下 3 个特点：① O_2 新鲜气流量等于 O_2 摄取量；② N_2O 新鲜气流量等于 N_2O 摄取量；③ 麻醉药用量等于麻醉药摄取量。这种麻醉方法也就是传统意义上的全紧闭麻醉，即现在所指的定量麻醉（quantitative anaesthesia）。

二、吸入麻醉药的选择

强效吸入麻醉药在药理作用方面有相当多的相似点，但药物之间存在不少的差别。20世纪 60 年代氧化亚氮和氟烷已在我国临床应用，后来由于氟烷没有进口药物已不再使用。20 世纪 80 年代开始应用安氟醚和异氟醚，20 世纪 90 年代应用七氟醚和地氟醚。我国目前临床上最广泛应用的吸入麻醉药是异氟醚，它有令人满意的安全应用记录。地氟醚和七氟醚已经被用过数千万次，异氟醚已经超过 10 亿次。目前使用的强效吸入麻醉药都有各自的优缺点。了解这些优缺点有时在特殊的环境和需要下可以帮助我们正确选择麻醉药。

（一）异氟醚

异氟醚仍是目前应用最多的吸入麻醉药，在相同的流量和 MAC 下，它的价格大约只是地氟醚（或者七氟醚）的五分之一。异氟醚在体内代谢仅为 0.2%，它不被二氧化碳吸收剂所降解，即使在干性吸收剂中它被降解为一氧化碳，大约只有地氟醚的五分之一。吸入最低肺泡气有效浓度下的异氟醚，它的刺激性气味较地氟醚弱，但比七氟醚强。异氟醚麻醉可有心率增快。对心血管功能抑制呈剂量依赖性，血压下降主要由血管扩张而引起。它的溶解度处于中等（血气分配系数大于地氟醚的三倍，大于七氟醚的两倍）。因此，吸入异氟醚的患者，尤其在较长时间吸入麻醉后，苏醒要比吸入地氟醚或七氟醚慢。

（二）七氟醚

七氟醚的刺激性气味很小（几乎没有），因此适于麻醉诱导，尤其适用于小儿麻醉诱导。七氟醚在组织中的溶解度很低，一般不引起心律失常。此外，在较高浓度的情况下对心血管系统抑制也很小。七氟醚 1MAC＝2%，体内代谢为 5%，血气分配系数为 0.68，麻醉诱导和苏醒较快，但易发生苏醒期兴奋、躁动。为了抑制伤害性刺激（如切皮）引起的心血管系统的反应，它需要比地氟醚或异氟醚更高的 MAC。七氟醚在温度较高时更易于被肝脏和 CO_2 吸收剂降解，并可能产生有害物质。七氟醚和地氟醚在所有吸入麻醉药中费用是最高的。

（三）地氟醚

地氟醚在 22℃～23℃时，饱和蒸汽压接近一个大氧压，因此，需用电加热至 29℃的蒸发器,血气分配系数为 0.42,是吸入麻醉药中溶解度最低的,因此地氟醚吸入麻醉的患者苏醒最快。这里所说的苏醒包括循环、神经肌肉和呼吸功能的快速恢复。它能够很好地保护气道、大脑和心肌,使其免受缺氧的损害。地氟醚 1MAC=6%,它的代谢率最低(0.02%),并且不能被一般的(湿性的)二氧化碳吸收剂所降解。在低流量和紧闭型吸入麻醉中,选用地氟醚也是非常经济的。地氟醚的缺点在于当它在 6% 或更高浓度下会出现呼吸道刺激性反应(在低浓度下则没有刺激性)。在 6% 或者更高浓度下,能短暂地(4～6 min)兴奋循环(心率增快和血压上升)。尽管一般的(湿性的)CO_2 吸收剂不能降解它,但是干燥型 CO_2 吸收剂可以把它降解为一氧化碳。地氟醚、安氟醚和异氟醚均含二氟甲基醚基团,在 CO_2 催化下可产生 CO,同等 MAC 时,CO 产生:地氟醚＞安氟醚＞异氟醚,地氟醚 CO 中毒发生率为1/200～1/2000。跟七氟醚一样,它可引起儿童术后烦躁。地氟醚麻醉时费用最高。

（四）安氟醚和氟烷

目前安氟醚和氟烷很少应用(不到 5% 的病例)。在国内氟烷几乎不用,安氟醚应用也较少。氟烷 1MAC=0.75%,体内代谢 20%,没有刺激性气味,可用于小儿吸入麻醉诱导。氟烷的麻醉作用较强,并对肝脏有损害作用,没有地氟醚、异氟醚或者七氟醚安全。氟烷容易导致心律失常,比七氟醚更容易导致心血管的不稳定。安氟醚溶解度低,有刺激味,1MAC=1.68%,体内代谢 2%。有剂量依赖性心肌抑制作用,使颅内压升高,麻醉时 EEG可见棘波,产生癫痫样放电,安氟醚虽不能导致癫痫发作,但癫痫患者不可使用。此外,术后恶心呕吐发生率高。

（五）氧化亚氮

氧化亚氮麻醉作用弱,1MAC=105%,但有较好的镇痛作用。吸入 30%～50% 氧化亚氮即有镇痛作用。血气分配系数为 0.47,与其他吸入麻醉药、肌松药复合可行各类手术的麻醉。临床上使用的氧化亚氮浓度一般为 50%～66%,也有用 40% 或 30% 的。氧化亚氮也用于低流量麻醉或紧闭吸入麻醉。它对心肌无直接抑制作用,对心率、心排血量、血压、静脉压、周围血管阻力等均无影响。对呼吸道无刺激性,亦不引起呼吸抑制。氧化亚氮与术后恶心、呕吐有关。氧化亚氮麻醉可以使体内含气腔隙容积增大,麻醉 3 h 后容积增大最明显,故肠梗阻、气腹、气脑造影等体内有闭合空腔存在时,氧化亚氮麻醉应列为禁忌。氧化亚氮易溶于血中,在氧化亚氮麻醉结束时血中溶解的氧化亚氮迅速弥散至肺泡内,冲淡肺泡内的氧浓度,导致弥散性缺氧。因此为防止发生低氧血症,在氧化亚氮麻醉后继续吸纯氧 5～10 min 是必要的。氧化亚氮长时间吸入可能抑制骨髓,污染手术室环境,可能对手术室工作人员健康产生影响,因而导致其应用受限。

第二节 吸入麻醉的实施

合理、准确地实施吸入麻醉需要全面考量每个环节,如针对不同手术要求选择合适的麻醉药;需有功能正常的麻醉机,特别是麻醉回路系统中气体流量正常,无或很少有气体泄漏;麻醉气体挥发罐功能正常;有准确的麻醉气体监测仪等。合理调控影响麻醉气体吸收和排除的各种因素对麻醉诱导期迅速达到目标麻醉浓度、麻醉维持期调整吸入麻醉气体浓度维持适合手术要求的麻醉深度、麻醉苏醒期迅速排出麻醉气体等均有重要意义。传统的吸入麻醉理念就是给麻醉系统中提供充足量(其实有相当大的过剩)的麻醉气体以完全满足麻醉的需求。而现代定量麻醉的理念就是根据患者的需求给麻醉系统提供精确量(没有过剩)的麻醉气体以满足麻醉的需求。

目前临床上的吸入麻醉常复合静脉麻醉,即静吸复合麻醉。吸入麻醉与静脉麻醉取长补短,使麻醉更趋平稳,血流动力学更加稳定,不良反应更少发生。静吸复合麻醉的方法有三种:① 静脉诱导+静吸复合维持;② 吸入诱导+静吸复合维持;③ 静吸复合诱导+静吸复合维持。

一、实施原则

静吸复合麻醉应遵循全身麻醉四要素,即镇静、镇痛、肌松和控制应激反应。严格掌握所使用的静脉麻醉药和吸入麻醉药的适应证和禁忌证。药物的浓度和剂量应个体化、协调配合,并有麻醉气体和氧浓度监测系统。

二、麻醉诱导

(一)静脉麻醉诱导

本法诱导迅速、平稳,可用硫喷妥钠、依托咪酯、咪达唑仑或丙泊酚,临床最常使用丙泊酚。

(二)静吸复合诱导

诱导前将面罩轻柔罩于患者面部,经静脉注入静脉麻醉药或镇静催眠药。静脉麻醉药可采用丙泊酚 $1.0\sim1.5$ mg/kg 或咪达唑仑 $0.1\sim0.2$ mg/kg,待患者意识丧失,通过面罩持续吸入挥发性麻醉药。该法可减少刺激性吸入麻醉药所致的不良反应,使麻醉诱导更为平稳。

(三)吸入麻醉诱导

不宜用静脉麻醉或不易在麻醉前开放静脉的小儿等可采用吸入麻醉诱导。七氟醚和氟烷能提供平顺和快速的麻醉诱导,是首选的麻醉药物。异氟醚、安氟醚因刺激性较大及诱导时间较长而很少使用。应用地氟醚作麻醉诱导已有较多报道,优点是诱导较快。吸入麻醉诱导有两种方法,① 缓慢诱导法:将面罩固定于口鼻部,预先给氧后令患者稍深呼吸,逐渐增加吸入麻醉药浓度,每 $3\sim4$ 次呼吸增加 0.5%,直到麻醉深度可满足静脉置管或呼吸道处理,施行辅助呼吸。② 高浓度诱导法:用面罩纯氧吸入 6 L/min 去氮 3 min,随后用

O_2 2 L/min、N_2O 4L/min、4％～6％七氟醚或 10％～12％地氟醚,令患者最大呼吸位吸气至最大吸气位,呼吸 1～2 次后改吸 2％七氟醚 或 6％地氟醚,行辅助或控制呼吸。麻醉诱导时吸入麻醉药使用浓度和方法如下:

1. N_2O　麻醉诱导时与氧的比例为 O_2：N_2O＝70％：20％或 60％：40％。

2. 异氟醚　成人诱导麻醉时吸入浓度一般为 1.5％～3％,也可使用更高浓度。麻醉较深时对循环及呼吸系统均有抑制作用,骨骼肌松弛作用亦较好。

3. 安氟醚　对呼吸道刺激较小,诱导时浓度可使用 3％～5％。

4. 七氟醚　诱导浓度 4％～8％,七氟醚-N_2O-O_2 诱导时应适当降低浓度。小儿诱导可采用前述缓慢诱导法,O_2 流量 3 L/min - 0.5％七氟醚,3～4 次呼吸增加浓度 0.5％直至浓度达 5％。成人可用高浓度诱导法 O_2 流量 3 L/min - 8％七氟醚吸入。小儿可用 60％～70％ N_2O-O_2 混合气体吸入数十秒钟。快速增加七氟醚浓度至 2 MAC,多在 2 min 内入睡。

5. 地氟醚　静注咪达唑仑 2～4 mg 或丙泊酚 1～2 mg/kg 后按 40：60 比例吸入地氟醚和 N_2O 的混合气体,不论携带气体是 O_2 还是 N_2O-O_2,起始浓度均约为 0.5-1 MAC。芬太尼 3 μg/kg 可使地氟醚-N_2O 的 MAC 降低 20％,麻醉常用的起始浓度为 3％,每隔 2～3 次呼吸增加 0.5％～1％,当吸入浓度至 4％～11％时,2～4 min 后可以产生外科麻醉。浓度增高达 15％可引起上呼吸道不良反应。咪达唑仑 0.05 mg/kg 可降低地氟醚 MAC 约20％。由于喉痉挛、分泌物增多、屏气和咳嗽的发生率较高,小儿不推荐作全身麻醉诱导。

三、麻醉维持

（一）常用方法

1. 吸入麻醉药-阿片类药-静脉麻醉药。

2. N_2O-O_2-阿片类药-静脉麻醉药。

4. 挥发性吸入麻醉药(0.5～1.0 MAC)-N_2O-O_2-阿片类药物。

（二）吸入方法

1. 间断吸入(很少使用):麻醉变浅或不宜/不能迅速用静脉全身麻醉药加深时,短时间吸入挥发性麻醉药。

2. 持续吸入:维持低浓度吸入挥发性全身麻醉药,通常吸入麻醉浓度为 1～1.5 MAC。

（三）吸入麻醉药浓度

1. 异氟醚 1.0％～2.5％。

2. 安氟醚 1.0％～3.0％。

3. 七氟醚 1.5％～2％。

4. 地氟醚 2.5％～6％。

5. 合并使用 N_2O 的浓度为 50％～70％。

（四）注意事项

1. 需要时可加用肌松药和镇痛药。

2. 无论何种复合方法，吸入氧浓度不得＜25％。

3. 根据临床表现调节药物浓度。

四、苏醒期处理

手术结束前 10～15 min 停吸挥发性麻醉药，继续控制呼吸，不宜为了尽快洗出麻醉药而过度通气。停用吸入麻醉后即使用丙泊酚 2～8 mg/kg/h 继续维持麻醉，直至手术结束。

由于麻醉变浅，应密切观察，注意和预防血流动力学急剧变化等不良反应。肺内残留的挥发性麻醉药及苏醒期疼痛可能增加术后躁动，应充分镇静、镇痛。镇痛治疗可在停止吸入麻醉后开始。在长时间吸入麻醉或使用血、组织溶解度较高的吸入麻醉药如异氟醚时应适当延长术后镇静时间，充分排除吸入麻醉药，减少躁动的发生。使用 N_2O 麻醉时，在停用吸入麻醉时应充分保证氧供，严防弥散性缺氧。

自主呼吸恢复、节律规则、频率＜20 次/min、吸入空气时 SpO_2＞95％、$P_{ET}CO_2$＜40 mmHg 且曲线正常、循环功能稳定。满足上述条件也可在"适当深度麻醉"下拔管，但应严防舌后坠等呼吸道梗阻的发生。

第三节　低流量麻醉和紧闭麻醉

目前临床上应用最多的吸入麻醉常为低流量或紧闭麻醉。这种麻醉方法早在 19 世纪中叶和 20 世纪初期就有人提出并使用。20 世纪 70 年代起芝加哥林重远教授等致力于低流量紧闭麻醉的理论及实践研究，并形成了新的理论及实践方法，目前低流量吸入麻醉已被广大麻醉者所接受，其特有的优点也逐渐被大家所认可。

一、低流量麻醉的分类

（一）最小流量法

又称代谢流量法或全紧闭麻醉法，其氧流量等于机体耗氧量，通常为 250 ml/min。此法可因体内氮气的不断洗出而使回路内氮气浓度逐渐升高，吸入氧浓度逐渐下降。麻醉中必须有麻醉气体和 O_2、CO_2 等主要气体成分的监测。

（二）微流量法

氧流量在 250～500 ml/min。

（三）低流量法

氧流量在 500～1 000 ml/min，呼气期仍有少量的气体从回路排出。也有人将氧流量在

1 000 ml/min 以下的吸入麻醉统称为低流量麻醉法。

二、麻醉前准备

实施低流量或紧闭麻醉对麻醉设备系统有较高要求,必须有:① 精确的新鲜气供气系统(设置稳定、精确、可靠);② 极低的系统泄漏,能自动检测泄漏(连接处要少,呼吸活瓣及 CO_2 吸收罐的漏气要少);③ 采样气可回收;④ 自动检测出低流量状态;⑤ 分钟通气量不受新鲜气流量的影响;⑥ 相关气道参数的监测:分钟通气量(MV)、气道压(Paw)、吸入氧浓度(FiO_2)、吸入气麻醉药浓度。在实施低流量或紧闭麻醉前除常规做好全身麻醉前准备工作外,应特别检查麻醉机回路气体泄漏程度,自动检查的麻醉机可报告漏气流量,不能自动检查的麻醉机可用以下方法检查:首先将通气模式置于手动档,各种气体流量关闭或最小化(个别麻醉机开机时有最小氧流量 250 ml 左右),然后用手或阻塞器阻塞呼吸管路出口,向呼吸回路充气使压力达 30 cmH_2O,观察 10 s,观察回路压力,下降即为漏气。可以通过调节氧流量以维持回路压力 30 cmH_2O,此时的氧流量即为漏气量。如果出现零流量时压力增加即表明麻醉机有回路内漏,不适合行低流量或紧闭麻醉。在实施此方法时应当有以下监测:心电图、血压、脉搏、血氧饱和度、呼气末二氧化碳和麻醉气体浓度。

三、实施方法

在常规静脉麻醉诱导气管插管后将新鲜气流(FGF)调至 2 L/min,开启蒸发器,应用异氟醚时刻度调节为 3.5%～4%,七氟醚刻度调节为 5%左右,地氟醚刻度调节为 8%。持续 10 min 后将 FGF 调至 250～500 ml/min。调整风箱内气囊顶端至 300 ml 处,观察风箱动作幅度,风箱到达下限减 300 ml 为潮气量(个别麻醉机为内置式风箱则不能用本方法观察)。观察 10 min,如果气囊顶端超过 300 ml 说明 FGF＞氧耗,＜300 ml 处说明 FGF＜氧耗,适当调整 FGF,使气囊维持在 300 ml 处。术中麻醉深度调整可用静脉麻醉药、镇痛药等,也可调节 FGF 至 1 L/min,持续 5～10 min,然后将 FGF 减至原设定量(250 ml/min)。

目前多数麻醉药蒸发器是为高流量而设计,麻醉气体输出浓度与刻度随 FGF 大小有差异,在 FGF 为 4～15 L/min 时,输出浓度与刻度一致,FGF＜500 ml,输出浓度小于刻度浓度,FGF＜250 ml,则输出浓度进一步减少。当 FGF 为 200～500 ml,异氟醚罐刻度与输出浓度关系如下:刻度 1%时实际输出约为 0.3%;2%时约为 0.6%;3%时约为 0.9%;4%时约为 1.2%。在无麻醉气体监测时可粗略估计。

麻醉起始阶段的长短主要取决于新鲜气流的大小和不同个体对麻醉气体和氧的摄取率。起始阶段可因下列因素缩短:① 非常高的新鲜气流以加速去氮和吸入麻醉药的洗入;② 选择合适的吸入麻醉药;③ 增加麻醉药吸入浓度以加速麻醉药达到预定浓度;④ 逐步降低新鲜气流量(分级降低)。麻醉诱导阶段应注意以下问题:

1. 在一般情况,起始阶段约持续 10 min;最低流量麻醉时往往需要 15 min;而代谢十分旺盛的患者则需要 20 min。

2. 正常成年人在麻醉诱导后的前 10 min,总的气体摄取量约为 570 ml。此时,若将新鲜气体降至 0.5 L,可引起麻醉机系统内的气体短缺。

3. 由于吸入麻醉药挥发罐的输出能力有限,因此当新鲜气体流量过小时,不能提供足够的麻醉深度。

新鲜气流量下降后,增加了重复吸入,由于 N_2O 摄取率的逐渐下降和个体的氧耗量差异,而使吸入气中的氧浓度逐渐降低,最终使新鲜气体中的氧浓度和吸入氧浓度之差增加。为了保证新鲜气流量足够确保安全必须提高新鲜气流中的氧浓度和连续监测吸入气的氧浓度(通常维持于 30%以上)。鉴于国内多数医院的麻醉机缺少氧浓度监测或不能正常工作,为保证吸入气中氧浓度至少达到 30%以上,可按如下设定:低流量:50% O_2(0.5 L/min);最低流量:60% O_2(0.3 L/min),并加强监测。但实施低流量麻醉时必须监测吸入氧浓度、SpO_2、呼气末二氧化碳分压及吸入麻醉药浓度。

4. 苏醒期由于低流量时时间常数长,挥发器可在手术结束关闭。所以低流量麻醉的苏醒期有两种情况:① 手术结束前 15 min 关闭挥发罐,长时间麻醉可以提早为 30 min;② 手术结束前 5 min 将 FGF 调至 5 L/min 以上 。吸入麻醉的苏醒过程,即麻醉药的排出过程,恰好与麻醉诱导过程的方向相反,麻醉气体从组织→血液→肺泡→体外。吸入麻醉药的排出也受多种因素的影响,其中影响较大的有血液溶解度、组织/血分配系数、血/气分配系数、心排血量以及肺泡通气量。组织溶解度高的麻醉药,如乙醚、甲氧氟烷麻醉苏醒时间就会延长;血液溶解度低的麻醉药,如氧化亚氮、安氟醚,容易从血中移至肺泡,苏醒较快。目前临床上所应用的吸入麻醉药,如安氟醚、异氟醚、七氟醚以及地氟醚均具有麻醉苏醒快的优点,尤其是与氧化亚氮混合应用,苏醒会更快、更平稳。与苏醒快慢有关的因素还有患者本身的因素,即心排血量及肺泡通气量。没有足够的心排血量就不可以将吸入麻醉药从组织带到血液,再从血液带到肺泡。所以,任何影响组织血流灌注、降低心排血量的因素,均可影响患者的苏醒。肺泡通气量也是影响吸入麻醉药排出的一个非常重要的因素,一方面肺泡通气量大,可以将血液中带到肺泡的麻醉药很快地排出体外,但另一方面,肺泡通气增大,势必造成血中二氧化碳分压下降,导致各器官及组织的血供下降,反过来影响麻醉药物的排泄。目前常用的吸入麻醉药大部分都会在 6~10 min 内降至苏醒浓度以下。但麻醉气体完全排除需更长时间,尤其是组织溶解度高的麻醉药。

四、低流量或紧闭麻醉的优点

低流量或紧闭麻醉打破了传统意义的吸入麻醉的观念,麻醉深度不是由调整蒸发器浓度刻度,而是由调整新鲜气流来完成,是与以往完全不同的方法。紧闭法可使吸入麻醉剂用量减至最小,节约用药,麻醉维持平稳,苏醒快,且完全。麻醉的全过程可通过计算来预测其麻醉结果和用药量,使麻醉质量由原来的定性麻醉变为定量麻醉。有效利用吸入麻醉药包括:减少工作场所麻醉气体浓度,减少吸入性全身麻醉药向大气中的发散(温室效应/臭氧层的破坏),减少环境污染,减少费用;麻醉药方面的支出最多可节省75%。提高麻醉气体的温度和绝对湿度,麻醉更趋平稳。

五、低流量或紧闭麻醉实施的相关问题和注意事项

(一)麻醉药的消耗量计算

根据摩尔定理,1摩尔吸入麻醉药=22.4 L麻醉气体,1 ml麻醉液体变成气体可通过以下公式计算:比重/分子量×22.4×(273+20)/273。异氟醚分子量:184.5,比重1.5,因此1 ml异氟醚挥发麻醉气体为:1×1.5/184.5×22.4×1.073=195 ml。

吸入麻醉药消耗量的计算公式为:FGF×吸入浓度×吸入时间/液态异氟醚1 ml变成气态时的毫升数。

以异氟醚为例紧闭法麻醉药消耗计算如下:

诱导期:FGF=2 000 ml,浓度:2%,10 min 消耗气体2000 ml×0.02×10/195=2.05 ml.维持期:FGF=250 ml,浓度:1%,60 min 消耗250 ml×0.01×60/195=0.92 ml;第1小时:诱导2.05 ml+0.92 ml=2.97 ml;第2小时:0.92 ml;第3小时:0.92 ml;第4小时:0.92 ml。4个小时麻醉总计麻醉药用量约:6 ml。

低流量麻醉吸入麻醉药的消耗量如下:

诱导期:FGF=2 000 ml,浓度:2%,10 min;2 000 ml×0.02×10/195=2.05 ml;维持期:FGF=1 000 ml,浓度:1%,60 min 消耗1 000 ml×0.01×60/195=3.08 ml;第1小时:诱导2.05 ml+3.08 ml=5.13 ml;第2小时:3.08 ml;第3小时:3.08 ml;第4小时:3.08 ml;4个小时麻醉总计麻醉药用量约:15 ml。

(二)影响麻醉药浓度的因素

吸入麻醉血药浓度或靶器官浓度(脑组织等)的主要影响因素是吸入浓度(FGF与蒸发器刻度),但浓度提高与降低的速度与许多因素有关,主要有血液溶解度、组织/血分配系数、血/气分配系数、心排血量以及肺泡通气量等。血/气溶解系数在不同麻醉药有差别,同一种麻醉药不变。影响麻醉药在新鲜气吸入气肺泡气内平衡的因素如下。

1. 回路容量的大小 回路大小与新鲜气流量的关系:当气流量大时,回路和功能残气量将很快达到平衡。如一个10 L的回路,以10 L/min的气流供气,2 min即可达到86%的平衡;但如以2 L/min的气流供气,则需10 min才能达到86%的平衡。

2. 新鲜气流量 新鲜气流量是决定肺泡气内麻醉浓度变化的主要因素。如新鲜气流量低于患者的分钟通气量,则导致复吸入。复吸入的呼出气麻醉药浓度低,加入到吸入气

后,使吸入麻醉药浓度降低。

3. 回路内各部分对麻醉药的吸收　螺纹管和钠石灰均可吸收麻醉药。在未达到与吸入麻醉的浓度相平衡前,吸入浓度将因这些部分的吸收而下降。麻醉药的脂溶性越高,影响越明显。

对于吸入气与肺泡气的平衡来说,肺泡内麻醉药浓度与离开肺泡的血中麻醉药浓度相关。因此,凡影响肺泡内麻醉药浓度上升速率的因素都将显著影响麻醉的诱导速度。麻醉药进入肺泡和从肺泡被摄取这两个相对的过程,决定某种吸入麻醉药自给药开始到某一特定时间的肺泡浓度(F_A)与吸入气中浓度(F_i)的比值(F_A/F_i)。

4. 在一个紧闭回路内麻醉药摄取和释放可以是一个恒量。如无复吸入,则下列因素影响麻醉药进入肺泡的量:① 肺泡通气量:肺泡通气量改变可显著影响 F_A/F_i,特别是使用血中溶解度高的药物更为明显。不改变其他条件,仅增加肺泡通气量就可使 F_A/F_i 增加。② 通气/灌流比值(V/Q):当 $PaCO_2$ 不变,而通气肺泡的灌注下降时,将使动脉血中麻醉药浓度的上升速率减慢。这一效应在低溶解度的药物(如 N_2O)更为明显。③ 浓度效应:吸入气中麻醉药浓度与肺泡气中麻醉药浓度呈正相关。吸入气中浓度越高,肺泡气浓度升高越快。④ 第二气体效应:同时吸入高浓度气体(如 N_2O)和低浓度气体(如异氟醚)时,低浓度气体的肺泡气浓度及血中浓度的上升速度较单独使用该气体时为快。目前认为,在上述 4 种因素中,第二因素作用更为明显。

5. 影响麻醉药摄取的有关因素　① 心排血量:心排血量增加使麻醉药摄取增加。但如影响 F_A/F_i 的其他因素不变,则心排血量增加将使肺泡浓度上升减慢,这可以解释何以小儿哭闹时或患者极度紧张时,吸入麻醉诱导时间明显延长。反之如心排血量降低,则肺泡气浓度上升速度加快。这一效应在不论使用有重复吸入和无重复吸入的回路均有影响,但在无重复吸入回路和麻醉开始后早期影响更为明显。② 麻醉药的溶解度:血中溶解度增加使摄取增加,从而减慢 F_A/F_i 的上升速率,这与心排血量的影响相似。低温和高脂血症将使氟类麻醉药的血中溶解度增加。③ 麻醉药的丢失:吸入麻醉药可经皮肤、黏膜排泄,也可经代谢而丢失,但这一影响不大。

增加通气量不能加快麻醉加深的速度。所以,在一定吸入浓度下,心排血量的增加才能加快吸入药的摄入。过度增加吸入浓度容易造成单次注射效应而抑制循环系统,反而使摄入减慢。另外,过度通气可使二氧化碳分压下降,脑血流减少,不利于麻醉的加深。

(三)低流量麻醉时麻醉深度的调整

新鲜气流量下降后,新鲜气体中的吸入麻醉药浓度和麻醉回路内吸入麻醉药浓度之差增加。欲想改变回路中麻醉气体的浓度,挥发罐上的设置必须显著高于或低于目标麻醉气体浓度。由于新鲜气流量下降后,麻醉机回路系统的时间常数增加,时间常数被用来表述新鲜气体成分改变后,麻醉机系统内气体成分发生相应改变所需要的时间。时间常数 $T = Vs/(VFg -$

VU),即与系统的总容积成正比(通气系统和肺),与新鲜气流量成反比,表示回路中麻醉气体浓度与新鲜气流中气体浓度平衡有一定的时间滞后。时间常数如用数字表示可描述如下:$1 \times T$ 时:回路中麻醉气体浓度达到 63% 设定值;$2 \times T$ 时:回路中麻醉气体浓度达到 86% 设定值;$3 \times T$ 时:回路中麻醉气体浓度达到 95% 设定值。新鲜气流量越小,时间常数越大(表 16 - 1)。

表 16 - 1　新鲜气流与时间常数的关系

新鲜气流量(L/min)	0.5	1	2	4	8
时间常数(min)	50	11.5	4.5	2.0	1.0

过长的时间常数可使呼吸回路中的气体成分变化严重滞后,可以通过下列措施迅速改变麻醉深度:① 静脉补充镇痛剂和催眠剂;② 增加新鲜气流量,比如增至 4.4 L/min(按挥发罐刻度设定目标浓度)。

(四)低流量和紧闭麻醉的潜在危险

主要有以下几点:① 缺氧的危险;② 吸入性麻醉药过量和不足的危险性增大;③ 高 CO_2 的危险增加;④ 增加危险性微量气体蓄积的危险性。

低流量麻醉尤其是紧闭麻醉存在缺氧与低氧血症的危险,缺氧的关键在于氧供<氧耗,如果氧供>氧耗则不存在缺氧。正常人体麻醉状态下氧耗为 200~300 ml/min,如果 FGF>200~300 ml/min,则不存在缺氧的问题。在保证 FGF>氧耗时,通气量是决定因素,而通气量取决于呼吸机参数的调整。由于麻醉期间氧耗有一定变化,个体间有一定差异,尤其在手术后期或麻醉深度过浅时氧耗可能增加,因此要严密监测,及时调整 FGF。在低流量和紧闭麻醉期间必须常规监测 SPO_2,观察风箱气囊运动幅度,将风箱内气囊确定在 300 ml 处,气囊运动的下限减去上限便是潮气量(900-300=600)。如气囊>上限标志,说明 $FGF>VO_2$;气囊=上限标志时 $FGF=VO_2$;气囊<上限标志时 $FGF<VO_2$。

紧闭法麻醉中 CO_2 蓄积与通气量和 CO_2 吸收剂有关,而与 FGF 关系很小。防止 CO_2 蓄积的关键在于调整好呼吸机参数,保证通气量。

低流量和紧闭麻醉维持期间避免使用快速给氧开关,否则会迅速降低回路内的麻醉药浓度,使麻醉减浅。麻醉中风箱气囊活动度不够时,易产生 CO_2 蓄积,而不是缺氧,因此必须注意呼吸机参数的设定,保证足够的潮气量和分钟通气量。如果长时间 FGF<氧耗量,必然导致风箱活动度减小,潮气量减小,分钟通气量减少,同样造成 CO_2 蓄积,因此必须监测风箱气囊的活动情况,保证足够的 FGF。

(五)禁忌证

下列情况不适合行低流量和禁闭麻醉:CO 中毒、败血症、恶性高热、存在漏气(面罩、纤支镜、开放性气胸)、酒精中毒、糖尿病(酮症)、监测不全如氧浓度监测失灵等。

六、全紧闭麻醉机进行定量吸入麻醉

全紧闭麻醉机易于进行定量吸入麻醉,如 Drager PhsioFlex、Drager Zeus® 麻醉机等,有如下特点:① 吸入麻醉药通过伺服反馈注入麻醉回路,而不是通过蒸发器输入;② 输入麻醉回路新鲜气流量的大小也是通过伺服反馈自动控制;③ 麻醉药浓度(MAC)自动控制取代了手动调节;④ 现有麻醉设备的许多操作习惯和理念在专用麻醉机上均不适用。Drager Zeus® 麻醉系统采用电控喷射阀设计,可以直接喷射各种麻药,使系统迅速达到要求的麻醉药浓度,方便准确。

(一)麻醉机的回路特点

麻醉机的回路是完全紧闭回路,其中含有一些与传统麻醉机完全不同的配置以实现其不同的工作方式,如膜室(membrane chamber)、鼓风轮(blower)、控制用计算机、麻醉剂注入设备、麻醉气体吸附器(V. A. filter)、计算机控制的 O_2、N_2、N_2O 进气阀门。这些配置的有机组合达到自动监测各项参数并通过计算机伺服反馈控制这些设备的工作状态。

1. 膜室(membrane chamber) 膜室相当于传统麻醉机的风箱或气缸,由计算机控制膜的位置以达到吸气与呼气的切换,将膜压向患者侧即给患者吹气,将膜拉离患者侧则使患者呼气,如使膜固定在基础位则是呼吸暂停。膜室在回路中可单独或四个并联存在以实现不同通气量的目的,单室的潮气量范围为 50~500 ml,通常用于<275 ml 的情况。双室的潮气量范围为 100~1 000 ml,通常用于 275~575 ml 的情况。四室的潮气量范围为 200~2 000 ml,通常用于>575 ml 的情况。该膜室通气系统一般可做 PCV 和 IPPV 模式。

2. 鼓风轮(blower) 鼓风轮可使紧闭回路中气流速度>55 L/min 以上,在紧闭回路中配制鼓风轮的目的主要有两点:① 利用其高速气流达到新鲜气流与回路中气流的迅速平衡以缩短时间常数,使麻醉诱导与清醒更为快速;② 利用其高速气流使注入到回路中的吸入麻醉药迅速汽化,从而取代传统麻醉机配制挥发罐的作用。麻醉回路中麻醉气体的浓度经自动监测后,由计算机伺服反馈调节麻醉药的注药速度来实现精确控制麻醉深度的目的。传统麻醉机进行低流量麻醉的最大问题就是回路气与新鲜气平衡的严重滞后,所以在麻醉中需要不断改变新鲜气流量,不能做到始终是真正意义上的低流量麻醉。由于鼓风轮有以上两大功能,所以可以克服传统麻醉机的这些缺点,使定量麻醉更方便可靠。

3. 控制用计算机 在紧闭回路中配置计算机主要有以下作用:① 根据麻醉开始时输入的有关患者的信息,不断地计算患者的氧的需求量、二氧化碳的产生量、吸入麻醉药及氧化亚氮的需求量,不断采集系统中自动测量的这些参数的实时浓度值,并根据目标浓度不断伺服反馈控制这些气体的输出输入设备,达到定量麻醉的目的;② 在计算机上输入通气模式及通气量,再由计算机控制膜室的开放数量及工作状态,最终达到精确进行机械通气的目的;③ 对麻醉机的安保中心进行实时控制和指挥,以避免麻醉过程中缺氧、通气不足、二氧化碳蓄积、麻醉系统泄漏、麻醉过深过浅等危险情况的发生。

4. 麻醉气体吸附器(V. A. filter)及二氧化碳吸收器 在紧闭回路中配制高效的主要由活性炭组成的麻醉气体吸附器,是为了在麻醉清醒过程中快速吸附麻醉气体,缩短麻醉清醒的时间。而二氧化碳吸收器的作用与传统麻醉机一样,只不过 PhsioFlex 是完全紧闭回路,重复吸入的程度更高,需要二氧化碳的吸收效能更高。当然这两部分吸收装置均由计算机监测和控制以保证麻醉的安全。

(二)定量吸入麻醉机的功能特点

定量吸入麻醉机有以上这些不同于传统麻醉机的特殊的配置,所以它有许多特殊的功能以满足定量麻醉的需要,使定量麻醉更容易也更精确。

1. 伺服反馈的功能 由于配置高性能的计算机可对下述功能进行伺服反馈调节:① 瞬时新鲜气流包括氧气、氮气、氧化亚氮、压缩空气的比例及流量;② 根据吸入麻醉药的 MAC 控制吸入麻醉药的快速洗入及快速洗出;③ 呼吸的模式及通气量;④ 多种监测报警功能。

2. 监测显示功能 定量吸入麻醉机比传统麻醉机有更强大的监测显示功能:① 各种麻醉气体以及负载气体的瞬时浓度及趋势曲线;② 机体氧摄取曲线,可以看到术中用药及外科操作对氧摄取的影响并通过伺服反馈功能而增加新鲜气流中氧气的比例;③ 麻醉药的累积消耗曲线,可以了解瞬时及一定时间段的麻醉药的消耗,而不像传统麻醉机的挥发罐那样不了解麻醉药的精确消耗;④ 在进行 PCV、IPPV 机械通气、手控呼吸及自主呼吸时肺功能和呼吸力学的各项参数;⑤ 机体代谢率的计算与显示。

3. 保持呼吸气流的温度与湿度 由于麻醉回路的高度密闭以及新鲜气流量非常之小,所以系统中有很少的温度和湿度丢失,这对术后保护支气管纤毛功能有非常重要的意义。

4. 采样气体的补偿功能 为了监测各种气体的浓度以便反馈调节系统中各种气体输入,回路中的检测设备必须以 250 ml/min 的速度从系统中采集气样,如果这部分气体不断丢失,那么系统中的总气体量必然会越来越少。但 PhsioFlex 麻醉机在检测完毕后会把这部分气体重新注入回路中,避免上述情况的发生。

5. 系统总容量的计算与控制 全紧闭麻醉最担心的就是系统中气体的短缺,所以系统总容量的计算与控制尤为重要。紧闭麻醉机通过如下方式进行容量估算,即先在控制计算机上将氧浓度设置到 90%,系统通过伺服反馈机制打开氧气阀门使氧气快速输入,当系统中氧浓度达到 90% 时,又将氧浓度设置到 70%,这时系统又通过伺服反馈机制打开氧化亚氮阀门,使氧浓度逐渐降到 70%。还可以同时通过氧化亚氮流量计记录氧化亚氮的输入量。总之,专用于定量吸入麻醉的高智能理想麻醉机,可使吸入麻醉尽量做到定量、节能、安全的程度,并由于其高度自动化使麻醉医生掌握定量麻醉更省时省力,并能更好地理解定量麻醉的理论。

第四节　吸入麻醉的临床应用

一、吸入麻醉在不同手术患者的应用

（一）胸科手术

胸腔手术开胸后影响了通气并导致了通气血流比例失调。手术也常引起气体交换问题，特别是如何提供充足的氧气的问题。血液分流不仅降低了动脉血氧饱和度，它还增加了麻醉药（特别是溶解度更低的麻醉药）的肺泡-动脉分压差。

强效吸入麻醉药的一些特性使得它们能部分解决上述问题。它们的强效使得能够给与患者高浓度的氧气。它们都能在有或没有神经肌肉阻滞药的情况下产生需要的肌肉松弛。它们都能在大约相同的 MAC 下抑制气道反射。因此，对于儿童，拔出气管导管时抑制气道反射所需要的麻醉药的浓度，地氟醚大约为 0.93 MAC，异氟醚大约需要 0.85 MAC，七氟醚大约需要 0.75 MAC。所有强效吸入麻醉药均能抑制缺氧性肺血管收缩，但是在正常的浓度下这种作用很小，各种麻醉药之间也没有显著不同，并且不会危及单肺通气时的氧合。吸入麻醉药之间的不同可能在于苏醒时间。地氟醚、七氟醚和异氟醚在肺手术麻醉中重要指标（心率、血压、氧饱和度）和肌松药（阿曲库铵）的应用没有差别。应用地氟醚的患者苏醒时间只是应用其他麻醉药的患者的一半，并且拔管时间明显早于其他麻醉药。应用异氟醚麻醉的患者比应用地氟醚、七氟醚的患者更可能发生颤抖。

（二）心脏手术

最广泛应用的三种强效吸入麻醉药地氟醚、异氟醚和七氟醚，在心脏手术中有很多优点。心脏手术中经常应用低浓度的吸入麻醉药。七氟醚、地氟醚和异氟醚均有强效的遗忘作用。它们都可以用来控制全身血管阻力和平均动脉压。这些麻醉药不会产生心律失常（尽管对有 QT 延长的患者要谨慎的使用七氟醚）。它们能阻止洋地黄类药引起的特定的心律失常。地氟醚或芬太尼能为儿童室上性心律失常射频消融术提供合适的麻醉。最重要的是强效吸入麻醉药很少与心血管不良结果相关，如心肌梗死或心源性死亡。动物研究的结果表明，强效吸入麻醉药不会增加心肌缺血期的伤害，有一定的心脏保护作用。麻醉，主要的冠状动脉阻塞 30 min 能产生心肌梗死，在再灌注期异氟醚、七氟醚和地氟醚麻醉能降低心肌梗死的面积，强效吸入麻醉药能够提供同心肌缺氧条件反射期相同甚至更大的对心肌缺血的保护作用。使用地氟醚麻醉的患者心脏比使用丙泊酚的能更快地从缺血状态恢复。

在心肺转流中，地氟醚、异氟醚和七氟醚可被用来控制全身血管阻力和血压。一份1983 年的报道表明异氟醚可能产生冠状动脉的窃血（血流从心肌缺血区域流向很正常的区域)。尽管如此,强效吸入麻醉药包括异氟醚,对冠状动脉血流受损的患者窃血的影响很小,并不明显或者没有临床症状。近年的许多研究已经证明异氟醚没有冠脉窃血作用。

在动物,安氟醚、氟烷、异氟醚和七氟醚同钙通道阻滞剂相互作用引起的抑制作用是有限的,也是在预料的限度内。对于人,尼卡地平和七氟醚能使血压更低,而异氟醚能使作用时间延长。用异氟醚麻醉的犬,给予普萘洛尔对血压和心排血量的影响很小。

总之,在心脏手术的患者,所有的强效吸入麻醉药对心肌保护有益处。药理作用的不同主要与浓度改变的速度有关。如地氟醚麻醉比其他麻醉药如异氟醚更快苏醒,这对于有冠状动脉疾病的患者是非常有用的,循环功能也可较快恢复正常。

（三）神经外科手术

神经外科手术的特殊性是大脑位于硬性的颅腔内。脑膨胀会产生严重损害,因为脑膨胀时脑灌注显著减少并且妨碍手术进路。患者的体动或咳嗽可加重脑损伤。另外,神经功能和手术结果的评估常需快速的苏醒。地氟醚、异氟醚和七氟醚应用于神经外科手术有一定的优缺点。它们都能降低脑血管阻力和增加颅内压,尽管一些研究没有发现颅内压的增加。对脑血流的影响是可变化的,在高浓度吸入麻醉药时脑血流经常会减少,这跟血压和脑代谢率降低有关。然而,脑血流有时会增加,甚至是在血压降低的情况下。这方面的影响,各种麻醉药的差异很小,七氟醚的影响小。上述影响与麻醉药的浓度有关。所有麻醉药,在吸入小于 1 MAC 时对脑循环的影响很小。例如,在健康成人,0.4 MAC 七氟醚不会影响脑的顺应性。相同 MAC 的地氟醚或异氟醚代替氧化亚氮能使颅内压更低。

地氟醚、异氟醚和七氟醚对脑电图的影响几乎一样。3 种麻醉药都能抑制药物引起的惊厥。

动物研究和离体试验的数据表明,地氟醚、异氟醚和七氟醚能够保护脑组织免受缺氧的损害。这些麻醉药比芬太尼和氟烷的保护作用更大。异氟醚比戊巴比妥更有效地保护血脑屏障。

在脑动脉遭受暂时堵塞的患者,应用地氟醚麻醉能够比依托咪酯麻醉具有更大的保护作用,这种保护作用包括大脑酸中毒更少和术后神经功能的缺陷减少。遭受短暂的皮质动脉堵塞的患者,应用 9% 地氟醚麻醉能够增加皮质组织的氧供。地氟醚的保护作用可能不如深低温的作用。脑出血能降低脑的氧供,增加地氟醚的浓度能够储备氧达到正常状态。

脑部手术麻醉管理的一个方法是联合应用 0.5 MAC 地氟醚和输注阿片类药如芬太尼或瑞芬太尼。Gesztesi 等发现,相比更高或更低的瑞芬太尼的输注率,联合应用 0.125 μg/(kg·min)的瑞芬太尼和 3% 地氟醚能够在颅内手术中维持最好的心血管稳定性。

地氟醚、异氟醚和七氟醚能抑制体感诱发电位(异氟醚和七氟醚的抑制作用要比地氟醚稍强),这种抑制是剂量依赖性的,在更深水平的麻醉中,这样的诱发电位仍然能被用于监测手术的安全性。

（四）耳鼻喉科手术

耳鼻喉手术中，外科医生和麻醉医生都接近气道，而且都有可能刺激气道。对气道的刺激经常激发心律失常和呼吸反射。中耳的手术可能需要不使用氧化亚氮，因为极少的气体进入中耳也会破坏手术结果。强效吸入麻醉药满足耳鼻喉手术的需要，它们可以在不使用氧化亚氮的情况下使用。肾上腺素经常用于控制出血，但是地氟醚、异氟醚、七氟醚并不导致心律失常。

为气道部分堵塞的患者建立足够的麻醉和专门的气道时，确保足够的氧供是一大挑战。迅速地通过诱导过程是非常有用的，确保迅速苏醒并且患者能够控制气道是特别重要的。七氟醚能够提供比其他强效吸入麻醉药更加快速的麻醉诱导。因此，对于这种患者很有用。地氟醚和七氟醚，能够提供更快速苏醒，这样能够最早地恢复患者对气道的控制。

（五）眼科手术

眼科手术患者常是老年人或小儿。因此，后面所述的对于老年患者的考虑同样可以应用于许多眼科患者。

因为麻醉药和麻醉辅助性用药可能影响眼内压，因此为眼科手术选择用药时必须考虑这个作用。一般来讲，降低眼内压能够使手术容易操作。所有强效吸入麻醉药都不改变或降低眼内压。在成人，无论通过气管插管还是插入喉罩，七氟醚麻醉不增加眼内压。用戊巴比妥诱导后的老年患者，用异氟醚或七氟醚维持，能使眼内压降低 40%。同样，在成人应用地氟醚、异氟醚或丙泊酚麻醉能够降低眼内压。在儿童应用七氟醚麻醉中，气管插管能增加眼内压，而喉罩增加不显著。用地氟醚麻醉的犬，眼内压、水性液体构成、顺应性与用氟烷麻醉的犬并没有不同。同样的结果也见于七氟醚麻醉的兔子。

在眼科的手术中，呛咳是另一个关注的问题。如果发生呛咳，玻璃状液体被挤出，眼睛的功能可能丧失。尽管可以通过加深麻醉减少这种可能性，利用神经肌肉阻滞药是普遍的做法，因为老年人更容易受到心血管抑制作用的影响，特别是眼科手术刺激很小。低溶解度的地氟醚或稍差点的七氟醚，能够达到这样的麻醉深度而不延长麻醉苏醒时间。眼科手术中的心动过缓也是一个问题。可应用抗毒蕈碱药解除迷走神经兴奋或者应用神经肌肉阻滞药的抗副交感神经作用来防止严重的心动过缓。

（六）妇产科手术

地氟醚和七氟醚应用于产科麻醉中还在研究中。应用 1.0%～4.5% 的地氟醚与 30%～60% 的氧化亚氮对于经阴道分娩的产妇能产生相同的镇痛效果，但是地氟醚能产生更多的遗忘作用。这两组之间失血量没有差别，Apgar 评分或神经系统和适应能力评分也没有差别。给予剖宫产产妇呼气末浓度分别为 3% 地氟醚或 0.6% 的安氟醚或 6% 地氟醚，并合用 50% 的氧化亚氮，在失血量和运动功能的恢复时间没有差异，术中均无知晓发生。尽管在这几组中 Apgar 评分没有差别，与应用 3% 地氟醚的产妇娩出的新生儿相比，应用

6％地氟醚娩出的新生儿需要超过 90 秒的呼吸支持增多。同样,对产妇分别应用 2.5％地氟醚、0.5％的异氟醚(均同时吸入 50％氧化亚氮)或者硬膜外麻醉,在新生儿结果和失血量上没有不同。另外,吸入地氟醚的产妇要比给予异氟醚的产妇苏醒快。

剖宫产产妇应用七氟醚麻醉和应用硬膜外麻醉的结果相同。剖宫产术后,七氟醚麻醉要比异氟醚麻醉苏醒更快。另一个研究发现,通过比较 0.5 MAC 吸入浓度的异氟醚、七氟醚或椎管内麻醉,从效果、新生儿和母体的结果无差异。妇科手术施行七氟醚-氧化亚氮麻醉和丙泊酚-阿芬太尼-氧化亚氮麻醉,发现应用七氟醚要比应用丙泊酚的苏醒更快,子宫内出血更少,术后恶心呕吐也更少。

（七）骨科手术

在脊柱手术中,七氟醚(2％～4％)可行控制性降压,效果良好。用地氟醚或异氟醚(不用血管舒张药)行控制性降压时,地氟醚的血压波动要比异氟醚少。在一项研究中发现,为脊柱手术在地氟醚麻醉下实行控制性降压(平均动脉压为 60 mmHg)时,血浆中氨基转移酶并不增加。然而,另外一个关于神经外科患者实行控制性降压的研究表明,七氟醚和异氟醚麻醉都和血浆中氨基转移酶升高有关,但是麻醉药之间没有差别。七氟醚而不是异氟醚,术中行控制性降压时,可能导致尿中暂时性 N-胰腺-B 氨基葡萄糖酐酶的增加。

尽管地氟醚、异氟醚和七氟醚抑制体感诱发电位,麻醉所需的吸入麻醉药的浓度下仍然可以监测体感诱发电位,而且经常出现运动诱发电位。氧化亚氮加上一定浓度的地氟醚可能降低脊髓体感诱发电位,如果最初的唤醒范围很小,可能需要更低浓度的氧化亚氮和强效吸入麻醉药。在更高浓度地氟醚下,脊髓的体感诱发电位比大脑皮质的诱发电位更容易受到保护。

相比强效吸入麻醉药引起的剂量依赖性的皮质体感诱发电位的抑制,地氟醚和异氟醚都不会严重抑制人刺激脊髓引起的运动诱发电位。0.75～1.5 MAC 的异氟醚和七氟醚(合用氧化亚氮)抑制单个刺激引起的肌肉运动诱发电位,但是不会抑制 4 个成串刺激或强直刺激运动皮质引起的运动诱发电位。同样,异氟醚和七氟醚以剂量依赖性的方式抑制运动皮质电位,当达到 2 MAC 时抑制到 0。

测定脊髓功能完整性时常需要患者的合作。在矫正脊柱畸形术中,有时需作唤醒试验。在未用阿片类或应用快速清除的阿片类药物时,地氟醚麻醉行唤醒试验容易成功,因为它能快速的唤醒并且能够实现没有顺行性意识记忆。只用地氟醚(不用静脉麻醉药)情况下,能做到快速重复这样的唤醒试验。

（八）门诊患者手术

门诊患者比住院患者有不同的要求和不同的期望。门诊手术患者可能需要短时间内完全肌松(例如腹腔镜检查、内镜检查和一些整形科手术)。患者一般是健康的,手术短小,麻醉后快速苏醒和最小的不良反应。术后疼痛不如住院患者。门诊患者经常希望几天内恢复正常活动。外科医生希望门诊患者能比住院患者有更快的周转。

地氟醚和七氟醚能更适合门诊手术麻醉。它们比异氟醚有更低的血/气、油/气分配系数和更低的溶解度,这意味着患者能比异氟醚更快地从麻醉中苏醒。腹腔镜检查的门诊患者应用地氟醚相对于丙泊酚更可能不需要入 PACU。

地氟醚、异氟醚和七氟醚能产生完全的肌松和增强肌松药的作用。因此需要较少的肌松药,术后残余肌松也较少。

应用强效吸入麻醉药麻醉后恶心、呕吐有一定的发生率。强效吸入麻醉药不宜同时应用氧化亚氮,后者是术后恶心、呕吐重要的原因。

影响地氟醚在门诊手术中的应用的原因包括它的刺激性,抑制心血管功能和增加心率。地氟醚不适合吸入麻醉诱导。七氟醚吸入麻醉诱导是较好的选择。七氟醚门诊患者应用的缺点是苏醒时间较地氟醚长。在有些患者特别是学龄前儿童,吸入麻醉与术后烦躁有关,限制了其在门诊手术中的应用。

潜在的心血管抑制作用意味着如果使用很深的麻醉水平来获得快速的完全肌松或抑制反射时必须注意。由于没有一种强效吸入麻醉药能提供术后镇痛,术后不久可能需要镇痛。但强效吸入麻醉药可能具有加强镇痛作用,大约 0.1 MAC 时这种作用最大。因此,麻醉药的完全清除可能使疼痛减轻。有研究显示地氟醚麻醉的门诊患者比丙泊酚麻醉的术后疼痛轻。七氟醚的这种作用介于地氟醚和丙泊酚之间。

（九）器官移植手术

免疫学和外科技术的发展使得能够实现人类的器官移植。这种手术过程可能很长,麻醉时要考虑长时间麻醉带来的问题。围术期心血管的稳定性对移植的结果可能很重要,应用吸入麻醉药地氟醚的快速控制特性很有价值。避免使用能够改变 DNA 的药物非常重要。和不饱和化合物不一样,强效吸入麻醉药不会增加染色单体的改变。在吸入麻醉药中,只有氧化亚氮被认为会影响 DNA 的产生,不适合移植手术麻醉。强效吸入麻醉药轻微且短暂影响免疫反应。

二、特殊患者的吸入麻醉

（一）小儿和老年人的吸入麻醉

小儿和老年人在应用吸入麻醉时有诸多不同。小儿患者各个重要系统常有很好的储备,能更好地抵抗麻醉药的抑制作用,但对呼吸的刺激更敏感。心排血量和通气量相对较大,从而加速吸入麻醉药的清除。小儿容易害怕打针,更需要吸入麻醉诱导。老年患者则对疼痛较迟钝,也不容易恶心、呕吐。老年患者常并发多种疾病,特别是循环和呼吸的问题。因此,在实施吸入麻醉时需更加关注循环和呼吸问题。由于儿童害怕打针,所以应用吸入的方法进行麻醉诱导被普遍地应用于儿童。对于一些成人,吸入麻醉诱导也是非常有用的。七氟醚吸入麻醉完成诱导最为理想,其次为氟烷。麻醉诱导迅速并能快速苏醒,七氟醚比氟烷更快更安全。七氟醚麻醉诱导,术后恶心、呕吐发生较少。相对于氟烷,七氟醚主要的缺点是费用更大和易导致特别是学龄前儿童的术后烦躁,包括出院后发生行为的改变。

地氟醚不适合应用于儿童的麻醉诱导,特别是不足 5 岁的儿童。尽管如此,应用另一种麻醉药(如七氟醚、丙泊酚)完成诱导后,地氟醚可以用来维持麻醉。从一种麻醉药换成另外一种最初应该消除先前用的一种麻醉药,可应用高流量吸入气体。地氟醚维持的优点是能使患者苏醒更快。更快的苏醒可以使患者更快地从 PACU 中转出。此外,更快的苏醒可能使婴幼儿麻醉后不易发生术后呼吸暂停。

儿科患者特别是 5 岁以下小儿的应用吸入麻醉药,在麻醉苏醒时会出现烦躁。大部分吸入麻醉药中都会出现,而且应用七氟醚可能比应用氟烷麻醉后出现烦躁更普遍。有观察者发现应用七氟醚麻醉比应用丙泊酚麻醉后更容易发生烦躁。通过在麻醉结束前给予芬太尼或酮洛酸可能使麻醉后烦躁发生率降低。在儿童,地氟醚加上 50% 的氧化亚氮能使麻醉后自主呼吸更快恢复,但是术后烦躁的发生率要比全凭静脉麻醉高(如瑞芬太尼、丙泊酚、顺式阿曲库铵)。

麻醉后烦躁可能一直延续到苏醒室及回到病房时。Foesel 和 Reisch 发现应用七氟醚麻醉的儿童比应用氟烷更可能发生术后行为问题。发生术后行为改变并不受手术类型、术前镇静药的使用、诱导方法或者应用阿片类或非阿片类药物进行镇痛治疗的影响。

老年患者存在许多跟麻醉相关的问题。老年患者重要系统疾病的发生率更高,心肺功能储备显著降低。老年人经常使用一些药物,特别是心血管药物,这些药物通过影响循环和中枢神经系统的功能来影响麻醉的过程。老年人普遍存在的疾病使得全身麻醉的抑制作用更显著,手术创伤导致不良后果更明显。老年人通气动力和呼吸储备下降。年老使得包括呼吸肌在内的肌肉功能下降。老年人再分布和清除药物更加缓慢,这样的改变可能使患者苏醒时间延长。例如,对年龄在 65~81 岁的老年人术前给予咪达唑仑可能使氧合血红蛋白的饱和度降低,并且对用地氟醚麻醉的患者延迟从 PACU 的转出时间。老年人心律失常更加普遍。喉反射变得更弱,发生反流和误吸的危险更大,因此应选择一种能更加快速苏醒的麻醉方法。老年人更易发生大脑功能受损,出现认知功能的障碍,对苏醒的评估带来困难。溶解度低的吸入麻醉药的药物动力学特性方面的适应性使其更适合用于老年人麻醉,能够完成麻醉并且药物能够在不依靠代谢的情况下快速可靠地消除。快速的消除能使气道反射快速恢复到麻醉前的状态。吸入地氟醚和七氟醚这样溶解度低的麻醉药一般不会加重心律失常。

吸入地氟醚麻醉的老年患者比应用异氟醚或丙泊酚麻醉后苏醒更加快速。同样,吸入七氟醚的老年患者要比吸入异氟醚苏醒更快。地氟醚比异氟醚发生术后精神混乱更少。相比吸入异氟醚或七氟醚的老年患者,吸入地氟醚的老年患者可能会更快地从 PACU 中转出。同样,七氟醚可能比异氟醚更快地达到转出标准。

地氟醚刺激性气味的缺点限制了它的应用。因此,没有刺激性的七氟醚是一个更有价值的选择。尽管如此,像前面提到的一样,老年患者气道敏感性降低了许多,因此,相比年轻患者,刺激性对于老年患者并不是很大的缺点。地氟醚比安氟醚或氟烷对心血管的安全范围更大。虽然如此,地氟醚和七氟醚用于老年患者必须谨慎,特别是有循环系统疾病或者是正在应用降低心肌储备药物的老年患者。老年人围术期更易发生低血压或血压不稳定。七氟醚比异氟醚有着更高的心血管的稳定性。

增加麻醉药剂量可能导致麻醉药在肌肉和脂肪等储存组织中蓄积。在麻醉苏醒过程中,麻醉药从这些储存库中弥散到静脉血中,这些静脉血然后流回肺。如果这些麻醉药没有通过通气清除,那么它的再循环可能延迟苏醒。地氟醚更低的溶解度使得它的大部分在第一次通过肺时就被清除。因此,地氟醚麻醉中增加剂量,对苏醒的影响很小,而七氟醚、异氟醚影响较显著。

(二)肥胖患者的吸入麻醉

患者肥胖给麻醉医生带来许多挑战。这些挑战包括对麻醉药更大的蓄积能力,有时候对麻醉药有更大的降解能力,和由于胸廓和横膈问题引起的呼吸功能受损。肥胖患者更可能发生睡眠呼吸暂停和术后呼吸功能障碍。

肥胖的患者麻醉后更易发生血氧饱和度降低,随后发生功能余气量下降和肺内分流增加。低溶解度的麻醉药如地氟醚和七氟醚,可能比其他的吸入麻醉药更适合病态肥胖患者。外科医生可能对肌松要求更高,他们要求能完全抑制4个成串刺激或者甚至强直刺激的反应。高浓度的强效吸入麻醉药增强肌松作用。用地氟醚麻醉的肥胖患者比用异氟醚和丙泊酚的肥胖患者苏醒要快,并且相关的氧饱和度降低发生更少。

(三)肝肾功能不全患者吸入麻醉

肝肾功能受到损害的患者代谢或清除静脉麻醉药和神经肌肉阻滞药等辅助用药的能力降低。由于地氟醚具有不增加已经存在的肝肾损害,具有抗代谢和不依赖代谢清除,对其他药物代谢影响小的优点,所以对于这种患者是很好的选择。因为地氟醚可以在有或无小剂量肌肉松弛药的辅助下提供肌肉松弛,所以它能降低术后残余肌松作用的危险。地氟醚的清除能降低任何神经肌肉阻滞药的残余作用。

尽管七氟醚的代谢率大于地氟醚,但是它对于肾功能受损的患者仍然是合适的选择。像应用地氟醚麻醉一样,应用七氟醚麻醉对于老年患者肾功能影响很小。尽管七氟醚的代谢比较多,它并不会增加已经存在肾疾病的患者的肾功能损害。同地氟醚一样,七氟醚能加强神经肌肉阻滞药的作用。

(四)呼吸功能障碍和困难气管

气管堵塞是麻醉医生最害怕面对的问题之一。患者可能由于炎症、先天异常和肿瘤而存在部分气管堵塞。分析患者可能会发现气管插管困难或不能插管（如不能张口的患者）。颈椎的不稳定性可能限制了对颈部和气管的操作。对于这样的问题有几种解决方法。普遍的办法是保持患者在清醒下插管。另外一种可供选择的方法是应用吸入诱导，然后在麻醉深度允许情况下试插管。这样的患者非常适用七氟醚，因为它的低刺激性和低溶解度使其便于迅速加深麻醉和当面对问题时能够快速苏醒。因此，七氟醚已被用于已经存在气管堵塞的患者，也可用于颈椎不稳定的患者。

困难气管的患者在从麻醉中苏醒时出现了第二个问题。从麻醉中苏醒需要与麻醉诱导一样的谨慎。普遍的解决方法是保持气管导管在气管内直到患者苏醒。这样经常使患者感觉到气管导管并且对导管有所反应。快速从麻醉中苏醒能使这样的反应持续时间缩短。依靠使患者快速从麻醉中苏醒的药物地氟醚、氧化亚氮和一部分阿片类药物，这样患者快速苏醒是可以预料的。因此，管理这样的患者的一个方法是通过七氟醚和氧气快速保护气管和建立最大的氧储备来进行麻醉诱导。一旦气管被保护，可更换使用地氟醚和氧化亚氮。

第五节　其他特殊考虑

一、麻醉深度监测

麻醉深度可以通过观察吸入一定浓度的麻醉药后的反应来监测。随着麻醉深度增加，呼吸频率趋于增加，潮气量减少。在无自主呼吸情况下根据循环状况估计麻醉深度。低浓度的强效吸入麻醉药（如小于 1 MAC）对心率影响不大，但是高浓度能增加心率。因此，心率加快可能是麻醉加深的一个标志，特别是地氟醚。随着吸入麻醉药浓度增加，收缩压进行性下降，这可能被用作麻醉深度的主要标志之一。

脑电图的数据与吸入麻醉药的浓度紧密相关，而且可以作为麻醉深度的有用指标。脑电图经处理量化为临床评估麻醉深度提供方便的方法，如脑电双频指数（BIS）特别在判断有无意识方面十分有效。中潜伏期听觉诱发电位也是一种评估意识抑制程度的方法。尽管如此，这种技术未被广泛应用。BIS 为检测意识普遍应用的方法。一些研究的结果表明应用脑电双频指数监测能促进患者快速苏醒和降低麻醉药的使用量。但是，脑电双频指数监测并不是对所有麻醉药有用。如在应用氙气和氧化亚氮麻醉中，不能预测意识的恢复。此外，七氟醚麻醉时不能很好地预测麻醉药需要量。

二、体温管理

强效吸入麻醉药降低体温，在一定的 MAC 下，麻醉药表现出相似的剂量依赖的方式降低体温。这反映在应用吸入和静脉麻醉情况下都出现皮肤血管扩张的现象。随着麻醉诱导开始，皮肤血管发生扩张，导致热量从体内传向体表。这导致了核心温度在麻醉最初半小时下降 0.5 ℃～1 ℃。如果任其发生，那么随后将逐渐出现进一步的体温降低和血管扩张，直到平衡。氧化亚氮降低血管扩张的域值要比异氟醚或七氟醚要小。除非采取防止散热的措施，大部分患者都会发生体温下降，这将导致术后寒颤。尽管如此，即使当体温保持在正常水平，一些患者仍然会发生不自主的震颤。

地氟醚降低对白介素-2 的热反应，这种反应也是剂量依赖型的。在应用 0.6 MAC 地氟醚麻醉中，有白介素-2 存在时比没有它存在时域值范围要小。因此，地氟醚可能降低对败血症的反应。相同的 MAC 的异氟醚不会阻止对白介素-2 的反应。

三、恶心、呕吐

术后恶心呕吐（PONV）与术后患者的花费、安全性和舒适性等有关。术后恶心、呕吐在患者不满意的不良反应中居于首位。PONV 与许多因素有关，这些因素包括女性患者、晕动史、术后恶心呕吐史、不抽烟、应用抗胆碱酯酶药（作为肌松药的拮抗剂）、术后用阿片类药。在未成年人，发生率最高；由于肥胖、术后焦虑，也可能长时间手术使其发生率增加；它还和特定的手术有关系（如腹腔镜检查和腹部手术、头颈部手术、中耳手术、斜视手术）。在不同医院和不同国家，术后恶心、呕吐的发生率不一样。

强效吸入麻醉药在改变 PONV 的发生方面还没有特别的价值，导致交感神经兴奋的麻醉药能增加术后恶心、呕吐。例如，乙醚联合阿片类药应用于儿童能导致超过 70% 发生恶心、呕吐。挥发性麻醉药加用氧化亚氮能够增加 PONV 的发生，特别是应用地氟醚。

对恶心、呕吐的管理可以通过预防用药或治疗来完成。在患者看来，这些方法可能是同样有用的。尽量少用引起 PONV 的药物可以减少它的发生，这些药物包括氧化亚氮（特别是一起吸入的氧浓度不足 50% 时）、阿片类药、抗胆碱酯酶药（特别是新斯的明）和硫喷妥钠。应用 5-羟色胺受体阻滞剂或氟哌利多预防性治疗能降低或阻止它的发生，包括降低地氟醚麻醉后 PONV 的严重性。腹腔镜手术的患者（PONV 高发人群）在用地氟醚麻醉结束时给予昂丹司琼（枢复宁）能降低 PONV 的发生，在用丙泊酚麻醉中发现这样处理同样能降低 PONV 发生。恢复室转出时间并没有因为使用了昂丹司琼而改变。但是不用昂丹司琼处理时，地氟醚麻醉后比丙泊酚麻醉后 PONV 的发生频率更高。麻醉结束时给予丙泊酚能降低 PONV 的发生，但是这样的处理对于七氟醚麻醉后可能比地氟醚麻醉后更有价值。单独应用一些药物（如茶苯海明和甲氧氯普胺）来预防 PONV 的作用可能不大，但是联合应用时效果很好。同样，预防性用药时，联合应用茶苯海明和氟哌利多要比单独应用时作用更好。应用多种止吐药能够消除地氟醚和丙泊酚麻醉后 PONV 发生的差异。

一些研究结果表明七氟醚产生的 PONV 要比地氟醚少，但也有相反的研究结果报道。

以丙泊酚为主的麻醉可能比以地氟醚为主的麻醉产生 PONV 要少。维持在浅麻醉水平(通过 BIS 来限制)能导致发生更少的 PONV。像格拉司琼、氟哌利多和昂丹司琼这样的止吐药能够减少七氟醚麻醉后 PONV 的发生。

四、环境污染问题

在室内正常的通气和废气处理标准下,手术进行时和苏醒室人员暴露于强效吸入麻醉药经常是低于美国国立职业安全与卫生研究所(NIOSH)建议的暴露限度。这也同样适用于地氟醚,即使我们平时应用的地氟醚浓度相当大地超过了其他吸入麻醉药。使用地氟醚吸入麻醉通过氧合器的膜也不会产生超过 NIOSH 建议限度的环境浓度。因为七氟醚平时应用的浓度只有地氟醚的三分之一,只要有废气预处理装置,它也没有什么危险。

在从麻醉中苏醒的过程中,PACU 的护士可能暴露于患者清除的气体中。地氟醚麻醉后,它可能超过 NIOSH 建议的暴露限度。尽管如此,平均浓度(2.1 ± 1.2,2.8 ± 1.8 ppm; mean$\pm$SE)与 NIOSH 建议的最大暴露限度(2.0 ppm)是接近的。相似的评估出现在异氟醚(1.1 ± 0.7,1.4 ± 0.3 ppm)和七氟醚(3.2 ± 0.6 ppm),氧化亚氮的评估值更高(29 ± 10,12 ± 4 ppm)。

氯化或溴化卤素麻醉药对臭氧层有不利的作用,单氟化卤素的麻醉药(地氟醚和七氟醚)无上述危险。所有吸入麻醉药的温室效应估计很小,在 0.03% 浓度下与其他气体相当。吸入麻醉药中对温室效应作用最大的可能是氧化亚氮,但是从吸入麻醉中散发出的废气,相比来自于人类活动和自然来源并不是重要部分。

(陈杰　杭燕南)

参考文献

1　Eger II EI,Eisenkraft JB, Weiskopf RB. The Pharmacology of Inhaled Anesthetics. USA:Dannemiuer memorial Education Fuudation 2002:227 - 260.

2　杭燕南,庄心良,蒋豪. 当代麻醉学. 上海:上海科学技术出版社. 2002.

3　Yasuda N, Lockhart SH, Eger II EI, et al. Kinetics of desflurane, isoflurane, and halothane in humans. *Anesthesiology*, 1991, 74:489.

4　Lin CY, Benson DW. New index (E. B. C.) for potency of inhalation anesthetics. *Anesthesiology*, 1982, 57:342.

5　Shiraishi Y, Ikeda K. Uptake and biotransformation of sevoflurane in humans:a comparative study of sevoflurane with halothane, enflurane, and isoflurane. *Journal of Clinical Anesthesia*, 1990, 1:381.

6　Eger II EI. Desflurane, An overview of its properties. *Anesthesiology Review*, 1993, 20:88 - 92.

7　Baden JM, Rice SA. Anesthesia 5th ed, Toronto:Churchill, Livingstone Inc. 2000:147 - 173.

8　Meretoja OA, Taivainen T, Raiha L, et al. Sevoflurane-nitrous oxide or halothane-nitrous oxide for paediatric bronchoscopy and gastroscopy. *Br J Anaesth*，1996，76：767－771.

9　Uezono S，Goto T，Terui K，et al. Emergence agitation after sevoflurane versus propofol in pediatric patients. *Anesth Analg*，2000，91：563－566.

10　Ebert TJ，Robinson BJ，Uhrich TD，et al. Recovery from sevoflurane anesthesia. A comparison to isoflurane and propofol anesthesia. *Anesthesiology*，1998，89：1524－1531.

11　Suttner SW，Schmidt CC，Boldt J，et al. Low-flow desflurane and sevoflurane anesthesia minimally affect hepatic integrity and function in elderly patients. *Anesth Analg*，2000，91：206－212.

12　Juvin P，Vadam C，Malek L，et al. Postoperative recovery after desflurane，propofol，or isoflurane anesthesia among morbidly obese patients：A prospective，randomized study. *Anesth Analg*，2000，91：714－719.

13　Olthoff D，Rohrbach A. Sevoflurane in obstetric anesthesia. *Anesthetist*，1998，47：63－69.

14　Thomson IR，Bowering JB，Hudson RJ，et al. A comparison of desflurane and isoflurane in patients undergoing coronary artery surgery. *Anesthesiology*，1991，75：776－781.

15　Cotter SM，Petros AJ，Dore CJ，et al. Low-flow anaesthesia：Practice，cost implications and acceptability. *Anaesthesia*，1991，46：1009－1012.

16　Agnew NS，Pennefather SH，Russell GN. Isoflurane and coronary heat disease. Anaesthesia，2007，57：338－347.

第17章　小儿吸入麻醉

吸入麻醉是小儿麻醉最常用的方法之一。在大多数情况下,吸入麻醉能有效满足全身麻醉的基本要求:无意识、镇痛、肌肉松弛和降低应激反应。小儿吸入麻醉可单独应用,也能用于静脉套管针置入前,尤其是静脉穿刺困难者,可减少患儿的烦躁。小儿麻醉的诱导与维持常使用吸入麻醉与静脉麻醉复合,麻醉药物和方法的选择往往取决于患儿的全身状况、其他辅助药物的使用以及外科手术的需要。

由于吸入麻醉药在婴儿和儿童中的广泛应用,因此应充分了解这些药物在此年龄组中的药理学及临床应用特点。

第一节　小儿吸入麻醉的特点

一、小儿吸入麻醉药的摄取与分布

许多因素可以决定吸入麻醉药的摄取,包括机体各组织的容量、肺泡通气量、吸入麻醉药浓度、心排血量和麻醉药的可溶性等。Salanitre 和 Rackow(1969)首次证明了氟烷在婴幼儿肺泡内吸入麻醉药分压的上升速度远超过成人。研究显示,氧化亚氮(nitrous oxide, N_2O)的呼出和吸入分压的平衡时间在婴幼儿是 25 min,儿童 30 min,成人 60 min。以后的研究也证明,婴幼儿吸入麻醉药的摄取和分布较成人迅速。有 4 个因素可以解释婴幼儿与成人摄取与分布的差别(表 17 - 1)。

表 17 - 1　婴幼儿吸入麻醉药快速摄取与分布的影响因素

1. 肺泡通气量与功能性余气量的比例增加
2. 心排血量分布至血管丰富器官的比例较大
3. 血/气分配系数较低
4. 组织/血流分配系数(组织溶解)降低

婴幼儿的肺泡通气量与功能性余气量（functional residual capacity，FRC）的比例（5：1）较成人（1.5：1）大3倍。达到63％肺泡与吸入麻醉药分压（一个时间常数）平衡的比率是容量与通过该容量的流量之比，由于婴幼儿的肺泡通气量与FRC的比例较大，因而吸入麻醉药的洗入或洗出较迅速，此影响在可溶性吸入麻醉药更为明显。

心排血量的变化与肺泡气吸入麻醉药分压的增加速度成反比，心排血量的增加将延长肺泡与麻醉药分压间的平衡。但在婴幼儿这一影响是反常的，较高的心脏指数实际上反而加速肺泡内吸入分压达到平衡。另外，新生儿及婴幼儿与年长儿和成人相比，血管较丰富而肌肉与脂肪的比例相对较低（表17-2）。血管丰富的组织（vessel-rich group，VRG）（脑、心脏、肝脏、肾脏和内分泌腺）在婴儿占体重的18％，而成人仅占8％。婴幼儿心排血量的增加优先分布于VRG，快速达到麻醉药分压的平衡，所以麻醉诱导和苏醒均较为迅速。

表17-2　各年龄组织容量占机体总容量的百分比

年　龄	容量（占机体总容量的％）		
	毛细血管	肌　肉	脂　肪
新生儿	22.0	38.7	13.2
1岁	17.3	38.7	25.4
4岁	16.6	40.7	23.4
8岁	13.2	44.8	21.4
成人	10.2	50.0	22.3

吸入麻醉药在开始吸入的15～20 min，药物动力学特性与VRG有关，而此后的药代动力学特性与肌肉组织有关。通常，人生的前50年主要是蛋白质浓度的增加而后30年是脂肪容量的增加，所以导致了麻醉药在肌肉中的溶解度随年龄增长呈对数变化，在血中的溶解度随年龄的增加而增强。由于新生儿与成人的组织成分不同（高水容量和蛋白质、脂肪浓度低），因而，易溶性麻醉药（氟烷、异氟醚和安氟醚）在新生儿血中的溶解度比成人低18％，但低溶性麻醉药（如七氟醚）的血液溶解度在新生儿和成人没有差别。

吸入和肺泡内麻醉药分压平衡的时间常数在组织和肺内是相似的，公式内包括组织分配系数，即时间常数＝（器官容量×组织/血液分配系数）/器官血流量。婴儿的组织/血液分配系数是成人的一半，那么时间常数相应降低，即达到95％平衡（4个时间常数）的时间是成人的一半。由于婴幼儿心肌质量较成人减少，因而此影响往往被扩大。由于吸入麻醉药在新生儿和婴幼儿的血液及组织中的分配系数较低，与成人比较，肺泡与吸入麻醉药分压的平衡较为迅速。

在摄取过程中，麻醉药吸入浓度的效应与高浓度的气体如氧化亚氮（N_2O）有关。N_2O的吸入浓度越高，肺泡内吸入麻醉药分压的上升就越快。这种效应称为浓度效应，既依赖于气体的浓缩效应又依赖于通气增加导致的麻醉气体摄取量的增加。在成人,肺泡内 N_2O 吸入分压的上升速度相当快,10 min 内 F_A/F_I 比值达到 0.8,在新生儿和婴幼儿该比值上升速度更快,5 min 内可达 0.9。

心内分流和肺内分流可影响吸入麻醉药的摄取。分流的影响在难溶性麻醉药较易溶性麻醉药更显著。在右向左分流病例,由于动脉血中吸入麻醉药分压的缓慢上升,药物吸收减慢,麻醉诱导时间明显延长。欲通过增加吸入麻醉药浓度而加快诱导速度是危险的,易发生药物过量而抑制心血管。左向右分流的影响,取决于分流的大小以及是否同时存在右向左分流。较大的(>80%)左向右分流时,吸入麻醉药自 FRC 至动脉血中的摄取率增加;<50% 的分流对摄取的影响较轻微。双向分流时,诱导速度是加快的。

二、婴幼儿吸入麻醉药的代谢

各种吸入麻醉药的代谢和它们潜在的组织损伤已有许多临床研究与报道。吸入麻醉药在体内代谢程度不同,成人代谢的顺序约为:甲氧氟烷(50%)>氟烷(15%~25%)>安氟醚(5%)>异氟醚(0.2%)>地氟醚(0.02%)。新生儿和婴幼儿吸入麻醉药的代谢程度较成人低,因吸入麻醉药的代谢而发生问题的敏感性低于成人。其中可能有多种因素,包括肝脏线粒体酶的活性降低,脂肪储存较少,吸入麻醉药排出较快等。下表列举了各种吸入麻醉药的代谢比例。近来的观点认为,麻醉药代谢越少,对组织器官的损害越小且程度越轻。(表 17-3 为成人吸入麻醉的代谢率,仅供参考)

表 17-3 吸入麻醉的代谢率(成人)

药　　物	代　谢(%)
氟烷	15~20
七氟醚	3
异氟醚	0.2
地氟醚	0.02
N_2O	0.004

围术期肝功能不全常被认为与使用氟烷、异氟醚、安氟醚和地氟醚有关,并已有小儿使用氟烷和七氟醚后发生短暂肝功能不全的报道。手术后肝衰竭的许多病例已被归结为小儿"氟烷肝炎"。引起这些现象的确切机制尚不完全明了,某些推测认为是氟烷的特殊代谢物引起的。假设氟烷在肝脏线粒体内转化的活性通路减少时,如肝血流减少或肝酶活性降低时,可能产生毒性物质。由于婴幼儿肝脏的代谢途径发育较弱,因而也可能是氟烷肝炎的发生率在儿童较高的理由。

三、小儿麻醉所需的吸入麻醉药的 MAC

各种吸入麻醉药的最低肺泡气浓度(minimum alveolar concentration，MAC)很大程度上与年龄相关。以往研究认为婴幼儿和青少年氟烷的需要量比成年人多,但是新近的研究却显示,30 d 以内的新生儿 MAC(0.87±0.03%)小于 30～180 d 的婴儿(1.20±0.66%),而成年人是 0.94%。在临床上,要获得同样深度的麻醉状态,婴幼儿的麻醉药量要比成人多 30%。应当引起重视的是,婴幼儿与成年人相比达到合适麻醉深度与引起严重呼吸循环抑制的麻醉药浓度之间的安全区域较窄。动物实验已经证明,在相同的氟烷浓度下,对幼鼠心肌的抑制明显大于成年鼠。

在人类,与年龄相关的 MAC 变化也不均衡。自孕 24 周起,神经连结就已完整,MAC逐步增高。有许多研究指出,MAC 值在出生第一或第二年是较高的。出生第一个月的婴儿对各种吸入麻醉药的需要量与成人是相似的,但在出生 6 个月至 1 岁时约较成人高50%,而在孕龄 7～8 个月的早产儿则较低,约降低 20%～30%。据文献报道,异氟醚和氟烷的 MAC 值在出生 1～6 个月时达顶峰。地氟醚 MAC 在出生 6～12 个月时达顶峰。而七氟醚的 MAC 顶峰并不在婴儿期到达,而是出现在新生儿期和 6 个月以下。在达到顶峰后,MAC 将伴随年龄的增长而逐渐降低直至成年人。早产儿吸入麻醉药的 MAC 比足月儿低,定量分析,异氟醚的 MAC(均值±标准差)<32 孕周的早产儿(1.28±0.17%)要比 32～37个孕周(1.41±0.18%)的低 10%,比足月的新生儿(1.60±0.03%)低 12%。数据提示MAC 从足月儿到 24 孕周的早产儿随孕周的减少而降低,因此麻醉剂量在非常小和未成熟儿中要大大增加。MAC 值与年龄密切关系的原因尚不太明确,有资料显示与血脑屏障的水含量多少有关,婴幼儿水溶性成分较多,需要较高的血药浓度才能达到相同的麻醉深度。早产儿需要量较少则与中枢神经系统功能不成熟有关。其他解释的可能原因是与氧耗量和代谢率有关,有研究指出,与年龄相关的 MAC 变化与包括孕酮水平、内啡肽水平和脑啡肽水平的变化或神经体液因素等有关,但尚无准确的解释。

在婴幼儿吸入麻醉时,应仔细观察并应有适当的时间测定 MAC 值,即在呼气末吸入麻醉药浓度相对均衡 15 min 后测定。很明显,在麻醉诱导和此后测得的呼气末麻醉药浓度受到摄取、分布及新鲜气流量等因素的影响。对于最少溶解的麻醉药,如七氟醚、地氟醚和N_2O,摄取和均衡较为迅速,与较易溶解的麻醉药如氟烷相比,吸入和呼出浓度间的差值范围较窄。然而,仍应考虑有一均衡的时间。MAC 的概念对于麻醉医师掌握麻醉药的需要量,即根据监测麻醉药浓度来进行掌控,以达到预定麻醉目标是非常有用的。

在小儿麻醉中另一个 MAC 的概念就是 MAC_{EI},是指 50% 的小儿在气管插管时无咳嗽或体动反应的呼气末麻醉气体药浓度,2～6 岁儿童氟烷的 MAC_{EI} 是 1.33%,此时已经非常接近可引起严重循环呼吸抑制时的药物浓度。辅助使用肌肉松弛剂和镇静药物,可提高婴幼儿吸入麻醉的安全性,即在一个比较低的吸入浓度下达到适宜的麻醉深度和理想的插管条件。有研究表明,氟烷的 MAC 值跟 N_2O 的浓度呈线性相关,当吸入 N_2O 浓度自 25%~75%时,氟烷的 MAC 可从 0.94%±0.8%降低到 0.29%±0.06%。虽然 MAC 相加的概念已被广泛接受,但在儿童有疑点,N_2O 的 MAC 与七氟醚以及地氟醚的 MAC 在小儿并无相加效应的表现。在小儿,60% N_2O 与这两个吸入麻醉药联合应用时,N_2O 的 MAC 是降低的,仅为 26%,导致此稀释影响的机制尚不清楚。

表 17 - 4 小儿吸入麻醉药的 MAC 值

	各种吸入麻醉药的 MAC 值
气管插管	氟烷:1.3%
	安氟醚:2.93%
	七氟醚:2.69%,2.66%,2.83%,3.2%
气管拔管	异氟醚:1.4%
	七氟醚:1.70%,2.3%
	地氟醚:7.7%
LMA 置入	七氟醚:2.0%
气管内吸引/切皮	氟烷、安氟醚、七氟醚:1.33%
清醒	七氟醚:0.3%

第二节 吸入麻醉对小儿的影响

一、吸入麻醉药对呼吸系统的影响

所有的吸入麻醉药均有剂量依赖性呼吸抑制作用,影响呼吸的深度和频率。吸入麻醉药对呼吸的影响主要是作用于中枢神经和外周神经系统,也可直接影响支气管、肋间肌和膈肌等。随着吸入麻醉药浓度增加,气量和每分通气量降低、对 CO_2 的通气反应降低并伴有 $P_{ET}CO_2$ 的增高、呼吸频率的变化,还可能有支气管扩张和低氧性肺血管收缩反应降低等。这些影响在新生儿和婴幼儿最为显著,因为婴幼儿胸壁(骨)和肺(缺乏弹性)尚未成熟,呼吸储备较小,呼吸作功机制较易受累。所以,新生婴儿即使是短小手术,也需要麻醉医师为其实施控制呼吸,出生>30 d 的足月婴儿,在自主呼吸没有明显被抑制时,可以耐受麻醉时面罩给氧。

吸入麻醉药对呼吸的影响程度各有不同,七氟醚与氟烷较为明显,安氟醚较轻,异氟醚很少发生改变。Brown 等比较了氟烷和七氟醚对 6 个月至 2 岁婴幼儿的呼吸影响。与 1 MAC N_2O 合用时,七氟醚病例的每分通气量和呼吸频率较氟烷麻醉时低,但呼气末 CO_2 水平无差别。据报道,年长儿≥1.5 MAC 七氟醚麻醉时,呼吸频率的减少较氟烷明显(七氟醚呼吸抑制的程度在 1.4 MAC 时与 1 MAC 氟烷相似)。值得注意的是,与氟烷相比,七氟醚降低肋间肌张力的程度较轻。如果在七氟醚或地氟醚麻醉期间发生呼吸不全或呼吸暂停,由于这些药物在血液和组织中的溶解度较低,快速降低吸入麻醉药的浓度可改善呼吸抑制状况。在使用喉罩(Laryngeal Mask Airway,LMA)时,麻醉深度的需要相对较低,尤其是与有效的局部麻醉或区域阻滞联合应用时,呼吸抑制相对较少发生。

二、吸入麻醉药对中枢神经系统的影响

吸入麻醉药由于具血管扩张作用,因而可增加颅内血流量而使颅内压(intracranial pressure,ICP)增高。吸入麻醉药的血管扩张作用呈剂量依赖性,氟烷作用最强而异氟醚作用最弱。由于异氟醚对脑血流、自主调节功能以及大脑对 CO_2 的反应影响轻微而作为最适宜的吸入麻醉药已在神经外科手术应用多年。但安氟醚对颅内压升高有协同作用,甚至可导致患儿麻痹,故不推荐在神经外科手术中使用安氟醚。

近年对成人的研究显示,在七氟醚麻醉时,同样存在大脑的自主调节能力和对 CO_2 的反应的影响。七氟醚和异氟醚轻度降低大脑动脉血流的流速,但 ICP 并无明显改变或引起脑电图(electroencephalogram,EEG)癫痫波活动。因此,七氟醚虽可能引起脑脊液容量的增加,还是适用于神经外科手术。一项儿童研究显示,七氟醚麻醉时对脑血管的影响与氟烷相似。急性颅内压增高的患儿,在打开脑膜之前还是应考虑避免使用吸入麻醉药。

三、吸入麻醉药对心血管系统的影响

婴幼儿在吸入麻醉诱导期间心动过缓、低血压和心跳骤停的发生率较成人高。部分原因为新生儿氟烷麻醉时吸入浓度过高以及新生儿氟烷麻醉时心肌的敏感性增高。新生鼠和兔与成年动物比较,吸入麻醉药抑制心肌收缩力更明显。

新生儿的心脏顺应性较差,可能是新生儿和成人的心肌结构和功能不同的缘故,心肌的成熟过程至少一直持续到出生后 1 岁左右,为了支持心脏的迅速生长,胎儿和新生儿的心脏均较成人心脏有更多的非收缩成分(细胞核、线粒体和内质网),胎儿心肌约有 30% 为收缩成分,而成人心脏约 60% 为收缩成分。新生儿心肌中的收缩成分较少而且肌浆中网状物含量也较低,后者能增加依赖性细胞外钙离子的流入而加强收缩力。有研究显示,由于吸入麻醉药的作用点在钙通道以及 Na^+—Ca^{2+} 交换泵和肌浆网水平,因而减少钙离子的流入。更深入的研究提示,吸入麻醉药可能通过电压依赖钙通道(从肌浆网大量释放钙离子)而减弱心室肌细胞的收缩力。新生儿维持钙稳态的能力有限,因而对吸入麻醉药的心血管抑制反应较成人更敏感。

有研究采用二维超声心动图比较 1.0 和 1.5 MAC 的氟烷和异氟醚对健康新生儿和婴幼儿的心血管影响。在两个年龄组的心血管抑制呈剂量依赖性,且两种麻醉药的影响是相

似的(在 1.5 MAC 时,射血分数和每搏量降低>30%)。两年龄组、两麻醉药 1.5 MAC 时使用阿托品(0.02 mg/kg)可增加 20%以上的心率及心排血量。另一项包括出生 9 d 至 32 个月的新生儿和婴幼儿的研究,输注乳酸林格液 15 ml/kg,在吸入 1.25 MAC 氟烷时每搏量降低,而吸入异氟醚时每搏量增高。吸入麻醉药对婴幼儿循环的影响,主要体现在对血压、心排血量和压力感受器的影响,系直接抑制心肌、传导(心律减慢)和降低外周阻力而致。

(一)对血压的影响

目前应用的吸入麻醉药,如氟烷、异氟醚、地氟醚和七氟醚,均可引起与剂量相关的血压降低。氟烷可增加静脉顺应性,但主要的影响是减少心排血量而导致血压降低。地氟醚、异氟醚和七氟醚对血压的影响,最初是由于外周血管阻力的降低而致。研究显示,新生儿由于吸入麻醉药引起的血压降低较成人明显,但没有心率的影响。吸入麻醉药对压力感受器的影响,在早产儿和新生儿可能较成人更为显著。由于新生儿在低血压时,往往是通过增加心率来代偿心排血量的降低,因此,阿托品可以在一定程度上治疗吸入麻醉药而致的心肌抑制。

(二)对心率和节律的影响

在小儿吸入麻醉时,心动过缓和心动过速是常见的心律变化,在临床使用的浓度下,威胁生命的节律异常是罕见的。由于在小儿(尤其是新生儿)时期,副交感神经系统占优势,如果术前未使用阻滞迷走神经的药物,麻醉和手术操作(气管插管、牵拉眼肌或腹膜)均可引起心动过缓,氟烷可加重这些作用。心动过缓可以进一步加重转化为室颤和心跳骤停,因此小儿麻醉期间的心动过缓更应引起足够的重视,除严密监测外,必要时应准备阿托品备用和预防性使用。

不同的吸入麻醉药对心率的影响有差别,氟烷和异氟醚减慢心率,而七氟醚在 1 MAC 和 2 MAC 水平的麻醉诱导时,对心率的影响较小。1 MAC 和 2 MAC 水平的地氟醚诱导时,由于对气道的刺激而诱发对交感神经系统的刺激,结果导致交感反应增强而使心率加快,也可能发生在地氟醚麻醉维持阶段快速改变吸入浓度时。但在异氟醚麻醉期间,因麻醉过浅需迅速增加吸入浓度时的影响较小。通常,因呼吸道受刺激而引起交感神经系统反应而致的心率增快,持续的时间较短,对麻醉药浓度增加的反应也较迟钝。使用 β-阻滞剂和阿片类药物可减少心率增快的发生率。

吸入麻醉期间,非病理性心律失常(包括房性和室性)是很常见的。氟烷- N_2O 诱导时,60%的小儿会出现心律失常,通常为交界性心律,可以自行缓解。有心脏瓣膜病变、心室肥厚或传导异常的患儿,心律失常可能更明显。氟烷麻醉较异氟醚或其他吸入麻醉药更易发生心律失常。有研究显示,口腔外科手术期间,氟烷麻醉时心律失常发生率约为 44%,而七氟醚麻醉时约 24%。

(三) 对心排血量的影响

氟烷较其他吸入麻醉药更易引起心排血量的降低,原因为直接抑制心肌所致。心排血量常依赖心率的变化,与前负荷的关系也较明显,当心肌直接受抑制时,心肌储备能力进一步下降。N_2O 对心排血量的影响最小,异氟醚、地氟醚和七氟醚对心排血量的影响轻微。

在一项 2~12 岁儿童的研究中,以超声心电图测量了麻醉药对心肌收缩力的影响。N_2O 被用于最初的麻醉诱导,在短时的麻醉诱导后患者意识消失,然后进行超声检查,N_2O 呼气末浓度<0.5% 时记录超声数据。在患者七氟醚和氟烷呼气末浓度 1 MAC 和 1.5 MAC 进行研究。在七氟醚 1 MAC 时心率轻度增快、1.5 MAC 时降低至基础水平;收缩压和舒张压在不同 MAC 时均有降低,但即使在 1.5 MAC 时血压降低仍能控制而被纠正。作者通过测量应激速度指数和应激缩短指数发现七氟醚吸入诱导时对心肌的直接抑制较氟烷轻。七氟醚麻醉时的心肌收缩力仍在正常范围内,而氟烷麻醉时是减弱的。在 1 岁以下婴儿的研究,同样采用超声心电图比较七氟醚和氟烷对循环的影响。这些婴儿分别在清醒、吸入 1 MAC 或 1.5 MAC 七氟醚和氟烷时接受研究。术前直肠给予咪达唑仑,同时吸入 50∶50 的 N_2O 和 O_2。结果提示,氟烷明显降低血压、心脏指数和心率,七氟醚因降低外周血管阻力而对收缩压有影响。七氟醚麻醉时心率没有变化但心脏指数略有减少。吸入麻醉药与 N_2O 联合应用时,七氟醚和氟烷对心血管抑制的影响较年长儿单纯使用 N_2O 诱导后的结果严重。忽略 N_2O 的影响,七氟醚对婴幼儿心脏收缩力的影响较氟烷小。同样的研究发现,氟烷引起的心排血量和心脏指数的降低程度较七氟醚大,提示氟烷在婴儿可引起心率降低 18%~30%,而在婴儿期,当心排血量降低时心率有重要的作用。Piat 等在对 34 例 10 岁以下儿童吸入 N_2O 和七氟醚或氟烷的研究显示,七氟醚组在麻醉诱导和气管插管时心率与收缩压是增加的。相反,氟烷组心率没有变化但收缩压明显降低。许多研究均提示七氟醚麻醉时的心率是稳定的。Lerman 指出,3 岁以下婴儿,在 1 MAC 七氟醚麻醉时心率无改变,但在 3 岁以上儿童心率增加 10% 以上。七氟醚是目前用于婴幼儿和儿童的最佳麻醉诱导药物,其对心血管系统的影响轻微,虽有轻度的心率和心肌收缩力的影响,但同时降低外周血管阻力,因而心排血量仍维持相对没有变化。有证据显示,先天性心脏病患儿采用吸入麻醉时,七氟醚可能较氟烷的心血管状态更稳定。

四、恶性高热

所有的吸入麻醉药均可能诱发恶性高热(Malignant Hyperthermia,MH),吸入麻醉药可能是触发的原因或也可能是多个原因之一,动物试验证实恶性高热反应与麻醉剂有关。吸入麻醉药增强咖啡因引起肌肉挛缩的能力依次为氟烷>安氟醚>异氟醚>甲氧氟烷。如果发生恶性高热,不同吸入麻醉药的差别尚不明了,目前所有被认为是恶性高热敏感的患者都应避免使用吸入麻醉药。

五、吸入麻醉药与其他药物的相互关系

吸入麻醉药在外科手术期间的应用还牵涉 2 个问题需要讨论:① 与肾上腺素同时应用;② 与非去极化肌松药同时应用时的相互关系问题。

(一)吸入麻醉药与肾上腺素

氟烷引起心律失常的倾向早已被提及。比较成人 1.25 MAC 安氟醚、异氟醚和氟烷麻醉时的结果提示,给予 2.1 μg/kg 肾上腺素时,50% 的患者发生室性心律紊乱;当加用 0.5% 利多卡因时,引起室性心律紊乱的肾上腺素剂量是 3.7 μg/kg,提示在注射肾上腺素时加入利多卡因,可降低室性心律紊乱的发生率。在 1.25 MAC 安氟醚麻醉时,使 50% 患者发生室性心律紊乱的肾上腺素剂量为 10.9 μg/kg,异氟醚是 6.7 μg/kg。在使用较小剂量肾上腺素引起室性心律异常的小儿仅占 10%。另有几项研究证实,引起小儿心律紊乱的阈值较成人高。Ueda 等曾报道,在小儿氟烷麻醉自主呼吸期间,与利多卡因合用时的肾上腺素剂量为 7.8 μg/kg。Karl 等指出,在无先天性心脏病、正常 CO_2 或低 CO_2 状态的氟烷麻醉期间,浸润麻醉使用肾上腺素的安全剂量至少为 10 μg/kg。

表 17－5 麻醉期间引起心律紊乱的肾上腺素剂量

麻醉药	MAC	肾上腺素 μg/(kg·min)
氟 烷	0.7	1.3±0.2
	1.1	1.1±0.3
异氟醚	0.7	5.7±1.1
	1.1	6.0±1.0
地氟醚	0.8	6.9±0.7
	1.2	6.6±0.9
七氟醚	1.3	8.8±1.18

(二)吸入麻醉药与非去极化肌松药

吸入麻醉药产生不同程度的肌肉松弛和神经肌肉阻滞作用,可增强非去极化肌松药的作用,但在高浓度情况下也可能降低神经肌肉传递。吸入麻醉药影响非去极化肌松药的机制还未明了,可能系吸入麻醉药直接作用在突触连接点或与中枢神经系统的抑制有关。各种吸入麻醉药增强非去极化类肌松药作用的次序为异氟醚≈地氟醚≈七氟醚>安氟醚>氟烷>氧化亚氮。然而,这种增强作用可能与非去极化肌松药的种类(长效>中效)和吸入麻醉药的浓度有关(低浓度吸入麻醉药被证实没有差别,高浓度才有差别)。

有两项阿曲库铵应用于儿童的研究报道,氟烷与异氟醚降低阿曲库铵需要量的作用相似,安氟醚较氟烷明显降低阿曲库铵的需要量。此研究结果提示,吸入麻醉药对中效肌松药具增强作用,可使其类似长效肌松药。

第三节　小儿常用的吸入麻醉药

理想的小儿吸入麻醉药物应该是诱导及苏醒迅速、舒适、平稳;气味好闻,对气道无刺激,易被患儿所接受;对呼吸和循环功能无抑制,能降低机体的氧耗,不增加心肌对儿茶酚胺的敏感性;化学性质稳定,代谢后无毒性;麻醉作用可逆且无蓄积等。目前尚没有一个药物能完全符合这些条件。七氟醚、异氟醚和氧化亚氮(N_2O)是小儿麻醉临床应用最广的吸入麻醉药。自20世纪90年代起,七氟醚已经取代氟烷而成为小儿麻醉诱导的首选,出于经济方面的原因,异氟醚在国内小儿麻醉中仍占主导地位。

一、氧化亚氮(N_2O)

N_2O 是弱效的吸入麻醉药,虽具有一定的镇痛作用,但其自身并不能达到手术麻醉需求,然而,N_2O 作为麻醉诱导的辅助用药,能减少强效吸入麻醉药的需求量,加速摄取且稀释吸入氧浓度。成人 N_2O 的最低肺泡气浓度(MAC)为 105%,小儿的 MAC 一般较成人低。N_2O 与七氟醚或地氟醚联合应用时,MAC 明显低于与多数可溶性药物的联合应用(表17-6)。

表 17-6　不同吸入麻醉药对 N_2O MAC 的影响

氟　烷	60%
异氟醚	40%
七氟醚	24%
地氟醚	20%

在吸入 5 min 末 N_2O 的呼出气浓度(F_A)大约为吸入浓度(F_I)的 90%。N_2O 在手术结束后的快速清除,可能导致"弥散性缺氧",这是由于较多的 N_2O 从血液中快速撤出至肺部,超出了肺吸收氧的速度,引起肺泡内氧的稀释。当患者呼吸空气时,肺泡气可能低氧,导致氧饱和度降低。手术结束时应至少吸入 100% 氧 2~3 min,大多数病例就不会发生弥散性缺氧。

N_2O 的弥散速度明显快于氮气,在血液中的溶解度(血/气分配系数 0.47)是氮气(血/气分配系数 0.014)的 34 倍。N_2O 在任何空腔内可快速平衡且可使气体膨胀,因而有气体扩大效应。假设使用 N_2O 进行肺通气时有少量氮气弥散到机体空腔,原来的空腔可能扩大好多倍,此倍数=100/(100-%N_2O)。利用这个公式,如果吸入 75% 的 N_2O,空腔将被扩大 3 倍。导致空腔扩大的速度在不同的部位是不一样的:12 min 可使气胸体积增加一倍;120 min 后肠梗阻气体体积增加一倍。肠腔内膨胀的气体可减少血流 10 倍之多,同样的问题也可发生在气胸时。有颅腔积气而欲实施大脑手术的病例,一旦 N_2O 在颅内与其他气体平衡后可迅速增高 ICP。虽然此情况的发生较为罕见,但麻醉医师应有清醒地认识。肠梗阻时,如果有任何气体在肠腔内,这些气体的膨胀可妨碍手术操作,甚至影响关腹。因此,术前可考虑拍摄腹部 X 片,观察肠腔内有无积气。如果存在大量气体时,N_2O 可用于麻醉诱导,但在麻醉维持中尽量不用,如果没有气体膨胀的迹象,也可在麻醉诱导后,以 50:50 的比例与 O_2 联合使用。如果存在的气体很少,应用 N_2O 时不必考虑其浓度。然而,如果有中等量的气体存在于肠腔内,50% 的 N_2O 可能使肠腔内气体膨胀加倍而影响手术。腹膜关闭后可考虑使用 N_2O,以减少其他吸入麻醉药的浓度。其他存在 N_2O 扩大气体效应的空腔包括:中耳、眼球内和中枢神经系统,如气脑脊髓造影后的患者颅内压升高,有感染的鼓膜破裂,先天性肺气肿的患儿引起肺叶扩张,已经形成肺大泡的哮喘患者会产生气胸等。当需要最大氧合状况(无论是吸入氧或组织氧合)时,N_2O 吸入浓度(50% 以上)的使用必须审慎考虑。

新生儿和小儿应用 N_2O 时有心血管影响,但其影响与其他吸入麻醉药比较相对轻微。N_2O 在新生儿的主要影响,是降低压力反射和增加肺血管阻力。肺血管阻力的改变在先心病患儿可能较心血管及肺功能正常的患者更为重要。对先心病儿用 N_2O 维持麻醉有不同意见。用 N_2O 时不能合用高浓度氧,且 N_2O 潜在的扩大气泡危险性,在右向左分流的心脏病患儿的静脉内有气泡时,可分流至全身循环,气泡的过度扩张,更有空气栓塞的危险。巨大的左向右分流也可因暂时性逆向分流而引起空气栓塞。N_2O 可能增加肺血管阻力(pulmonary vascular resistance,PVR),在左向右分流心脏病儿应用,可增加肺动脉压力,而右向左分流患儿应用,可进一步降低肺血流。N_2O 有负性心肌肌力作用,先心病患儿应用可引起心肌的明显抑制,因此,心功能较差的患儿以不用 N_2O 为宜,而心功能佳且无分流的患儿,可以应用 N_2O 复合麻醉。临床资料表明,婴幼儿吸入 50% N_2O,肺动脉压并不增加。对术前已有 PVR 增高的患儿,也不会使 PVR 更增高,N_2O 对先心病患儿的 PVR/SVR 比值并无影响。N_2O 和麻醉性镇痛药用于婴幼儿心脏手术的麻醉过程中心排血量及心率很少变化。紫绀型先心病患儿麻醉诱导吸入 70% N_2O,并未见低氧血症加重。

选用 N_2O 还应考虑对胎儿和血流动力学的潜在影响。蛋氨酸合成酶(methionine synthetase)对于细胞分裂是重要的,由于 N_2O 对酶活性有影响,因而,在怀孕期间吸入 N_2O 可能增加胎儿畸形的发生率。但目前还没有临床证据。在成人由于长时间吸入 N_2O 对蛋氨酸合成酶的影响而致罕见的神经病理学问题。蛋氨酸合成酶参与维生素 B_{12} 的代谢,吸入 N_2O 可能使成人患者对恶性贫血(pernicious anaemia)的敏感性增加而致神经病理学后遗症,但这种情况较为罕见。

二、氟烷(halothane)

氟烷略带水果味而易被患儿所接受,其麻醉诱导平稳、对呼吸道无刺激,在七氟醚用于

211

麻醉诱导前,氟烷一直是用作与所有吸入麻醉药比较的金标准。其化学结构中存在碱基,是至今为止惟一的非醚类麻醉药。氟烷可单独使用,但因镇痛作用相对较弱,常需与 N_2O 或其他麻醉药联合使用。氟烷因为价格低廉而较常用,甚至在高流量麻醉时也是适用的,因而在世界众多地区仍将氟烷作为主要的吸入麻醉药在应用。

氟烷麻醉时大多有较明显的心血管抑制,包括低血压和心动过缓。心血管抑制与麻醉深度相关,系直接抑制心肌、传导(心律减慢)和降低外周阻力而致。此心血管抑制可使用阿托品治疗。氟烷在小儿体内有很高的生物转换度(20%),但氟烷肝炎的发病率仅为 $1/82\,000 \sim 1/200\,000$,而成人的发病率为 $1/6\,000 \sim 1/22\,000$。因此,氟烷增加心肌敏感性和罕见的肝脏毒性,可能在成人较明显。

氟烷有较弱的肌松作用,同时抑制气道的反射活动,故适用于高气道反应的婴幼儿麻醉以及气管镜检查和困难气道的患者。由于氟烷是迄今为止使用的吸入麻醉药中最易溶解的且麻醉药摄取最慢的,因而诱导时间较长但却较平稳。在相同的时间内,要达到足够的麻醉深度,麻醉维持也相对容易,而非溶解麻醉药可能唤醒迅速且干扰呼吸。因为苏醒缓慢,苏醒期谵妄发生率较低,术后恢复相对较为平稳。

三、异氟醚(isoflurane)

异氟醚是中度溶解的吸入麻醉药,较地氟醚易溶解于血液与组织中,因而摄取与消除较地氟醚慢。异氟醚的 MAC 介于氟烷与七氟醚之间。出生 $1 \sim 6$ 个月的需求量最大,与氟烷相似。它有非常轻微的刺激味,与地氟醚一样,在用作吸入麻醉诱导时会引起强烈的呼吸道刺激和分泌物增加,喉痉挛发生率高达 30%,作为麻醉诱导需慎重考虑。但它是很好的麻醉维持药物,且较氟烷更容易从麻醉状态恢复。恢复速度在很大程度上取决于对呼气末气体的监测或麻醉医师的操作技巧以及是否需要较快苏醒。在麻醉诱导后,无论是否采用机械通气管理气道,小儿与成人一样,在异氟醚吸入时的呼吸管理均无困难,同样,从异氟醚麻醉中苏醒也无困难。

异氟醚具有负性心肌收缩力作用且明显降低外周阻力,其心血管系统的抑制作用较氟烷轻微。有研究表明,氟烷是抑制心肌而引起血压下降,异氟醚是通过扩张外周血管引起血压下降,故患儿的前负荷状况与血压关系密切。异氟醚麻醉时,有反射性心率增快以代偿心肌抑制从而维持心排血量的正常。与成人不同,快速增加异氟醚吸入浓度不会诱发交感神经的(心动过速和高血压)反应,成人可能需使用阿片类或其他药物。动物和人体实验证明异氟醚的心肌抑制低于氟烷,应用 M-Doppler 超声检测证实异氟醚对婴幼儿的心脏抑制作用也小于氟烷。因而有观点认为,异氟醚对有心功能损害的患儿(包括复杂先心病患儿),是比较安全的吸入麻醉药。

与氟烷相比,异氟醚具神经肌肉传递的阻滞作用,在肾上腺素血药浓度较高时发生心律失常的可能性较小。临床上为了很好地利用异氟醚的优点,同时避免对呼吸道的刺激而增加分泌物、诱发喉痉挛的缺点,建议麻醉诱导用氟烷或七氟醚,麻醉维持选择异氟醚。除用于麻醉维持外,异氟醚也可用作小儿术中高血压反应时的降压措施。

四、安氟醚(enflurane)

安氟醚可安全用于小儿,但安氟醚是目前吸入麻醉药中缺点最多的。安氟醚有较强的气味,吸入诱导时可引起屏气、喉痉挛。有研究发现,吸入安氟醚有诱发中枢兴奋甚至惊厥的潜能,可在 EEG 上出现惊厥性棘波,尤其是在过度通气低 CO_2 血症时,导致小儿发生癫痫样抽搐。安氟醚与其他吸入麻醉药一样,具剂量依赖性呼吸与循环抑制,其对呼吸的抑制是最强的。安氟醚可使心肌收缩力减弱、心排血量下降,体血管阻力降低。当 $PaCO_2$ 正常时,心排血指数仅轻度降低,$PaCO_2$ 下降时,心排血指数明显降低。安氟醚对肺血流动力学的影响尚不清楚,老年患者应用安氟醚时肺动脉压明显升高,故有肺动脉高压的患儿,以不用安氟醚为宜。近年来,安氟醚在小儿麻醉中的应用已逐步被其他吸入药物取代。

五、七氟醚(sevoflurane)

七氟醚是新型的吸入麻醉药,在小儿麻醉中的应用正逐步扩大,尤其适合于门诊和短小手术。七氟醚的血/气分配系数低(0.63),组织溶解度仅为异氟醚的 1/2,肺泡和吸入麻醉药分压间的平衡迅速。和其他吸入麻醉药一样,七氟醚的 MAC 随年龄增长而降低,足月新生儿的 MAC 最高(3.3),1~6 个月为 3.0;6 个月至 3 岁为 2.8;3~12 岁儿童为 2.5,25、40、60 和 80 岁成人分别为 2.6、2.1、1.7 和 1.4。在儿童,七氟醚与 60% N_2O 或可乐定 4 $\mu g/kg$ 合用与单独吸 O_2 时比较,其 MAC 分别下降约 25% 和 40%,成人同时吸入 65% N_2O 时,可能降低 50%,提示七氟醚与 N_2O、可乐定或阿片类药物合用时麻醉效能明显增强。

七氟醚麻醉时心肌抑制的危险与年龄相关的 MAC 值有关。新生儿对七氟醚麻醉时的心血管抑制较年长儿更敏感。七氟醚对心血管系统的影响不同于氟烷,常可使心率增快,尤其是>3 岁时,但很少伴有收缩压的改变,麻醉下能较好维持左心室功能。七氟醚对心肌储备、心排血量和诱发心律失常的发生率均较氟烷低,与肾上腺素合用时也不会引起心律失常,其心血管作用与异氟醚相似。

七氟醚对呼吸道无刺激性,麻醉诱导迅速,吸入 3%~5% 七氟醚麻醉诱导,3~4 min 患者可以入睡,诱导过程平稳,因减少哭闹而降低小儿的氧耗,尤其适用于紫绀型先心病患儿的麻醉诱导,可避免缺氧发作而增加麻醉安全性。与其他常用的吸入麻醉药一样,七氟醚可引起剂量依赖性的呼吸抑制,呼吸频率减慢、潮气量降低、$PaCO_2$ 增高、血 pH 值下降,在高浓度七氟醚麻醉诱导时甚至可见呼吸暂停。动物模型研究表明,这些变化可能是横膈收缩功能和呼吸中枢双重抑制的结果。因而,七氟醚麻醉诱导时应使用辅助通气而不能依赖自主呼吸。

临床上,影响七氟醚的安全使用与药物本身无关,而与年龄相关的 MAC 以及蒸发器最高允许麻醉药浓度有关。在新生儿,七氟醚 MAC 是 3.3,最高允许麻醉药浓度为 8%;而新生儿氟烷 MAC 是 0.87,最高允许麻醉药浓度为 5%。七氟醚蒸发器最大可供浓度是 2.42 MAC;氟烷是 5.75 MAC。如与 N_2O 合用时,两药的 MAC 倍数相差更大,因为与 70% N_2O 合用时,氟烷的 MAC 降低 70%,而七氟醚仅降低 20%。因此,蒸发器供给氟烷的 MAC 倍数要比七氟醚 MAC 倍数大更多,故氟烷的心血管抑制发生率明显高于七氟醚(表 17-7)。

表 17-7 常用吸入麻醉药蒸发器在新生儿可允许提供 MAC 的倍数

麻醉药物	蒸发器最大输出量(%)	MAC(%)	最大 MAC 的倍数
氟 烷	5	0.87	5.75
异氟醚	5	1.20	4.2
七氟醚	8	3.3	2.42
地氟醚	8	9.16	1.96

七氟醚麻醉苏醒快速,因而可缩短拔管时间和加快恢复,但也可能因此使术后较早发生疼痛且较为剧烈,麻醉苏醒期常可有躁动和谵妄。术后躁动常可引起患儿特别是家长的担忧,七氟醚较氟烷更易引起术后躁动或激惹的现象,已引起人们的关注,在许多研究中发现,七氟醚较氟烷术后镇痛时间短,疼痛评分高,可能与围术期镇痛、术前用药等因素有关,建议最好在术前或术中进行镇痛处理。

七氟醚在麻醉呼吸回路中可被 CO_2 吸收剂钠石灰和氢氧化钡降解,氢氧化钡降解七氟醚的速度较钠石灰快 4~5 倍。七氟醚主要的降解产物为 5 氟异丙基氟甲基醚(PIFE,复合物 A),在鼠类具有肾毒性(β-lyase—中间代谢的结果)。然而,PIFE 在接受麻醉的患者中未引起有临床意义的肾毒性。现已认为人类与鼠类的比较,PIFE 浓度较低且 β-lyase 活性相对较低。当七氟醚与 CO_2 吸收剂接触后也会产生微量的 5-氟甲氧基异丙基去氧氟化醚(PMFE,复合物 B)。PIFE 生成量与七氟醚吸入时间呈高度相关,而与吸入浓度的相关性较弱。除了 CO_2 吸收剂种类之外,CO_2 吸收剂降解七氟醚的速率还取决于诸多因素,如麻醉药量、呼出并通过吸收剂的 CO_2 量、新鲜气流量、吸收剂的温度和含水量(钡石灰较钠石灰更易生成 PIFE)。小儿 CO_2 生成量相对较少,因此生成 PIFE 的危险性低于成人。七氟醚潜在的肝毒性是很低的,因为七氟醚极少在肝脏进行生物转化,主要的代谢产物迅速被葡萄糖醛酸化,活性很低,不会转化为抗原性蛋白。临床经验提示,尽管七氟醚对肾脏和肝脏的损害极其有限,但在已有肾功能损害的患者选用七氟醚应当慎重。

六、地氟醚(desflurane)

地氟醚是溶解最少且代谢最少的吸入麻醉药,也是最昂贵的,与异氟醚和七氟醚属同一类,在婴幼儿麻醉中的应用逐渐增多。地氟醚的沸点为 22.8 ℃,挥发压为 88.53 kPa (664 mmHg),普通蒸发器无法提供准确的流量及浓度,它需要特殊的蒸发器,把麻醉药液加热并恒定在一定温度,从而控制其浓度的输出。实际地氟醚输出浓度与调节之间有一定的延迟,在高流量时浓度也很难精确提高,改进后的输出浓度精确性在调节值的 15%～20%。

地氟醚的血/气分配系数和组织/血液分配系数均较氟烷和七氟醚低,与 N_2O 接近(前者 0.42,后者 0.47)。所以,地氟醚的摄入是强效吸入麻醉药中最快的。与七氟醚相同,肺泡通气量和心排血量的变化对这些麻醉药的药代动力学影响较小,然而,在右向左分流时影响较大。地氟醚不仅摄取迅速,其消除也是强效吸入麻醉药中最快的。

地氟醚的 MAC 在新生儿期是最低的,婴幼儿期逐渐增高,出生 6～12 个月时达顶点的 9.9%,此后的青少年期,MAC 随年龄增长而逐渐降低。与 60% N_2O 合用时地氟醚的 MAC 在儿童仅 26%,此影响与七氟醚相似(表 17-8)。

表 17-8　与年龄相关的地氟醚 MAC

年　　龄	MAC(%)
出生 0～30 d	9.16±0.02
1～6 个月	9.42±0.006
6～12 个月	9.98±0.44
1～3 岁	8.72±0.6
3～5 岁	8.62±0.45
5～12 岁	7.98±0.43
成人	6.0±0.3

不推荐地氟醚作为吸入麻醉诱导,因为其对呼吸道的刺激而致较频繁的屏气(50%)和喉痉挛(40%)发生率。地氟醚可以在静脉麻醉诱导或氟烷、七氟醚吸入诱导后用于麻醉维持。与七氟醚相似,1 MAC 地氟醚能维持血流动力学的稳定,麻醉期间心律紊乱和心动过速并不常见。地氟醚麻醉效能弱,MAC 高,需用较高麻醉浓度。地氟醚吸入后生物转化率低,仅是异氟醚的 1/10,对肝肾功能无毒性。地氟醚麻醉维持时应注意浓度调节幅度不可过大,否则可引起血压的剧烈波动。

地氟醚麻醉后恢复的速度与其消除的速度平行呈极度迅速,早期应用地氟醚在停用后由于苏醒过快而引起手术患者突发性剧烈疼痛。由于地氟醚麻醉苏醒快,手术结束前不必减浅麻醉,应待手术结束,自主呼吸恢复后,再关闭麻醉蒸发器。过早清醒可因疼痛引起躁动,为了有效地预防苏醒期的疼痛,应考虑在停止地氟醚吸入前加用静脉镇痛药。

第四节　小儿吸入麻醉的临床应用

小儿麻醉临床应用在选择吸入麻醉药时主要考虑的因素包括：药物的起效时间和排出时间（主要参考血/气分配系数）、该药的镇痛效能、对呼吸循环功能的影响以及患儿的年龄、疾病和手术要求等，可能还包括价格、使用是否方便以及毒性如何等，同时应明确吸入麻醉药在麻醉中的作用是作为主要用药还是辅助用药。

一、吸入麻醉诱导

小儿吸入麻醉诱导的速度取决于药物的血气分配系数、吸入麻醉药浓度和患儿的年龄。在诱导过程中，如患儿无屏气、咳嗽而用力呼吸则吸入浓度可迅速增加，很快达到麻醉作用的肺泡浓度。吸入麻醉药与 N_2O 的联合使用，可使麻醉诱导更为迅速。最常用的 3 种吸入麻醉药是氟烷、异氟醚和七氟醚。近年来在许多国家已逐渐将七氟醚作为吸入麻醉药的首选，更多的是用于小儿吸入麻醉诱导。

吸入麻醉诱导时，难溶性麻醉药与易溶性麻醉药相比，肺泡内吸入分压达到平衡的速度更快，但也不是完全如此。麻醉药的摄取过程和诱导速度由该药的药代动力学和药效学共同决定，包括溶解度、吸入浓度上升的速度、最大吸入浓度和气道应激性。在升高压力的情况下，这四种因素相互影响决定麻醉的诱导速度。吸入麻醉药的摄取过程与它们在血中的溶解度相反。虽然低溶性的麻醉药向肺内洗入过程的速度远大于高溶性的麻醉药，但是较高的 MAC 可能比低溶性麻醉药 F_A/F_I 的快速升高更有意义。

所有的醚类麻醉药（除七氟醚外）对小儿的上呼吸道有刺激作用，因而常出现屏气、咳嗽、流涎、兴奋躁动和喉痉挛，并可使氧饱和度降低。虽然有些研究，通过采取预先吸入 N_2O 60～90 s，在术前用药中使用抗胆碱药物或采用水果味的面罩等措施以削弱气道的不良反射，但多数效果欠佳。

用氟烷进行吸入诱导时，常常被指导采用每 3～4 次呼吸，逐步增加吸入浓度 0.5%～1% 的方法以到达充分的麻醉，缓慢增加氟烷的吸入浓度可以削弱气道的反射反应。但在 6 岁以上儿童单次呼吸时，氟烷的吸入浓度达到 5% 时，令人惊奇的是气道反射依然很小。当选择异氟醚诱导时，需要与 N_2O 联合应用且应缓慢增加吸入浓度。异氟醚对气道的刺激较轻微，诱导的速度与操作者的技巧直接相关。地氟醚较异氟醚的刺激性大，因此，当用于吸入诱导必然会对患者、家庭和麻醉医师带来痛苦。

七氟醚不刺激上呼吸道，婴儿和儿童在面罩吸入任何浓度都有很好的耐受性。不管是否缓慢增加吸入的浓度，七氟醚麻醉诱导时，产生咳嗽、屏气、喉痉挛和氧饱和度降低的概率与氟烷麻醉相似。高浓度的吸入麻醉药会产生相应的气道反射反应的理论值得怀疑，事实上,在 8％七氟醚或 5％氟烷进行吸入诱导时很少产生气道反射反应,无需采取其他措施来预防气道的反射反应。因为七氟醚较氟烷的心血管稳定性高,因而,小儿心脏病手术麻醉时推荐选用七氟醚。

尽管七氟醚麻醉诱导是平稳的,但短暂的兴奋和肢体不自主运动还是常常出现。这归结于增加七氟醚吸入浓度时有短暂的过度兴奋期。为了避免此现象发生,建议快速增加七氟醚吸入浓度,即每 2～3 次呼吸就增加 4％或直接 1～2 次呼吸后就从 0 达到 8％。单独吸入 8％七氟醚或 5％氟烷时,无目的(或需要被制止的)运动前者明显比后者少,睫毛反射消失的时间前者是后者的 2/3。

二、麻醉深度的控制

在吸入麻醉诱导中,经常会使用较高的吸入浓度,可以是逐步增加吸入浓度,也可以是一直采用高浓度吸入。如果保持自主呼吸,患者能承受这些高浓度的吸入麻醉。然而,如果自主呼吸改为控制呼吸,患儿的自我保护反馈机制就会消失。在新生儿和小婴儿吸入麻醉时要更加重视。

在使用吸入麻醉的过程中,常依据呼吸和心血管机制的反馈作用调节麻醉深度。自主呼吸时,呼吸的减弱可限制麻醉的加深。当麻醉深度增加,肺泡通气量降低,麻醉药从血流丰富的器官重新分布而使患者的麻醉深度减轻,自主通气增加,这是负反馈效应。由于这种保护机制,可以使用高于 MAC 好多倍的吸入浓度(升高压力的情况),而不产生更多的循环抑制。如果通气功能被控制,这种保护机制也就被抑制。肺泡内麻醉药吸入分压的比值在心排血量降低时会增加。心排血量的降低限制了麻醉药从肺内的清除,导致肺泡内麻醉分压的进一步增加,这是正反馈效应。在这种情况下,会加剧对心血管系统的抑制,形成恶性循环,如果不及时阻止将导致死亡。

在吸入麻醉深度控制中,要注意中枢神经兴奋的问题。在成年患者,迅速增加异氟醚和地氟醚的吸入浓度后,可能激发剧烈的交感神经反应,通过肾上腺素和(或)非肾上腺素的作用机制而突发血压(收缩压和舒张压)增高和心率加快,如果不了解这一特点,错误地认为通过加深麻醉可控制心动过速和高血压,然后进一步增加麻醉药的吸入浓度,结果将造成这一交感神经的反应得不到控制而持续存在甚或加重。此时,为维持生命体征的平稳,应停止使用吸入麻醉药而改用其他麻醉药或静脉用药。与快速增加吸入麻醉药浓度相比,逐步少量增加(0.5％～1％)麻醉药的吸入浓度会短暂的减弱儿茶酚胺应激和心血管反应。芬太尼、艾司洛尔和可乐定等也可有效地预防、减弱或消除这些交感神经反应。在儿童中没有神经兴奋反应的报道,任何年龄的七氟醚和氟烷麻醉中也没有类似报道。

三、麻醉恢复

吸入麻醉药的洗出过程是指数级衰退的(与洗入曲线相反)过程。麻醉药的洗出次序与它们的血/气分配系数相关(溶解度),也就是说,最先被洗出的麻醉药在血中的溶解度最低(如地氟醚)。在鼠类研究中发现,运动功能的恢复与洗出过程平衡,从最快到最慢依次为:地氟醚＞七氟醚＞异氟醚＞氟烷＞甲氧氟烷。值得注意的是,麻醉恢复的速度与麻醉持续的时间保持平衡。

麻醉恢复可被人为地区分为早期(拔管,唤醒后睁眼)和晚期(能喝水,可离开苏醒室或医院)。大多数研究认为低溶解度的麻醉药早期苏醒可能相对较快,少数则认为是晚期恢复较快。尽管有人推荐在手术末期使用较高溶解度的麻醉药,既经济,苏醒也快,但尚缺乏有效的数据支持。事实上,成年患者在麻醉结束前 30 min 将异氟醚换成地氟醚并不会加快苏醒。

在儿童的研究中发现,影响各种麻醉药苏醒速度的因素至少有 3 个:① 吸入麻醉药在手术结束时停用,至少在苏醒早期可能仍维持在一个固定的 MAC 值。临床应用中,手术结束前常常会逐步减少麻醉药的吸入浓度,这可能会导致不同程度的苏醒。② 不同的苏醒速度与麻醉药使用的时间长短有关。例如,小手术时苏醒较快而大手术时相对较慢。③ 苏醒前未有效预防或治疗疼痛时,运用较小溶解度的麻药苏醒较溶解度较大的快。苏醒期间气道反射反应和呕吐等并发症的发生率在所有吸入麻醉药中是相同的。

新的吸入麻醉药的使用(地氟醚,七氟醚),激起了临床研究对麻醉恢复期谵妄(delirium)的关注。恢复期谵妄指的是儿童在有意识的情况下无法安慰、烦躁、不肯妥协和(或)不合作的精神分裂状态。特点是患儿不能认出或者区别熟悉的和已知的物体或人,患儿父母常会主动告诉医生该孩子的这些状态和行为是不正常的。恢复期谵妄不是新的现象,它几乎在每个新的麻醉药中均被报道,包括大多数的吸入麻醉药和静脉麻醉药,包括咪达唑仑、瑞芬太尼和丙泊酚等。氟烷、异氟醚、七氟醚和地氟醚麻醉后,恢复期谵妄的发生率自 2%～55% 不等,发生的原因还未知。有研究表明,七氟醚比地氟醚麻醉后的谵妄发生率高 2 倍以上,可能是由于使用七氟醚的患者在镇痛发挥作用前已经很快苏醒。近期的研究也支持疼痛可能促进谵妄发生的论点。Davis 注意到,在氟烷或七氟醚麻醉应用于鼓膜切开术后,酮咯酸(ketorolac)能降低恢复期谵妄的发生率 3～4 倍。以后的研究证明,虽然已采用区域阻滞技术有效预防术后疼痛,七氟醚麻醉后仍然会发生恢复期谵妄。恢复期谵妄经常发生在 1～5 岁的学龄前儿童,在苏醒室持续 10～15 min,一般能够自行消失。研究者还提出,允许孩子父母进入苏醒室,既不能预防也不能减轻谵妄的严重程度。在恢复期谵妄中可使用药物干预,包括阿片类药物、咪达唑仑和氟马西尼等。有作者建议,术后谵妄可用可乐定进行预处理,但会导致苏醒延迟。在小儿麻醉中,恢复期谵妄的原因、有效处理措施和发生前的预防等问题,需要更深入地观察与研究。

四、与小儿吸入麻醉相关的问题

(一)吸入氧浓度的考虑

婴幼儿的基础代谢率高,因而对氧的需求量大。在吸入麻醉中,应该根据患儿情况精确调节吸入氧浓度，并应进行吸入氧浓度、SpO_2和动脉血氧分压的监测。通常，氧气的供给量应多于患儿的代谢需要量，然而过量给氧是有危险的，新生儿（尤其是早产儿）肺不张、肺毒性和视网膜病变通常与使用高浓度氧有关。应当注意：① 肺的氧毒性反应尽管发展缓慢，但在长时间手术时，应使用 N_2O/氧气混合气体，如果不能使用 N_2O，需控制 O_2 浓度时，可使用医用压缩空气，即空气/氧气的混合气体。② 氧气可致视网膜病变，长时间的纯氧吸入可对早产儿视网膜产生影响。

关于未成熟新生婴儿的视网膜病变（retinopathy of prematurity，ROP）已有不少报道，某些患儿仅在手术时接受了额外的供氧。视网膜胚胎学的发育包括鼻侧视网膜血管的形成，当血氧分压升高时，视网膜血管可以收缩，甚至血栓阻塞，有新生血管的形成，动静脉重新分布，晶状体内血管形成，血块纤维化收缩，最终使得视网膜剥脱。自 1981 年与手术室处理相关的 ROP 报道后，ROP 在手术室已基本消失。早期发生的 ROP，与外科原发疾病相关的心血管稳定性可能是主要因素。据报道，引起 ROP 的因素有许多，紫绀型先心病患儿暴露于外源性氧气中，也有 ROP 的发生（甚至产程中的新生儿也同样会发生），ROP 可能的相关因素还包括：动脉 CO_2 的波动、高 CO_2 血症、低血压、感染、输血，甚至还包括外源性光照等。母亲糖尿病患者，孕妇在产程 2 周内有抗组胺药物的用药史、维生素 E 缺乏等，与对照组相比，尽管经皮氧张力监测并没有降低，但 1 000 g 以下婴儿有 ROP 的发生。由此可以认为，婴儿的未成熟性是 ROP 的高危因素，氧治疗只是诱因之一。ROP 多发生于 1 000 g 以下的早产儿，但是孕周<28 周，体重<1 500 g 的婴儿也应值得关注。

在避免吸入氧浓度过高时，千万不能忽视低氧的危害，低氧是威胁生命的，有大量资料提示，低氧同样可引起 ROP，麻醉处理中应该避免婴幼儿低氧血症。如果允许，应该暂缓小于 44 周胎龄患儿的选择性手术，待视网膜的发育成熟后进行。麻醉在视网膜病变危险因素中的作用尚没有完整的流行病学研究，低氧和高氧均可能存在危险。在新生儿（早产儿）麻醉中，要警惕 ROP 的发生，尽力提供一个安全有效的供氧和通气方式。应当重视术中吸入氧浓度和 $P_{ET}CO_2$ 的严密监测，依据 SpO_2 调节吸入氧的浓度，维持动脉血氧饱和度在93%～95%，氧分压 70 mmHg 左右。现代麻醉机有保护性装置可以使得氧气的吸入浓度不低于25%，使用空氧混合气体可以降低吸入氧的浓度。

（二）有关吸入麻醉污染的考虑

在小儿吸入麻醉中，手术室的污染是较难控制但又必须引起重视的问题，尤其是使用开放回路时。虽然有手术室污染引起的特异反应的报道，如头痛、心律失常和肝功能损害等，但无统计学意义。临床使用时，力求使用最小浓度而产生最理想的效果，尽量避免使用高浓度及开放回路，改用半紧闭及紧闭吸入法。应配备并正确使用废气排污装置，减少环境污染，减轻对患儿和手术室工作人员造成危害。

（陈　煜）

参考文献

1　Cote CJ，Lugo RA，Ward RM. Pharmacokinetics and pharmacology of druges in children. In：Cote CJ，Todres ID，Ryan JF，et al. 3rd ed. A Practice of Anesthesia for Infants and Children. Philadelphia：W. B. Saunders，2001：121－171.

2　Lerman J. Inhalation Agents. In：Bissonnette B，Dalens BJ. Pediatric Anesthesia Principles and Practice. New York：McGraw-Hill Professional，2002：215－236.

3　Beryy F. Inhalation Agents in Pediatric Anaesthesia. In：Sumner E ed. Peadiatric Aneasthesia. London：Arnold，1999：97－114.

4　Davis PJ，Lerman J，Tofovic SP，et al. Pharmacology of pediatric anesthesia. In：Motoyama EK，Davis PJ. 7th ed. Smith's Anesthesia for Infants and Children. Philadelphia：Mosby Elsevier，2006：117－238.

5　Huntington JH，Malviya S，Voepel-Lewis T，et al. The effect of right-to-left intracardiac shunt on the rate on rise of arterial and end-tidal halothane in children. *Anesth Analg*，1999，88：759－762.

6　Martin JL，Plevak DJ，Flannery KD，et al. Hepatotoxicity after desflurane anesthesia. *Anesthesiology*，1995，83：1125－1129.

7　Baum VC，Plamisano BW. The immature heart and anesthesia. *Anesthesiology*，1997，87：1529.

8　Yasuda N，Lockhart SH，Eger II，et al. Kinetics of desflurane，isoflurane and halothane in humans. *Anesthesiology*，1991，74：489.

9　Fisher DM，Zwass MS. MAC of desflurane in 60% nitrous oxide in infants and children. *Anesthesiology*，1992，76：354.

10　Gregory GA，Wade JG，Beid DR，et al. Fetal anesthetic requirement（MAC）for halothane. *Anesth Analg*，1983，62：9－14.

第 *18* 章 动物实验中吸入麻醉的实施

第一节 麻醉前准备

现代实验室中的实验研究必须对实验动物进行符合标准要求的麻醉,实验动物麻醉前充分的术前准备相当重要。良好的麻醉前准备可以减少麻醉过程中许多并发症的发生。

一、术前禁食

为了减少麻醉诱导和苏醒期呕吐的危险,猫、犬、白鼬、灵长类和猪麻醉前均应禁食8~12 h。对于反刍动物,如牛、羊和鹿等,由于食物滞留在瘤胃(胃里的第一个胃)中,除非禁食时间长达3~4 d,否则一般禁食无助于减少胃内容量,但12~24 h的禁食有助于减少瘤胃气鼓或胃胀气。

兔和啮齿类动物无需麻醉前禁食,因为这些动物麻醉诱导时不发生呕吐,但豚鼠常把食物留置在咽部,麻醉诱导时会呕吐,可短期禁食6~8 h。如果将实施胃肠手术,所有动物均应禁食。此外,还应注意兔和啮齿类动物有食粪癖,所以应采取有效措施防止它们摄食自己的粪便,保证胃的排空。个别术后并发症和这些动物的日夜习性有关。虽然术后迅速补充了食物,但这些动物一定要等夜幕降临(它们的活动期)才摄食。另外,术后疼痛、手术应激和麻醉恢复延迟,可抑制食物和水的摄取,这种抑制甚至持续至术后24 h以上。若合并术前禁食,将导致严重的代谢紊乱,影响实验数据的正确性和危害动物的安全。因此,最好只针对特定的实验实施禁食。除了较特殊的反刍动物和豚鼠,所有的怀孕动物禁食均会产生严重的代谢紊乱。

大中型禽类(鸭、鸡、鸽子)禁食6~12 h可减少嗉囊内容物返流的危险。小型鸟类禁食不应超过2 h以防发生低血糖症。爬行类和两栖类通常不需禁食。

给所有动物提供饮水直到麻醉诱导前60 min。如果动物摄水减少,或者出现呕吐、腹泻、出血,必须进行术前的补液治疗。

二、麻醉前用药

麻醉前用药的目的：① 减少恐惧和忧虑,起到镇静和减少麻醉诱导前应激的作用；② 减少全身麻醉药物用量,从而减少这些药物的不良反应；③ 使麻醉诱导更平稳；④ 使麻醉苏醒更平稳；⑤ 减少唾液和支气管分泌物,保障气道通畅；⑥ 阻断可能由气管插管和手术操作所引起的迷走神经反射；⑦ 减少术前疼痛和减轻术后早期疼痛。

麻醉前用药多用于大型动物,镇静可协助固定动物,减少动物和操作者受伤的危险。即使动物固定不成问题,麻醉前用药也广泛应用到各种动物中。与人类应用的情况一样,麻醉前用药可以减轻动物的恐惧和焦虑。

除了应用药物之外,细致和熟练的操作也是动物麻醉前管理的重要部分。根据采用的技术和可能对动物的应激作用调整实验步骤以减轻疼痛和痛苦。例如,给关在笼子里的动物镇静药或镇痛药,等待药物起效后再转入实验室或手术室,这样可将应激程度降到最低。

（一）抗胆碱能药

1. 阿托品（atropine） 可减少气管和唾液腺分泌物,减少气道阻塞的危险；保护心脏免受气管插管、手术操作特别是内脏操作时引起的迷走神经抑制；纠正某些阿片类药物如芬太尼引起的心跳减慢。不良反应主要是心跳加快。对于反刍动物,由于不能完全阻断唾液腺的分泌,可使得分泌物更黏稠。阿托品在有些品种的兔中代谢很快,其药效难以预料。

2. 格隆溴铵（胃长宁,glycopyrrolate） 与阿托品类似,格隆溴铵可减少气管和唾液腺分泌物,保护心脏免受迷走神经抑制。其作用时间比阿托品长,在兔和啮齿类动物中应用效果更好,因为它不受体内阿托品酶的影响。格隆溴铵不通过血脑屏障,在人类的应用中产生视觉紊乱现象较阿托品少见。

（二）安定药和镇静药

1. 氯丙嗪（chloropromazine） 属于吩噻嗪类药物,可产生镇静效应,强化麻醉药、催眠药和麻醉性镇痛药的作用,因而减少了达到外科麻醉作用的用药量。镇静作用能持续至术后,因此麻醉苏醒更平稳。不良反应包括外周血管舒张引起中度低血压,抑制体温调节而出现中度体温过低。这些不良反应在正常动物中均能耐受,但不应用于循环容量不足如脱水或出血的动物。该类药物无镇痛作用,但能够强化阿片类药物的作用。

2. 氟哌利多（droperidol） 为丁酰苯类药物,其药理作用类似于吩噻嗪类药物,但药效更强,引起低血压的效应较吩噻嗪类轻。因可以配制成神经安定复方而应用广泛。

3. 地西泮（diazepam）和咪达唑仑（midazolam） 属于苯二氮䓬类药物,其镇静作用明显,但效应的种属差异很大；对兔和啮齿类动物的镇静作用强,对某些动物如犬和猫,不但不能产生镇静作用,反而使动物产生轻度兴奋和定向力障碍。苯二氮䓬类药物还具有强化麻醉药和麻醉性镇痛药效应,以及中枢性骨骼肌松弛作用。特异性拮抗剂氟马泽尼

(flumazenil)可逆转其镇静作用。

地西泮为有机溶媒的注射剂型,不能和水溶性药物合用。咪达唑仑为水溶性制剂,作用时间较地西泮短。在人类中单独应用苯二氮䓬类药物在某些情况下可产生痛觉过敏效应。在动物中同样会发生这种情况,除非合用有效的镇痛药,否则无法产生术后镇静作用。

4. 甲苯噻嗪(xylazine) 为 α_2 肾上腺素能激动类镇静药。甲苯噻嗪是强效镇静剂,对于有些动物具有催眠作用,还能强化多数麻醉性药物的效应。其镇痛效应依动物种类不同而异,但在多数动物中可产生轻到中度的镇痛作用。甲苯噻嗪与氯胺酮合用可产生外科麻醉效果。大剂量应用可产生心血管和呼吸抑制,有些动物应用后发生心律失常。与巴比妥类或阿法沙龙/阿法多龙合用可引起严重的呼吸抑制。

(三)麻醉性镇痛药

常用的麻醉性镇痛药包括:吗啡(morphine)、哌替啶(pethidine)、布托啡喏(butorphanol)、纳布啡(nalbuphine)、美沙酮(methadone)、芬太尼(fentanyl)、阿芬太尼(alfentanil)、舒芬太尼(sufentanil)、埃托啡(etorphine)等。这些药物可产生中度镇静和高度镇痛,但在某些动物的术前应用中可引起运动增多和兴奋。大剂量时对犬、灵长类可引起呼吸抑制、呕吐。

第二节 常用吸入麻醉药

一、吸入麻醉药物概述

常用的吸入麻醉药包括安氟醚、异氟醚、氟烷、甲氧氟烷、乙醚和氧化亚氮。表 18-1 列出了不同吸入麻醉药诱导和麻醉维持的浓度范围。许多因素影响各种吸入麻醉药的效能和效价。吸入麻醉药的效能由最小肺泡气有效浓度(MAC)来反映。MAC 即用钳夹动物趾头,50%动物不发生痛反应时肺泡麻醉药的浓度。MAC 越小,麻醉药的效能越大(表 18-2)

表 18-1 不同吸入麻醉药的诱导和维持浓度

麻醉药	诱导浓度(%)	维持浓度(%)	MAC(大鼠)
安氟醚	3~5	1~3	—
乙醚	10~20	4~5	3.2
氟烷	4	1~20	0.95
异氟醚	4	1.5~3	1.38
甲氧氟烷	3	0.4~1	0.22
氧化亚氮	—	—	250

表 18-2　不同吸入麻醉药的理化特性和相对效能（MAC）

	安氟醚	氟烷	异氟醚	甲氧氟烷	氧化亚氮
蒸气压力（mmHg,20 ℃）	172	242	240	23	气态
蒸气浓度（%,20 ℃时饱和）	23	32	32	3	100
MAC（犬）	2.2	0.87	1.28	0.23	188～222
钠石灰中的稳定性	稳定	轻微降解	稳定	轻微降解	稳定
血/气分配系数	2	2.5	1.4	1.5	0.5
橡胶/气分配系数	74	120	62	630	1.2
经代谢的比例	2.4	20～25	0.17	50	0.004

　　向动物输送的麻醉药的浓度取决于药物的沸点。沸点越低麻醉药越容易挥发,因此输送的麻醉药的浓度越高;这在选择麻醉药和决定如何使之挥发时是很有实践意义的。一种药物效能强,MAC 很小,沸点很低,那么使用时应当小心。因为这时动物被麻醉过深的危险增高,除非使用标准化的挥发罐。

　　麻醉诱导和苏醒的速度受吸入麻醉药的浓度、效能（MAC）、血/气分配系数影响。血/气分配系数影响大脑中吸入麻醉药达到麻醉所需浓度的速度。该系数大,麻醉诱导慢而且苏醒也慢,表 18-2 总结了这些特性。除了氧化亚氮,其他各药的 MAC 在不同动物种属中相对恒定（表 18-3）。

表 18-3　吸入麻醉药在动物种属中的 MAC

	乙醚	氟烷	安氟醚	异氟醚	氧化亚氮
人类	1.92	0.75	1.68	1.15	105
非人灵长类	—	1.15	1.84	1.28	200
犬	3.04	0.87	2.20	1.41	2.22
猪	—	1.25	—	1.45	277
绵羊	—	—	—	1.58	—
猫	2.10	0.82	1.20	1.63	255
大鼠	3.20	1.10	2.21	1.38	150
小鼠	3.20	0.95	1.95	1.41	275
兔	—	1.39	2.86	2.05	

　　麻醉药污染环境可引起很多危险。乙醚可引起爆炸和着火,使用时应小心。长期吸入低浓度的麻醉药对工作人员的伤害难以估计;虽然有关这方面的研究结果差别很大,但采取适当的手段减少麻醉污染是必要的。废气排出装置式样很多,和多数机器配套的装置也有。使用活性炭的装置排除氧化亚氮效果不佳;即使使用效力很强的排污装置,在取出麻醉的动物时麻醉药还是会漏出。最好使用双箱系统或者在通风橱中操作。

二、常用吸入麻醉药物

（一）乙醚（ether）

乙醚是常用的吸入麻醉剂，各种动物都可应用。乙醚挥发性很强，有特殊的气味，为易燃品，适用于各种动物（鸡除外）。由于其麻醉量和致死量相差大，所以安全度大。其特点是肌肉能完全松弛，对肝和肾的毒性较小，麻醉的诱导和苏醒较快，动物麻醉深度容易掌握，而且麻醉后苏醒较快。不良反应是对呼吸道和黏膜刺激性强，可引起上呼吸道黏膜液体分泌增多，易发生呼吸道阻塞，偶尔还会导致喉痉挛；通过神经反射还可扰乱呼吸、循环活动，使用时应小心。乙醚并不像通常认为那样是一种惰性的化合物，它在体内经过代谢，继而诱导肝药酶系统。

（二）氟烷（halothane）

氟烷是无色透明的液体，具有特异的香味，沸点为 50 ℃，易挥发，无刺激性。氟烷具有良好的催眠作用，但无镇痛作用。麻醉效能很强，其诱导苏醒恢复都较快，不出现兴奋期。氟烷对心血管系统有抑制作用。由于心排血量的减少和外周血管扩张，外科手术麻醉期间可出现中度低血压。它对呼吸系统也有剂量依赖性抑制作用。部分氟烷经肝代谢，麻醉后显著诱导肝药酶系统。总体来说，氟烷对于多数动物而言是一种好的麻醉药。该药必须由标准化挥发罐给药，以防止简易装置引起致命的高浓度。

（三）安氟醚（enflurane）

诱导和苏醒较快，能够简便并迅速地调节麻醉深度。它无刺激性、无可燃性和无易爆性。不良反应类似于氟烷，对心血管和呼吸系统也有抑制作用。安氟醚大部分通过肺清除，很少经肝脏代谢。在某些实验条件下，如果根据效能很难在氟烷和安氟醚之间做出挑选时，该点有助于做出决定。

（四）异氟醚（isoflurane）

异氟醚是安氟醚的同分异构体，有刺激性气味。诱导和苏醒较快，能够简便并迅速地调节麻醉深度。异氟醚无刺激性、无可燃性和无易爆性。对呼吸系统的抑制作用强于氟烷，但却低于安氟醚。对心血管系统的抑制轻微，不影响心排血量。异氟醚有良好的肌松效应。它的刺激性异味可引起小儿诱导时屏气，但在动物中，除了兔以外，多数动物并无此现象。实验动物麻醉使用异氟醚的最大好处是：它比安氟醚更少经过生物转化，几乎完全由肺清除。这意味着它对肝药酶系统的诱导很小，因此对药物代谢实验和毒理实验干扰最小。加上诱导快的特性，异氟醚在许多试验中应用日趋广泛。

（五）甲氧氟烷（methoxyflurane）

甲氧氟烷是一种无刺激性、无可燃性和无易爆性的强效麻醉药，具有一定的术后镇痛作用。和氟烷相比，在相同的麻醉深度下对呼吸和心血管系统的抑制较轻。甲氧氟烷代谢产生氟化铁,可能造成肾损伤。除非长时间麻醉,在动物中这种危险是很小的。由于它诱导缓慢,在大动物的麻醉中,最好先用作用时间短的静脉麻醉药诱导后再用其维持麻醉。在麻醉箱中使用该药诱导小动物很安全,其诱导慢、蒸气浓度低的特性可以减少麻醉过量的危险。甲氧氟烷是新生动物诱导和维持麻醉的良好药物。

（六）七氟醚（sevoflurane）和地氟醚（desflurane）

七氟醚和地氟醚是强效麻醉药,特性类似于异氟醚。地氟醚在体内代谢最少,是所有吸入麻醉药中诱导和苏醒最快的。七氟醚的体内代谢程度类似于异氟醚,在碳酸钠石灰中不稳定。这两种药由于价格昂贵,和异氟醚相比又无显著优点,所以不太可能在实验动物麻醉中广泛应用。

（七）氧化亚氮（nitrous oxide）

氧化亚氮效能很低,不能单独产生麻醉作用,甚至在某些动物中不能引起意识丧失。由于氧化亚氮对心血管和呼吸系统的影响很小,使用时可以使其他吸入麻醉药的使用浓度降低,从而降低心血管和呼吸的抑制程度。它通常和氧气以 50：50 或 60：40 的比例混合使用。长时间氧化亚氮麻醉停止后,应给动物 100% 的氧气防止出现弥散性缺氧。这种现象是由于血中氧化亚氮弥散至肺泡中使得肺泡氧分压降低而引起的。它的主要价值是降低其他吸入麻醉药的使用浓度,而后者不良反应较多。氧化亚氮不能被活性炭吸收,所以使用氧化亚氮时,必须使用排污系统将麻醉废气排出室外。

第三节　吸入麻醉的实施

一、吸入麻醉的设备

（一）麻醉箱（anesthetic chambers）

啮齿类小动物的吸入麻醉通常选用麻醉箱进行。麻醉箱应采用大小合适的有机玻璃箱以便在麻醉诱导时观察动物。简易的麻醉箱可使用一块圆玻璃板和一个钟罩来代替,更为复杂的麻醉箱应包括新鲜气体给入装置和麻醉废气排放装置。由于吸入麻醉药的密度较空气大,故新鲜麻醉气体应从麻醉箱的底部给入,而废气应从顶部经过调控排出室外或用活性炭吸收。

（二）面罩（face masks）

与人类所用的面罩形状不同,动物用的面罩一般呈锥形。只要大小合适,这种面罩可适用于绵羊、猪、猫、犬和兔。面罩必须舒适地罩住动物的口鼻,不漏气,不使动物口鼻阻塞,同时还要保证死腔量最小。由于多数麻醉机提供的最低流量还是远高于啮齿类小动物所需的量,所以通常啮齿类小动物使用面罩的回路是一个开放系统。

（三）气管内导管（endotracheal tubes）

气管内导管有两种类型，不带气囊型和带气囊型，后者在气囊充气时可封闭导管和气管之间的间隙。防止气囊漏气的方法有两种，一种是借助单向阀（一次性使用的导管中多见），另一种是借助血管钳夹闭。重复使用的导管多用橡胶制成而且不透明。这类导管容易老化、变脆和变形，气囊经常容易扭曲和漏气。使用透明的一次性气管导管质量可靠，还可以借助呼气时管壁上见到的水蒸气冷凝附壁现象以确定导管位置。若气管导管对于小动物过长，可截短以减小死腔。对于声门位置高的动物，气管内插管时需用具有一定硬质和韧度的导管芯来导引气管导管。

（四）麻醉呼吸机（anesthetic machines）

麻醉呼吸机是用来将氧气、麻醉性气体、吸入麻醉药输送至动物的机器，是实施吸入麻醉的必需设备，不仅用于吸入麻醉，还用于对危重动物供氧抢救。麻醉呼吸机一般由压缩气钢筒、压力表、减压装置、流量计、吸入麻醉药挥发器、二氧化碳吸收装置、导向活瓣、逸气活阀、呼吸囊、呼吸管道（螺纹管）和衔接管等部件构成。麻醉回路和呼吸囊应定期在热的肥皂水中漂洗，经巴氏灭菌法消毒或用含氯消毒剂漂洗。金属部件清洗后可以高压灭菌。

二、吸入麻醉的监测

手术麻醉期间的监护重点是麻醉深度、呼吸系统、心血管系统、体温等。一般通过观察动物眼睑反射、角膜反射、眼球位置、瞳孔大小和咬肌紧张度可大致判断麻醉深度，通过观察动物可视黏膜颜色及呼吸状态，检查毛细血管再充盈时间，以及听诊心律等来了解心、肺功能。有条件时最好使用现代化的麻醉监护仪，可自动显示心率、收缩压、舒张压、平均动脉压、呼吸频率和节律、动脉血氧饱和度、体温等多项生理指标配合心电图和血气分析仪等仪器可对麻醉动物实施全面监测。动物在麻醉期间体温容易下降，要采取保温措施。

三、吸入麻醉药的给药方法

（一）直接吸入法

对中、小型动物的短期操作性实验，可利用麻醉箱或面罩施行直接吸入麻醉，多选用乙醚作麻醉药。麻醉时把装有浸润乙醚棉球的小烧杯放入麻醉箱，让其挥发，然后把动物投入并密切观察。开始动物自主活动，不久动物出现异常兴奋，不停地挣扎，随后排出大小便。渐渐地动物由兴奋转为抑制，倒下不动，呼吸变慢。如动物四肢紧张度明显减低，角膜反射迟钝，皮肤痛觉消失，则表示动物已进入麻醉，可行手术和操作。

由于乙醚的药理学特点和不良反应，麻醉前需给一定量的吗啡和阿托品（基础麻醉）。

通常在麻醉前 20～30 min，皮下注射盐酸吗啡或硫酸吗啡 5～10 mg/kg 及阿托品 0.1 mg/kg。盐酸吗啡可降低中枢神经系统兴奋性，提高痛阈，还可节省乙醚用量及避免乙醚麻醉过程中的兴奋期。阿托品可对抗乙醚刺激呼吸道分泌黏液的作用，可避免麻醉过程中发生呼吸道堵塞或手术后发生吸入性肺炎。

进行手术或操作过程中，需要继续给予吸入乙醚，以维持麻醉状态。慢性实验预备手术的过程中，可用面罩给药；而在一般急性实验，麻醉后可以先进行气管切开术，通过气管套管连接麻醉瓶继续给药。在继续给药过程中，要经常检查角膜反射和观察瞳孔大小，如发现角膜反射消失，瞳孔突然放大，应立即停止麻醉。万一呼吸停止，必须立即施行人工呼吸，待恢复自主呼吸后再进行操作。

（二）气管内插管法

对中、大型动物实施吸入麻醉或实验需要控制通气时，先要进行气管内插管。气管内插管可防止唾液和胃内容物误吸入气管，有效地保证呼吸道通畅；避免麻醉剂污染环境和人员吸入；为人工呼吸创造条件，便于对危急动物抢救和复苏。对不同实验动物所使用的气管内导管和插管喉镜也不相同（见表 18-4）。

表 18-4　气管内导管和插管喉镜的选择

动物种类	体重	导管直径	喉镜
猫	0.5～1.5 kg	2～3 mm OD（外径）	Macintosh 1 号
	>1.5 kg	3～4.5 mm OD	
犬	0.5～5 kg	2～5 mm OD	Macintosh 1～4 号
	>5 kg	4～15 mm OD	
豚鼠	400～1 000 g	16～12 号套管	特制喉镜或耳镜
仓鼠	120 g	1.5 mm	特制喉镜
小鼠	25～35 g	1.0 mm	特制喉镜或耳镜
灵长类	<0.5 kg	无报道	Macintosh 1～3 号
	0.5～20 kg	2～8 mm OD	
猪	1～10 kg	2～6 mm OD	Soper 或 Wisconsin 1～4 号
	10～200 kg	6～15 mm OD	
兔	1～3 kg	2～3 mm OD	Wisconsin 0～1 号
	3～7 kg	3～6 mm OD	
大鼠	200～400 g	18～12 号套管	特制喉镜或耳镜
绵羊	10～90 kg	5～15 mm OD	Macintosh 2～4 号

气管插管前，应事先了解动物咽喉部解剖结构，特别是软腭和会厌。选择大小、长短合适的气管导管，对于过长的气管导管，应裁减至鼻孔到胸骨上凹的距离。如果准备使用细管（外径<4 mm），最好使用不带气囊的导管，以便插入尽可能粗的导管。进行气管内插管时，先行基础麻醉，使其咽喉反射基本消失，然后借助麻醉喉镜在直视下插管。操作时将动

物头、颈伸直,安置金属张口器,除去口腔内的食物残渣等,将喉镜镜片前端的扁平板状端头抵于舌根背部,然后下压舌根背,使会厌软骨被牵拉开张而显露声门。借助医用喷雾器将局麻药喷至咽喉部,以降低喉反射和减弱插入气管时的心血管反应,耐心等待至动物呼气、声门开大时,迅速将气管内导管经声门插入气管内。将气管插管成功插入后,向套囊内缓慢注气至套囊膨起(无气囊的细导管不用充气),然后将一中空木棍置于一侧上下犬齿间维持张口状态。用一纱布条将气管内导管临时固定于下颌旁。

第四节 麻醉苏醒期处理

一、苏醒环境

在术后麻醉苏醒期,动物通常需要一个特殊的苏醒场所。不同于一般动物饲养房,苏醒场所应具备动物苏醒需要的环境条件,为需要苏醒存活的动物提供关心和照顾。苏醒室应该温暖、安静,灯光应尽量柔和,但必须充分以利观察动物。术后早期由于动物正处于麻醉苏醒过程中,动物的体温反应处于抑制状态,应注意对动物的保温,必要时应使用热射灯和电热垫补充加热。较为理想的条件是使用动物孵箱,这样可以精确调节环境温度并能够方便供氧。在小的实验室中专门设一间标准苏醒室可能有困难,但可以装备一台带有动物孵箱和其他苏醒设备的苏醒车,可以根据需要在实验室中移动使用。

二、拔除气管内导管

在手术和麻醉结束、动物恢复自主呼吸和脱离麻醉机呼吸后,将气管内导管套囊中的气体排出。当麻醉动物逐渐苏醒、出现吞咽反射时,即可平稳而快速拔出导管。拔管操作要掌握好时间,如麻醉动物的吞咽和咀嚼反射尚未恢复,拔管后有可能发生误咽或误吸;如动物已清醒且肌张力恢复后再行拔管,容易诱发动物反抗,并损坏气管内导管。

三、苏醒期常见问题及处理

(一)呕吐、反流和坠积性肺炎

吞咽反射和咳嗽反射在麻醉期间都受到抑制,在麻醉减浅时逐步恢复。在苏醒期,反刍类动物(如牛、羊等)应向一边侧睡,头颈伸展,以减少发生呼吸道梗阻的危险。如果动物一侧睡姿超过4 h,应换向对侧,以防止肺被压充血而发生坠积性肺炎。当动物开始呕吐时,应调整动物体位,使其头部低于胸部和腹部,以防止吸入呕吐物。如果已经发生呕吐,应立即使用负压吸引或50 ml注射器清除口腔和咽喉部的呕吐物。如果已经发生呕吐误吸,应立即吸氧并应用皮质类固醇,同时合并使用广谱抗生素。

反刍类动物苏醒期存在一些特殊问题。由于瘤胃内气体易过度膨胀,即瘤胃气臌症,容易导致反流误吸。如果瘤胃气臌症已经发生,应该立即减压,可以留置胃管,也可以用大号穿刺套针经腹壁进行胃穿刺。

（二）呼吸抑制

呼吸抑制常延续到术后,并且抑制的程度在术后可能有所加重而不易察觉,直到发生严重的高碳酸血症和低氧血症时才被发现。因此,最好能够持续监测呼吸功能,脉搏血氧饱和度是较理想的监测手段。如果呼吸抑制明显,可使用呼吸兴奋剂多沙普仑（doxapram）并吸氧治疗。多沙普仑作用时间相对较短,因此需要重复用药或持续输注给药。术后持续吸氧对多数动物有益。对于在孵箱中苏醒的小动物,可以通过管道向孵箱内持续供氧,而大动物可以用普通吸氧导管固定于前鼻孔吸氧。

（三）脱水与液体治疗

术后液体摄入量的减少导致动物脱水,这将严重影响动物苏醒。多数动物 24 h 液体需要量约为 40～80 ml/kg,但呕吐、腹泻或其他非正常液体丢失,会使液体需要量增加。如果动物意识完全恢复,最好通过口服补充液体。如果动物不能或不愿接受口服补液,可以通过皮下注射或腹腔内注射的方式,补充葡萄糖盐水（4％葡萄糖和 0.18％盐水）或盐水（0.9％盐水）。如果脱水进一步加重,则必须通过静脉补液。

（陈辉　邓小明）

参考文献

1　庄心良,曾因明,陈伯銮. 现代麻醉学. 3 版. 北京:人民卫生出版社. 2003.

2　邓小明,朱科明. 常用实验动物麻醉. 上海:上海第二军医大学出版社. 2001.

3　何诚. 实验动物学. 北京:中国农业大学出版社. 2006.

4　吴端生. 现代实验动物学技术. 北京:化学工业出版社. 2007.

5　Flecknell PA. Laboratory Animal Anaesthesia. 2nd ed. London:Academic Press,1996.

第19章 氙气吸入麻醉

氙气(xenon)这一名词衍生自希腊语"陌生",意即极为稀有,其在空气中的浓度仅为0.000 008 7%。1898年 Ramsay 和 Travers 先后发现了氪、氖,后来由于获得新式空气液化设备的帮助,他们制备了大量的氪和氖,经过反复几次液化、挥发,在同年7月12日从其中又分离出一种惰性气体氙(xenon,Xe);1935年 Berken 发现氙气具有麻醉作用;1946年 Lawrence 首先发表论文,明确指出氙气对小鼠有镇痛作用;1951年 Cullen 和 Cross 等首次完成氙气麻醉的人体试验研究,在最早的麻醉病例报道中,他们较为详尽地描述了如何使用氙气,并指出氙气麻醉具有诱导迅速、血流动力学稳定、苏醒快等优点。然而由于氙气当时昂贵的价格(大约每升10美元,相当于氧化亚氮价格的100倍),使其在将近30年的时间内几乎被完全遗忘;直至1980年 Lachmann 和 Erdmann 才再次将氙气常规应用于临床麻醉;1995年 Messer Medical、Drager 和一个氙气麻醉学家组成的小组提出了"氙气麻醉方案";1998年 Messer Medical 开始了氙气作为吸入麻醉剂的研究过程;2001年氙气作为药物进入市场。近年来随着人们对氙气麻醉特性的逐步了解,它的临床应用也越来越受到关注。在俄罗斯、德国、荷兰、瑞典,氙气已被应用于临床常规麻醉。

第一节 氙气的理化性质

在常温下,氙气为无色、无味的惰性气体,化学性质稳定,不燃不爆,几乎不在体内生物转化。在元素周期表中为零族第54号元素,分子量为131.29,标准状态下比重为4.53(空气=1),熔点为−111.9 ℃,沸点为−107.1 ℃,液体密度(108.1 ℃,101.325 kPa)为3 057 kg/m³;气体密度(0 ℃,101.325 kPa)为5.887 kg/m³;相对密度(气体,25 ℃,101.325 kPa)为4.553。因此氙气是天然的稀有气体中分子量最大、密度最高的一种气体,同时也是常压下惟一有麻醉作用的气体。氙气的溶解度低,在水中的溶解度仅为644 mg/L,很容易从血液中进入体内的空气间隙。血气分配系数为0.115,油气分配系数为1.9。过去认为氙气的 MAC 为71%,但新近的研究表明氙气的 MAC 约为63%。氙气的用途广泛,医学上除用作麻醉气体外,尚用于神经放射学等领域。在商业上由于它具有极高的发光强度,在照明技术上用来充填光电管、闪光灯和氙气高压灯。氙气高压灯具有高度的紫外光辐射,可用于医疗技术方面。同时它还被用于激光器、焊接、难熔金属切割、标准气、特种混合气等。氙气作为麻醉剂,在过去的十年中得到了进一步的认识,它不仅满足作为理想吸入麻醉药的大部分条件,而且还没有职业危险性和环境排放上的缺陷。氙气已经被当作氧化亚氮的替代品,它的使用将降低吸入麻醉药物的消耗。但是,麻醉成本的增加阻止了氙气投入临床应用,这个问题仍有待解决。对于氙气而言,它的摄取、分布和消除方面的知识与降低其消耗和减少麻醉费用密切相关。

表 19 - 1　氙气和氧化亚氮理化性质的比较

	氙气	氧化亚氮
分子量	44.0	131.1
熔点(℃)	−111.9	−90.0
沸点(℃)	−108.2	−88.5
密度(g/L)	5.4	1.8
血/气分配系数	0.115	0.47
油/气分配系数	1.9	1.4
MAC 值(人类)	0.63	1.05

第二节　氙气麻醉的作用机制

全身麻醉药物通过对中枢神经系统兴奋性突触传递的抑制作用和(或)抑制性突触传递的兴奋作用,影响神经突触传递,从而产生麻醉效应。突触可塑性指突触在形态和功能上的改变,主要表现为突触结合和传递的可塑性。大多数全身麻醉药物对 r-氨酪酸(GABA)受体和甘氨酸受体产生激活作用(咪达唑仑、巴比妥类、丙泊酚、异氟醚等),对中枢毒蕈碱样乙酰胆碱受体和 N-甲基-D-天冬氨酸(NMDA)能受体功能的抑制作用(氟烷、氯胺酮、氧化亚氮、氙气等),以及对神经元烟碱受体、5-羟色胺能受体、肾上腺素能受体功能的调制作用是它们产生麻醉作用的中枢机制,这些作用结果大多表现为改变突触前和(或)突触后神经细胞内 Ca^{2+} 浓度,从而进一步产生其他效应。

一、受体效应

大多数全身麻醉药物作用于配体门控性离子通道的一个或多个超家族,例如 γ-酪氨酸 A(GABA$_A$)、甘氨酸、5-羟色氨 3A 和神经元烟碱乙酰胆碱(nACh)受体,这些麻醉药物包括了巴比妥类、丙泊酚、苯二氮䓬类和卤代类吸入麻醉药。现在的数据指出氙麻醉诱导时的惟一作用途径是抑制兴奋性谷氨酸信号传导,但是究竟氙作用于哪个亚型的谷氨酸门控受体仍不清楚。这确实是一种可能的麻醉机制,同时也能解释卤代类制剂与氙效应的区别。谷氨酸门控离子通道的三种亚型(根据其主要的配体分别命名为 N-甲基-D-天(门)冬氨酸[NMDA]、2-羟甲基-3-异丙烯基脯氨酸和 α-氨基羟甲基恶唑丙酸[AMPA 受体])中哪种才是主要的作用部位目前仍处于争论中。有些研究表明氙通过抑制非 NMDA 受体产生间接"麻醉"效应。应用先进的药物基因组研究,Crowder 等人证明 glr-1 谷氨酸受体亚基变异降低了氙的"麻醉"作用,而 nmr-1 的变异不会改变氙引起的行为变化。作者指出在解释这些效应时需考虑到其复杂性,如 C. elegans 所述的"麻醉"只是改变了行为表现,但是这并不必然类同于人类麻醉。此外人类和 C. elegans 的基因型存在巨大的差异。虽然如此,这项工作还是支持了一个观念:氙通过抑制谷氨酸信号通路产生麻醉效应。

谷氨酸是中枢神经系统重要的兴奋性神经递质,在人类大脑皮质中含量很多,分布十分广泛。NMDA 受体是谷氨酸受体的一种亚型。在许多复杂的生理反应中起关键性作用。NMDA 的生理特性包括:① 与 NMDA 受体耦联的离子通道被 Mg^{2+} 以电压依赖方式阻断,因此 NMDA 受体-通道的门控表现出其他配体门控性离子通道不具有的特点——受配体和膜电位的双重调节;② NMDA 受体通道的单位电导值为 40～50ps,开放时间约 2ms 呈簇状开放,时程达 70～90 ms,因此 NMDA 受体介导的突触反应十分缓慢,有利于突触后神经元进行时间整合;③ NMDA 受体-通道对 Na^+、K^+、Ca^{2+} 均具有通透性。其中 Ca^{2+} 是重要的胞内第二信使,能激活多种酶,通过不同信号转导系统产生复杂的生理反应。NMDA 主要介导中枢神经元之间的兴奋性突触传递、激活兴奋性突触后电位(EPSC)。氙被证明可非竞争性抑制鼠海马神经元谷氨酸受体的 NMDA 亚型,与此相比,AMPA 受体介导的谷氨酸突触后电位的快泳成分没有改变。当人造激动剂红藻氨酸盐直接应用于重组 AMPA 受体时,氙不会抑制电流的产生,然而如果受体被谷氨酸天然激动剂活化,则此亚型对氙的敏感性可忽略不计。最近 Weigt 等人证明当谷氨酸作用于单个细胞时,氙可抑制培养皮质神经元的 AMPA-和红藻氨酸盐引起的膜电流。然而在模仿哺乳动物天然突触的条件下,非 NMDA 受体对氙不敏感。当爪蟾卵表达 NMDA 受体时,氙重又抑制 NMDA 受体电流。有关非 NMDA 受体是否是氙的重要作用目标仍在继续争论中,但是目前的证据已经确切指出氙抑制 NMDA 受体信号通路,并且这也被认为是氙的主要麻醉机制。

氙很少或基本不抑制培养鼠海马神经元的 $GABA_A$ 受体,而 $GABA_A$ 对其他气体麻醉剂很敏感。氙对于 GABA 的抑制性突触后电位或由培养神经元的兴奋性或抑制性突触的外源性 GABA 产生的电位无作用。然而对于人胚肾细胞和爪蟾卵表达的 GABA 受体重组体,氙可增强对 GABA 传导的抑制效应。对于人类同价同效基因的甘氨酸受体,氙通过延长抑制性突触后电位,促使甘氨酸产生电流效应。然而,由于氙对神经系统的抑制性神经传递作用很轻微,目前还没有证据能证实氙对于 GABA 和甘氨酸受体的作用会引起麻醉效应。

同时氙气还具有抑制烟碱乙酰胆碱受体(nicotinic acetylcholine receptors，nAChR)的作用，nAch 受体存在于中枢神经系统的突触前或突触后部位，调节递质释放后激活。nAch 受体有许多结合亚基，异氟醚和丙泊酚抑制了 nAch 受体的大多数神经元亚型$(\alpha_4)_2(\beta_2)_3$，但对于$(\alpha_7)_5$亚型无作用，甚至高浓度时也无效。相反，氟烷对这两种亚型都可产生抑制作用。氙抑制爪蟾卵表达的$(\alpha_4)_2(\beta_2)_3$亚型 nAch 受体，然而对 $\alpha_4\beta_4$ 亚型的影响轻微。Suzuki 等人的发现扩充了这一论断，他们发现氙可逆地抑制人类同价同效基因 Ach 受体$(\alpha_7)_5$亚型的 Ach 诱发电流，并呈现浓度依赖性效应。这一效应是非竞争性的且不依赖于电压。尽管 nAch 受体对于麻醉剂具有高度敏感性，但这类受体的效应并不被认为是麻醉的关键机制。临床浓度的氙可竞争性抑制 5-羟基色胺 3A 型受体，这类效应的临床结果尚不清楚。

现在认为双孔钾通道可能是全身麻醉的作用目标之一。这一超家族中的一些成员(TREK-1 和 TRSK-3)可被卤代类麻醉剂如氟烷激活。Gruss 等人证实氙激活 TREK 通道的效应与氟烷相同。然而与卤代类麻醉剂氟烷相比，气体麻醉剂对 TASK 通道无作用。与氟烷相似，氙可与 TREK 通道的细胞质羧基端作用，但这一区域不包含主要的结合原子部位。氨基酸 Glu306 通过花生四烯酸和膜牵张调节 TREK-1，同时对于氙激活这些通道的作用可能很重要。

二、第二信使传导系统

改变 Ca^{2+} 稳态可调节脑内神经传导并产生相应的麻醉状态。人类内皮细胞内，三磷酸腺苷可引起典型的 Ca^{2+} 改变，包括体内 Ca^{2+} 释放和额外的由 Ca^{2+} 引起的 Ca^{2+} 内流。使用氙培养内皮细胞，仅观察到三磷酸腺苷引起的 Ca^{2+} 反应的第一阶段，而不出现 Ca^{2+} 依赖性 Ca^{2+} 内流，如果去除氙则重又出现 Ca^{2+} 反应的两个阶段。这些数据显示氙对浆膜 Ca^{2+} 释放-激活性 Ca^{2+} 通道的调节机制产生作用。浆膜 Ca^{2+}-三磷酸腺苷(PMCA)是一种 Ca^{2+} 传导系统，主要维持神经元对持续胞质内低浓度 Ca^{2+} 的反应性。临床浓度的卤代类麻醉剂可选择性抑制 PMCA 的活性。氙抑制鼠脑突触浆膜内 PMCA 活性，而且氟烷也可能存在这一作用。鼠脑突触小体的细胞膜磷脂甲基化比率与神经兴奋后神经递质释放有关，氙增加磷脂甲基化作用。

三、PMCA 活性

神经递质 NO 在麻醉反应中起作用，NO 依赖性鸟苷酸循环的减少发生于氟烷和异氟醚麻醉鼠的局部脑组织。与之相比，尽管氙不改变神经元 NO 合酶活性，然而氙与氯胺酮相似可增加鸟苷酸循环。氙对第二信使传导系统产生作用，但目前其相应的麻醉机制尚不清楚。

四、神经递质释放

下丘脑是脑内重要的调节内环境稳定中心,其内的去甲肾上腺素神经元活性主要调节生理状态,包括意识和心血管系统。下丘脑后侧属于自主神经系统,其内的去甲肾上腺素浓度的增加可加强交感神经紧张度。应用微量渗析法检测发现氙对鼠下丘脑去甲肾上腺素能神经元的刺激作用比氧化亚氮强,这可能是引起氙催眠和交感反应的一种机制。

体内使用微量渗析法检测发现在鼠大脑皮质内,氙引起最初的 Ach 释放增多,随后逐渐减少。此外,氙对体内乙酰胆碱酯酶测量无影响。目前氙的麻醉、遗忘、镇痛和器官保护的作用机制尚需进一步研究。

第三节　氙气的药理作用

一、中枢神经系统

氙气的 MAC 为 63%,麻醉作用较氧化亚氮(MAC 为 105%)强。吸入 0.3MAC 的氙气即能提高健康志愿者的疼痛阈值,延长对听觉刺激的反应时间,其镇痛效果不能被纳洛酮拮抗。吸入低浓度氙气时脑电图(EEG)表现为衰减波形,而吸入高浓度氙气则会出现 $\theta\delta$ 交替波。中脑网状质多神经元活动(R-MUA)最先增加,以后降低。躯体诱发电位(SEP)表现为正负相偏离程度都减少。氙气对中枢神经系统有兴奋和抑制双重作用,与同浓度氧化亚氮相比,氙气抑制中枢的能力更强。

氙气的神经保护作用可以通过预培养神经(使用钙离子拮抗剂)而大大减弱,这表明了钙离子的作用。氙气具有神经保护作用,同时也暗示了低氧情况下神经递质释放的阻滞与神经保护作用之间的关系,并且提供了证据来说明这种神经保护作用也许是建立于其他氙气依赖性机制上的。

氙气不仅诱导迅速、对心血管系统影响轻微,而且正如在大多数患者的麻醉中所证实的那样,它还可能代表着动物体内或体外新型的神经保护物质。这些是氙气作为临床麻醉或是重症监护的重要部分,除此之外,有必要进行更进一步的研究来证实其在人体所起的神经保护作用,特别是对于存在短暂的低灌注和脑组织缺血的心脏和神经外科手术患者。

由于 NMDA 受体的激活还与一些兴奋毒性和神经系统退行性疾病有关,如卒中、颅脑损伤、癫痫等均可引起兴奋性氨基酸谷氨酸及 NMDA 受体激活,引起细胞内 Ca^{2+} 浓度持续增高,激活各种降解酶,包括磷脂酶 C、磷脂酶 A_2、Ca^{2+} 激活神经原蛋白酶 I 和 II、PKC、NO

合成酶、核酸内切酶和黄嘌呤氧化酶等，引起一系列毒性反应，使神经元逐步坏死。在体内和体外进行大量研究显示：NMDA 受体的各类指抗剂能明显减轻或防止脑缺血导致的神经元损伤。因此氙气通过拮抗 NMDA 受体可减轻短暂性局灶性脑缺血后的脑损伤，减少梗死面积（图 19-1），改善神经系统预后。目前，在临床上 NMDA 受体拮抗剂还未用于脑保护，这主要是由于两个原因。首先，大多数临床病例是在脑卒中发生后才进行治疗，这样就超过了这类药物的治疗窗。然而，由于氙气可以在术中即得以使用，因此其可以减轻术中的缺血损伤。其次，由于 NMDA 受体拮抗剂有拟精神病样不良反应，因此在人应用的剂量是能够产生脑保护作用的亚剂量。由于氙气消除迅速，因此有可能在手术过程中以较高的可产生脑保护作用的浓度给予，而在术后不产生拟精神病样不良反应。

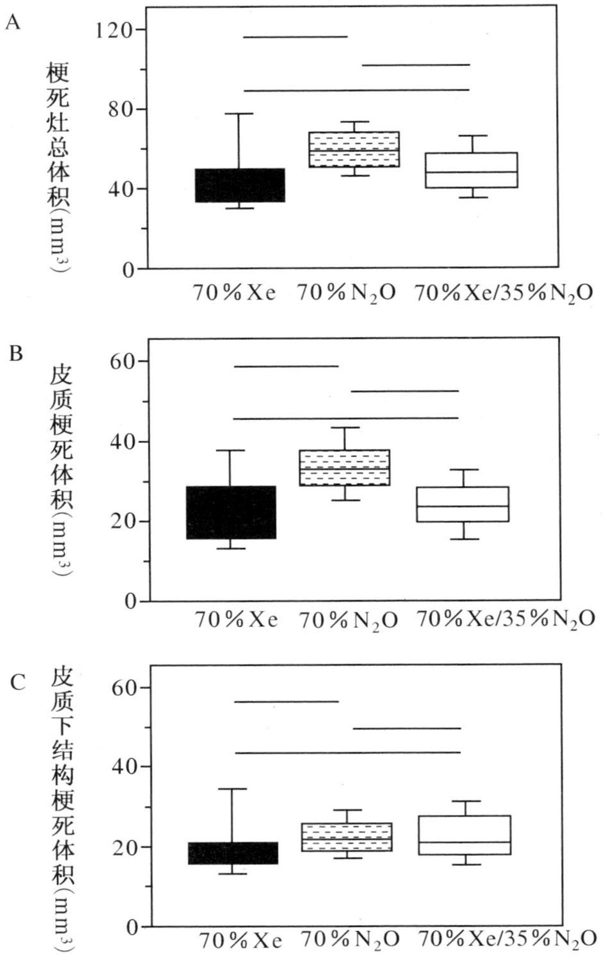

图 19-1　再灌注 24 h 后各组脑梗死灶体积

A 梗死总体积；B 皮质梗死体积；C 皮质下结构梗死体积。

　　吸入氙气浓度大于 60% 时，可使脑血流增加，不宜用于有颅高压症状的患者。吸入恒定的氙气还能增强 CT 影像，放射性核素 Xe 能用以测定脑血流量。

二、循环系统

（一）心脏效应

　　氙气麻醉具有高度的心血管稳定性。氙气麻醉过程中，心率稍有下降而心肌收缩力并未受到抑制，同时由于应激性交感兴奋性较弱，血浆皮质醇及肾上腺素水平稳定，使得术中对芬太尼的需求量大大减少。0.8MAC 的氙气抑制交感神经系统和副交感神经系统兴奋传递的作用远强于相同浓度的异氟醚。

1. 对离体心脏的影响　不同浓度的氙气（20％、40％、80％）对于充满血液灌注的离体心脏影响很小。研究表明氙气对离体心脏的心率、房室传导时间、左室压力、冠脉血流、氧摄取、氧耗、心脏功效都没有明显影响。虽然高浓度（80％）的氙气灌注可能会引起组织缺氧，但氙气并不改变离体心脏的电生理、机械或代谢等因素，也不会影响氮氧化物依赖性血流反应。

2. 对心肌细胞的影响　40％～80％氙不会显著改变离体几内亚猪心脏的心率、房室传导时间、左心室压力、冠脉血流量、氧摄取或氧耗。80％的氙不会改变离体心肌的钠离子、L型钙离子和内流钾离子通道的幅度，这表明氙不影响心脏的动作电位。这些结果显示氙对几内亚猪的心脏无显著的生理学作用。

心肌电生理学研究显示卤代类麻醉剂通过 L 型钙离子通道抑制钙离子电流，从而导致负性肌力效应并缩短了动作电位持续时间。用膜片箝技术测量人类心房肌显示氙不会抑制 L 型钙离子电流。电压门控性钾离子电流引起心肌复极化，而且还影响了不应期时间。氙只轻微影响短暂的钾内向电流，而不影响持续的钾电流。在活体内，氙基本不产生负性收缩作用。在体外，氙既不抑制心肌收缩力也不影响异丙肾上腺素的正性肌力效应，这些都符合氙稳定的心血管效应特性。

氙还具有心脏保护作用。活体兔出现局部心肌缺血后，于再灌注期间给予氙可减少梗死面积。在缺血后最初的再灌注时期内给予相应物质称为"预处理"。氙可通过"预处理"机制产生心脏保护作用。缺血预处理是指短暂的非致命性缺血可对随后的心肌缺血产生保护作用防止发生梗死。过去，卤代类（挥发性）麻醉剂例如异氟醚或七氟醚被认为通过缺血预处理相似的作用机制而产生很强的心脏保护作用。蛋白激酶 C 的活化影响了其他信号传导途径，如 Raf－MEK1－MAP 激酶和 PI3－激酶－Akt 级联。此外，自由基的释放激活了不同的激酶，包括蛋白激酶 C（PKC）、酪氨酸激酶和促分裂原活化蛋白激酶（MAPKs），这些都是引起心脏保护作用的触发或调节因素。现今的一些数据显示氙对活体心脏具有预处理作用。麻醉大鼠冠状动脉闭塞 25 min 后再灌注 120 min。缺血后的 3 个 5 min 内分别给予氙和异氟醚。与对照组相比，氙明显减少了梗死面积，p38 MAPK 抑制剂 SB203580 可阻断氙和异氟醚的预适应作用。这些数据表明 PKC 和 p38 MAPK 是氙产生的预处理效应中的关键调节物。PKC－ε 是存在于心肌细胞中的一个亚型，同时也是预处理机制中的关键环节。PKC 亚型主要通过不同细胞区域的易位和相继产生的磷酸化作用受到调节后而活化。通过使用磷酸抗体对抗 PKC－ε，与对照组相比氙可使 PKC－ε 发生显著磷酸化。钙感光蛋白 C 可消除氙的 PKC－ε 磷酸化作用。不同的刺激可使 PKC－ε 由细胞质向细胞膜转移。与对照组相比，氙和异氟醚都可增加细胞膜上 PKC－ε 的数量。钙感光蛋白 C 可阻断 PKC－ε 向细胞膜的转移过程。通过使用免疫组织化学技术，Uecker 等人发现异氟醚引起的预适应主要是促使 PKC－ε 和 PKC－δ 转移至细胞核（PKC－ε 和 PKC－δ）、线粒体

(PKC—$_\delta$)以及肌纤维膜和间盘(PKC-ε)。应用异氟醚后只有丝氨酸 643 的 PKC-$_\delta$磷酸化增强,而 PKC-ε 的磷酸化不变。PKC 阻滞剂白屈菜红碱和卡马拉素阻滞了 PKC 的活性和麻醉期间的心血管保护作用。那么除了 PKC 的 ε 亚型外是否还存在其他与氙预处理有关的亚型?对大鼠体内心脏使用PKC-$_\delta$抑制剂卡马拉素对心肌梗死范围无影响。预处理过程中的 PKC 对碘氧基苯甲醚活性呈时间依赖性,然而 Western blot 分析显示在预处理过程中的 4 个位点,氙对磷酸化 PKC-α 无影响,而可使 PKC-ε 产生对碘氧基苯甲醚特殊活性。

与 MAPK 级联相似,活性 PKC 影响其他向下传导信号通路;在心脏保护作用中 PKC-ε 与 MAPK 相互作用。氙使磷酸化 p38 MAPK 明显增加,钙感光蛋白可阻断这种效应,这就证实 p38 MAPK 存在于氙预处理过程中的 PKC 信号传导系统中。p38 MAPK 通过 MAPKAPK-2 和热休克蛋白(HSP)27 与肌动蛋白细胞支架相互作用。氙预处理可磷酸化 MAPKAPK-2 和 HSP27,钙感光蛋白和 SB203580 可阻止这类反应。氙促进 HSP27 易位至细胞质颗粒部分,并增强 F-肌动蛋白的聚合作用。氙预处理后 F-激动蛋白和 HSP 27 被区域化。这些数据显示氙通过预处理可产生心脏保护作用,而 PKC-ε 的活性与它的传导目标 p38 MAPK 是关键的分子机制。氙激活了 PKC 和 p38 MAPK 传导系统中的 MAPKAPK-2 和 HSP 27。氙对心肌的预处理作用与肌动蛋白细胞支架有关。

研究氙引起的预处理过程中 p44/42MAPK(ERK)和 SAPK/JNK 的作用。ERK 抑制剂 PD98059 可完全阻断氙的心脏保护作用,从而也证实了 ERK1/2 与信号传导有关。有趣的是 SP600125(JNK 抑制剂)不影响氙减少梗死面积的作用。此外,Western blot 分析证实氙不影响 SAPK/JNK 的磷酸化状态,这就提示了 p38MAPK 和 ERK 都与氙的心脏保护作用有关。然而 MAPK 家族中的 3 号 SAPK/JNK 不是氙心脏保护作用的中间产物。

一些研究指出心肌保护存在第二阶段(晚期预处理),这一阶段开始于预处理刺激后的 12～24 h,持续 48～72 h。与早期预处理相比,晚期预处理长期以来被认为与卤化类麻醉剂无关。有趣的是不同的体内模型提供了越来越多的证据表明异氟醚、七氟醚和地氟醚产生心脏保护的第二治疗窗。实验室的预期性结果表明氙也可产生晚期预处理,但是这一效应的分子机制尚不清楚,有待进一步研究。

目前大家都致力于确定器官保护作用的主要效应机制。缺血预处理可减少梗死面积至危险区域的 20%,麻醉剂减少将近 30%。由于多数研究心脏保护功能的实验的类型、组织准备和预处理程序不同,很难比较各实验结果。总之氙和异氟醚都有心脏保护功能。

(二)血管系统效应

1. 脑血管系统 在安静、机械通气以及排除任何额外的呼吸做功或兴奋因素时,氙气对脑血流无明显影响。当平均动脉压在 60～120 mmHg 范围内自动调节时,氙气并不改变局部脑血流,也不影响自动调节。然而如果呼吸或镇静水平没有调控好,则氙气可能会影响脑血管阻力。

2. 其他血管系统　氙气不改变肺血管阻力、冠状动脉血流以及缓激肽的血流效应,因此其对于肺血管系统及冠状动脉系统的影响极小。

三、呼吸系统

流体力学规律显示气道阻力与气体的物理特性有关。气道阻力不仅取决于气道几何形态也取决于气体流速、密度及黏滞度。在层流时呈黏度相关性,而涡流时呈密度相关性。正常成人外周气道内气体处于层流状态,而中央气道内气体则依据气体流量差异处于不同的湍流状态。当流量低于 1 L/s 时出现层流,高流量则出现湍流。氙气密度及黏度均高于 N_2O(约分别为 3 和 1.5 倍),吸入时预期会增加患者(尤其伴阻塞性肺疾病患者)的气道阻力,因此氙气不适合用于肺通气障碍患者。

氙气对酪氨酸 A 型受体几乎没有或少有活性,但是其他常用吸入麻醉药可显著增强酪氨酸 A 型受体的功能。

在吸入氙气时呼吸频率可显著下降,并伴随有潮气量的代偿性加大,从而使分钟通气量变化不明显。这与其他麻醉剂增加呼吸频率、减少潮气量及分钟通气量不同。氙气的物理学特性不影响健康个体的肺内气体交换,麻醉期间机械负荷所致的气流阻力增加对肺内气体交换的影响十分轻微。

四、内分泌系统

患者在 70% 氙气的麻醉下,血浆去甲肾上腺素的水平升高,而肾上腺素水平并没有变化。从而表明,氙气麻醉下能够抑制因外科手术刺激引起的肾上腺素髓质系统的激活,但并不能抑制中枢交感神经元的反应。氙气麻醉下,可引起生长激素的轻微升高,而对皮质醇浓度并没有明显的影响。另外,较低浓度的氙气可轻微地增加血浆儿茶酚胺的浓度。

五、炎性介质反应

在胚胎鼠脑细胞内,氙可阻断细胞分裂中期。轻度增加细胞内 Ca^{2+} 浓度可完全逆转这一效应。在人类内皮细胞内,氙阻断细胞分裂周期的 G_2-M 期的转变和细胞分裂中期。因此,氙干扰 Ca^{2+} 依赖性调节系统,但是到目前为止有关 Ca^{2+} 信号系统的调节与特殊作用机制尚未有明确的定义。

由于麻醉药可以干扰炎性细胞因子的生成,观察氙气和异氟醚在体外试验中对脂多糖(LPS)介导的 NF-κB 活性和 TNF-α 和 IL-6 生成的影响。将含有或不含氙气(30 和 60 Vol%)或异氟醚(1 和 2 MAC)的全血与 LPS 共同孵育,4 h 后测定离心血清中的 TNF-α 和 IL-6 含量。从血液样本中分离出的单核细胞来研究 NF-κB,待整个细胞溶解后,用测定 NF-κB 的酶联免疫吸附剂试剂盒来测定结合到靶定 DNA 的 NF-κB p50 和

p65 亚单位的量。结果表明,相对于对照组,含氙气组中 LPS 介导的 TNF-α 和 IL-6 的生成及 NF-κB 的活性均有显著升高;而异氟醚抑制 NF-κB 的活性,这与 TNF-α 和 IL-6 生成减少有关。表明氙气和异氟醚在 LPS 介导的 TNF-α 和 IL-6 生成方面有着相反的作用,此外,氙气可以升高 NF-κB 的活性,而异氟醚则抑制其活性。这些发现为两者对单核细胞生成 TNF-α 和 IL-6 作用的不同影响提供了分子学机制。氙不影响人类体外血液中未受刺激或激动剂诱发的血小板糖蛋白表达、糖蛋白 Ⅱb/Ⅲa 受体的活性或血小板的止血功能,这些都表明氙不影响血小板功能。氙不影响中性粒细胞和单核细胞功能,但会增强中性粒细胞的吞噬功能。因此,氙能保护体外中性粒细胞和单核细胞的抗菌能力。中性粒细胞和内皮细胞初接触时产生选择蛋白,氙促使选择蛋白从中性粒细胞表面移出,从而抑制中性粒细胞与内皮组织的黏合,恢复炎症部位的中性粒细胞。此外,黏合分子受体出现于缺血-再灌注损伤时的病理生理学状态。氙仅在再灌注期间使用,可减少家兔局部缺血后心肌梗死的面积,同时也调节了中性粒细胞功能。黏合分子促进白细胞移行至损伤组织,然而 75% 的氙不影响鼠脑细胞内黏合分子的表达,因此血管内皮不产生抗炎反应。

六、镇痛效应

亚麻醉浓度(0.2MAC)的氧化亚氮和甲氧氟烷可产生镇痛效应,氧化亚氮的作用更明显。而 0.3MAC 的氙气也具有镇痛作用,并且氙气的镇痛效应比甲氧氟烷强。0.3MAC 的氙气可明显延长反应时间,这一结果也暗示了 0.3MAC 氙气的镇痛和催眠作用强于 0.3MAC 的氧化亚氮。

与氧化亚氮相似,氙气能减少切皮引起的血流动力学改变,由于氙气的心血管抑制作用很弱而且还能保护心肌收缩力,这一类似于氧化亚氮的作用可以很好地解释为何氙气具有镇痛作用。事实上氙气的镇痛特性在人类及动物实验中均已被发现。Yagi 等人证明健康志愿者接受亚麻醉浓度的氙气可以提供镇痛。Lachmann 等人研究 1MAC 氙气麻醉时对芬太尼的需求发现:约 80% 的患者在切皮时不需追加芬太尼以维持血压的稳定。氙气镇痛机制被描述为抑制脊髓背角神经元非依赖性 α_2 肾上腺素或阿片受体。氙气镇痛特性在手术中依然发挥作用。

有些报道称氧化亚氮的剂量依赖性镇痛作用可被阿片类受体拮抗剂所减弱,他们假设氧化亚氮可激活中枢神经系统内脑内啡肽系统,或促使脑内啡肽释放。现今的一些研究发现,临床剂量的纳洛酮并不能拮抗氙气和氧化亚氮的镇痛作用,这表明这两种气体的镇痛作用不是由脑内啡肽系统引起的。因此这些效应可能不是阿片系统引起的,而是由于药物直接作用所致。由此而知氙气和氧化亚氮的镇痛作用可能并不是由阿片类效应引起。

七、神经保护

N-甲基 D-天冬氨酸受体在急性神经元损伤的传导过程中起中枢作用,因此许多人主张使用 NMDA 拮抗剂以阻断神经元损伤的发病机制。许多体内和体外模型证明氙具有惊人的神经保护效用。显然,麻醉浓度的氙具有明显的对抗损伤的保护作用,一些模型中的 IC_{50} 浓度仅为一个大气压的 $10\%\sim20\%$。氙可减少鼠神经元-神经胶质培养系统中因外源性神经兴奋性毒素或缺氧、缺糖引起的急性神经元损伤。在体外试验中,氙可阻止成年鼠因缺血(大脑中动脉闭塞)、心肺分流和神经兴奋性毒素引起的急性神经损伤后的形态学和功能学改变。

许多 NMDA 受体拮抗剂可减轻脑缺血后神经损伤,但会伴随出现致幻觉的不良反应。这些不良反应通常出现于使用氯胺酮和氧化亚氮后,但使用氙后未观察到该类反应。c-Fos 在特定脑区域的表达是判断神经毒性的可靠标记物。与之相比,氙不会引起 c-Fos 的表达。联合使用 NMDA 受体拮抗剂可能会加剧神经毒性。Nagata 等人证明单独使用氧化亚氮只引起小剂量的 c-Fos 表达,但它可明显增强氯胺酮的神经毒性作用。与之相比,单独使用氙不会产生神经毒性,并且可浓度依赖性地减少氯胺酮引起的 c-Fos 表达。

至今,低温仍是临床神经保护的惟一介入治疗方法,然而人们正试图确定氙和低温是否存在相似的信号传导通路。当分别应用氙和低温技术时,两者都可减少由于缺氧和缺糖所引起的急性神经损伤。当两者联合使用时所产生的神经保护作用显著强于两者作用简单相加后的预期效果(图 19-2)。氙与低温的协同作用是相当独特的,因为其他 NMDA 受体拮抗剂都不会出现类似情况。Van't Hoff 分析显示低温减少缺血后乳酸脱氢酶释放的作用可被氙显著加强,更为复杂的机制有待进一步论证。应用活体新生鼠低氧-缺血模型测量形态学和功能学结果确认了两种神经保护性介入技术间的协同作用。

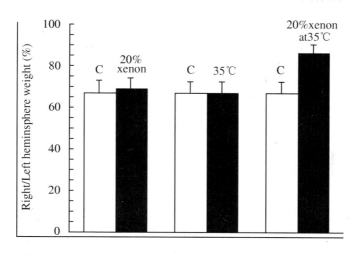

图 19-2　37 ℃ 时出生 7 d 的鼠结扎右侧颈总动脉并暴露于 8% 氧与氮或氙 90 分钟后,大脑右半球和左半球的重量比率。分别使用 2 ℃ 低温和 20% 氙无明显神经保护作用,但两者合用时则产生重要的神经保护作用

氙通过抗细胞凋亡机制实现神经保护功能,并且不会使新生鼠产生细胞凋亡性神经变性。使用流式细胞计量术测量分类培养的鼠神经元后发现氙的神经保护作用可能由抗细胞凋亡途径实现。原始培养液中的皮质神经元细胞短暂(10 min)暴露于谷氨酸盐后,使用二碘化丙锭(测定细胞死亡)和锚定蛋白(测定细胞凋亡)染色,24 h后用荧光活性细胞分选评估发现细胞活性显著下降。暴露于氙后活性细胞的数量加倍,这主要是通过减少凋亡细胞的数量实现的。另一方面,与对照组相比,暴露于氙不会减少坏死细胞的死亡。暴露于NMDA或缺氧缺糖引起急性神经损伤时也发现类似于氙的抗细胞凋亡作用。

氙的抗细胞凋亡作用在体内试验中也同样得到了证实(图19-3)。鼠低氧-缺血损伤时,单独使用氙或联合应用亚治疗浓度(20%)氙及低温(35 ℃)产生神经保护作用后,都可通过减少细胞凋亡而明显增加细胞活性,这一效应可通过形态学指标评估。这些数据都可应用免疫印染法证实,确定存在细胞凋亡前因子Bax的减少和抗细胞凋亡因子BclXL的增加。

异氟醚是另一种可提供神经保护作用的麻醉剂,氙也可与之发生协同作用。异氟醚的神经保护作用至少有一部分与$GABA_A$受体兴奋有关,而其与氙协同的神经保护效应可能与他们各自不同的作用机制有关。基于

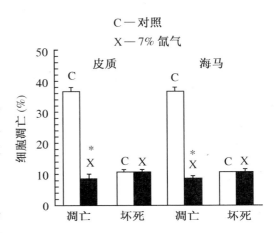

图19-3 在鼠的体内缺氧-缺血模型中损伤发生24 h后,通过染色法评估皮质和海马回发现氙能减少凋亡细胞的死亡。出生7 d的新生鼠结扎右侧颈总动脉引起缺氧-缺血后暴露于8%氧和氮,损伤4 h后使用氙90 min,$P < 0.05$

这种观点,对培养的皮质细胞使用氙后,NMDA引起的Ca^{2+}内流(被认为与兴奋性毒性神经元死亡有关)减少。纹状体属于皮质下结构,主要对抗神经保护作用。50%的氙而不是氧化亚氮减少纹状体的局部脑缺血性损伤。然而David等得出了一个有趣的结果:高浓度(75%)的氙无神经保护作用。尽管有报道称氙具有"潜在的神经毒性作用",但尚无证据证实这一论断。对照组与75%氙组的梗死面积无区别。

除NMDA受体的作用外,氙通过Ca^{2+}依赖性机制保护低氧性细胞损伤时的皮质神经元。Petzelt等人研究后发现在多巴胺能神经元中也存在氙的神经保护作用。嗜铬细胞瘤存在不同的神经增长因子,包括D1和D2多巴胺受体。发生低氧后多巴胺的释放增加而摄取减少,最终使多巴胺数量增加。可检测到乳酸脱氢酶从细胞内释放,因此认为多巴胺的释放与细胞损伤有关。低氧后2 h氙抑制PC-12细胞内多巴胺的释放,这种神经保护作用在使用Ca^{2+}螯合剂中和细胞内Ca^{2+}后减少。NMDA抗体的神经毒性与多巴胺的过度活性有关,而氙本身无毒性,同时又能保护由氯胺酮引起的神经毒性。这一作用可能是由阻断

多巴胺的毒性引起。NMDA 拮抗剂毒性机制中多巴胺的作用和氙的神经保护作用尚需进一步研究。

将神经元-神经胶质细胞培养液预暴露于氙 2 h,经过 24 h 缺氧缺糖的细胞出现浓度依赖性的乳酸脱氢酶释放减少。氙的预处理作用可被亚胺环己酮(蛋白合成抑制剂)阻断。氙预处理减少缺氧-缺糖的海马培养模型中二碘化丙锭。7 d 大的鼠低氧-缺血损伤的新生儿窒息模型中,在损伤发生 7 d 后进行评估发现氙预处理可减少梗死面积,而且 30 d 后仍存在改进神经功能的作用。我们的体内实验使用免疫疫染定量法测定发现脑神经营养因子和磷酸化 Ca^{2+}/cAMP 反应性黏合蛋白在使用氙后出现明显的正调节,这与预处理反应出现的时间相似,这就给确定何种信号传导系统起作用提供了重要线索。暴露于氧化亚氮后,脑神经营养因子和磷酸化 Ca^{2+}/cAMP 反应性黏合蛋白水平都不改变。

所有的挥发性麻醉药物都可减少局部血流,然而在氙气麻醉时,脑、肝、肾和肠的局部血流却仍能保持高灌注,这一特性使氙气成为移植手术麻醉的最佳选择。

八、氙气的非麻醉作用

氙气具有很好的脂溶性,吸入后能够很快在血液内达到饱和并通过血脑屏障弥散入脑组织(摄取过程),然后能够再从脑组织中迅速反弥散回到血液中并被血液带走(清除过程)。氙气的这种弥散能力只取决于脑的血容量和氙气在脑组织不同部位之间的溶解度。这个摄取和清除的过程可被 CT 检测出来,表现为 CT 值的改变,因而可以利用氙气作为一种理想的 CBF 测量示踪剂。

氙气应用有两种型式:作为一稳定的放射性致密分子以增强断层照相(Xe/G);或作为放射性核素 Xe 以检查其颅外清除率。氙气可经颈动脉注射,静脉注射或吸入。估算氙气清除率是根据弥散气体摄取与清除量和组织血流量成比例这一基础。

氙气用于神经放射学,已成为研究阻塞性脑血管疾患、痴呆、精神病患者局部脑血液变化的一项重要工具。氙气也可用以监测严重颅脑损伤患者的脑血流变化与研究麻醉过程中脑灌注情况。

氙气可作为磁共振成像(MRI)的对照剂,氙气经激光照射可被"超极化"而提供更强的 MRI 信号,当氙气溶于适量液体并注入体内后,所见的图像质量与应用放射性核素所见相类似。

九、体内代谢和排除

氙气是一种惰性气体,在一定条件下可与活性强的化学元素形成化合物,如笼形化合物、氟化物、氯化物、氯氟化物、氧化物、氧氟化物等,也观察到与酶反应。氙气作为麻醉剂几乎不参与任何生化反应,主要经肺排出。

第四节　氙气麻醉的临床应用

一、麻醉强度和深度

（一）麻醉强度

在所有已知的吸入麻醉药物中氙气的血气分配系数最低（0.115），因此其诱导和恢复极为迅速。与七氟醚相比氙气对心血管的影响较小而且诱导速度较快。Fellish 报道称氙气的平均诱导时间为 71s，比静脉注射丙泊酚迅速。这就表明氙气吸入诱导与传统静脉麻醉同样快速。

Luttropp 等证实了氙气麻醉时心血管系统的相对稳定性。虽然氙气诱导时仅吸入29％的氧，但并没有低氧发生，这点证明 1MAC 的氙气诱导对健康成人是非常安全的。

患者在诱导时被鼓励进行深呼吸，V_T 比预期的明显降低，即使在诱导前期也是如此。这可能是由于术前用药或吸入麻醉药的呼吸抑制作用引起的，这意味着在诱导期间进行自主通气是非常困难的。氙气诱导迅速可能是由于其低血/气分配系数及高分钟通气量所致。氙气诱导时 V_T 仍能维持在基础水平，最初的 40sRR 也不变。氙气患者在意识丧失前一直保持深呼吸。氙气无味、无呼吸抑制的特性使患者能保持相对恒定的呼吸方式。超过80％的患者在吸入诱导时都未产生相关并发症。氙气麻醉并发症少而接受率高，因此氙气诱导适合于大部分患者。

吸入诱导时 1MAC 氙气比 1MAC 七氟醚更简便、迅速和安全。1MAC 氙气诱导时潮气量和呼吸频率减少的程度要比七氟醚低。氙气是一种惰性气体，不会造成环境污染，低流量或紧闭式回路氙气麻醉可常规用于现今的吸入麻醉。氙气的肺泡最低有效浓度（MAC）为 63％，而且 MAC 值呈年龄依赖性，随着年龄的增长 MAC 值逐步降低。女性患者氙气的 MAC 值随着年龄的增加而减小，并且与常用的吸入麻醉药呈现出相同的趋势。这对于区分氙气和其他常用吸入麻醉药的分子运动学很有帮助。使用氙气进行吸入麻醉诱导时可出现烦躁不安现象，而且男性较女性的发生率高很多（62.5％：12.5％）。这表明性别差异不仅存在于脊柱水平（MAC 主要的作用部位），而且还作用于脊柱上水平。老年人的氙气 MAC 值存在性别差异，且男性较女性更为明显。但是这种性别差异是否在年轻人群中存在尚不知晓。

清醒 MAC 是指 50％患者或志愿者对命令有适当反应时的浓度。氙气清醒 MAC 为0.46 MAC，处于氧化亚氮（0.61MAC）和异氟醚、七氟醚（0.35MAC）之间。此外，氙气与异氟醚和七氟醚合用时，清醒 MAC 值可增加。

（二）麻醉深度

目前尚无有效监测氙气麻醉深度的方法。脑电双频指数（BIS）和听觉诱发电位（MLA-

EPs)都可用于监测麻醉深度,但研究表明听觉诱发电位与氙气镇静催眠状态的相关性优于脑电双频指数。

二、麻醉实施

氙气麻醉前应根据患者个体状况选择术前用药,可使用抗胆碱类药物如阿托品等。使用紧闭式回路系统实行氙气麻醉,尽可能减少氙气的损耗。但应注意在麻醉诱导和维持时如正常吸入空气会使氮气蓄积于血液和组织中,若使用氧-氙气进行机械通气时,则容易使之蓄积于回路系统中。有两个方法可以避免氮气的蓄积:第一,在吸入麻醉前先呼吸纯氧20 min 用以排除溶解于体内的氮气,但这很难做到。第二,间断性地在回路系统中充入新鲜的氧-氙气混合气体替代蓄积的氮气。为了保证适宜的氧和氙气的作用,当氙气浓度低于60%时必须对回路系统进行充气。然而值得注意的是:当使用大于30%~35%的氧气以维持适当的血红蛋白氧饱和度时,氮气的蓄积和氧浓度的需求都会使氙气的浓度显著小于1MAC。因此诱导时氙气的适宜浓度为70%(与氧混合),氙气的术中维持应与氧混合使用,并根据手术刺激程度调整氙气浓度为55%~70%。如果麻醉中同时使用了静脉麻醉剂和(或)阿片类药物,则氙气的浓度可进一步减少。

氙气本身无肌肉松弛作用,同时也不影响肌松药的效应,因此在腹部或其他一些需要肌肉松弛的手术中可适当加用肌松药物。

氙气的苏醒速度比相同 MAC 浓度的异氟醚麻醉快 2~3 倍(图 19-4),延长麻醉时间也不会相应增加氙气麻醉的苏醒时间,因此对于日间和门诊患者,氙气是理想的麻醉药物。

三、不良反应及注意事项

(一)循环呼吸抑制

氙气麻醉中血压相对较平稳,低血压的发生率小于其他吸入麻醉剂。呼吸抑制的发生呈浓度依赖性,须适当的给予辅助通气。在麻醉结束时,若由 Xe/O_2 混合气体直接转换为空气,体内大量氙气迅速从血液进入肺泡,使肺泡内氧被稀释而分压降低,可造成弥散性缺氧,因氙气弥散入肺泡的速度较氧化亚氮慢,所以氙气弥散性缺氧的发生率低,而持续时间短暂。为防止该种情况的发生,在停止吸入氙气后应吸纯氧数分钟。

(二)闭合空腔增大

氧化亚氮可弥散入并增大密闭腔隙如大肠、气胸、中耳及气管导管套囊。理论上吸入 $60\%N_2O$ 与 $33\%O_2$ 的混合气体,肠管内含气量可扩大为原来的 200%。气体密度不同,对其弥散速率影响很小,影响弥散速率的主要因素为气体在液体中的溶解度。N_2O 血气分配系数为 0.47,而氙气仅为 0.14,因此氙气弥散入密闭腔隙的程度较轻(图 19-5)。但氙气较易通过橡胶弥散,应用此种管道,麻醉中气体丢失明显,在硅胶导管呼吸回路系统中,气体丢失率为 750 ml/h,故应选择适当材质的麻醉回路系统,减少氙气的丢失。

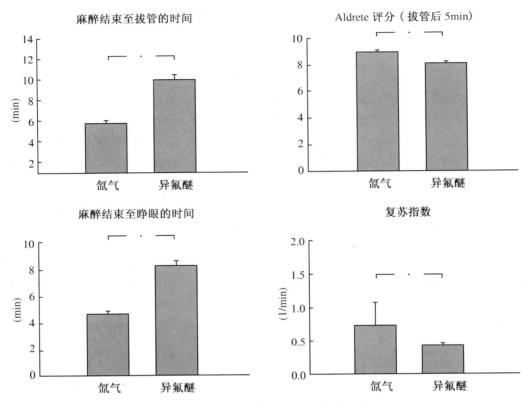

图 19-4　氙气与异氟醚麻醉后苏醒比较

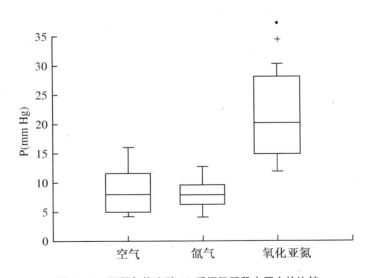

图 19-5　不同气体麻醉 4 h 后梗阻肠段内压力的比较

（三）毒性作用

现知长时间应用氧化亚氮,因其与维生素 B_{12} 相互作用,对血液学、胎儿毒性及神经有一定影响。氧化亚氮的代谢产物经血流作用于子宫,并对维生素 B_{12} 生物合成产生影响,因此可能引起致畸作用。虽然氙气的效能与氧化亚氮相似,但其内在的麻醉机制并不与氧化亚氮致畸机制有关。目前临床上尚不主张在产科手术中应用氙气麻醉,而产妇在接受氙气麻醉后的 24 h 内不宜哺乳。

（四）其他

使用氙气后血糖和血浆肌酐呈一过性上升,尿素氮、血浆胆固醇和碱性磷酸酶则下降。其他不良反应包括术后寒颤、恶心和呕吐等。

四、紧闭式麻醉回路系统

氙气表现出与氧化亚氮几乎一致的药物代谢动力学特性,两者的主要区别在于氙气的血/气分配系数仅仅只有氧化亚氮的 1/4。可想而知,氙气在富含管腔的组织中能更快地达到平衡状态。低血/气分配系数保证了氙气无论麻醉时间长短都能很快复苏。

有限的氙气来源和不断增长的需求导致了在 20 世纪 90 年代国际市场上氙气价格居高不下。紧闭式麻醉是仅有的经济上可接受的方法,其主要消耗在冲洗和启动阶段。当然,这些损失的最小化将使氙气麻醉更加经济。

在闭合回路中循环使用氙气并及时消除二氧化碳和氮气,提供了解决这个问题的方法。在任何项目中,研究氙气和其他吸入麻醉药物比较中,它的效价是必须提到的。即使氙气将来能有一个将其降至合理成本的方法,由于气源有限,它也很难广泛使用。但是,考虑到这种惰性气体临床和环境上的优点,相关的研究仍然是值得的。

限制氙气广泛应用的最大障碍是代价昂贵,为减少消耗,降低麻醉成本,须采用紧闭式回路低流量麻醉。目前使用的紧闭式系统主要包括以下几种。

（一）利用长管死腔

这一装置包括麻醉回路系统（有 CO_2 吸收装置及单向活门）由通气机向回路中供氧作为驱动气。有一连接通气机和呼吸回路之间的长管（死腔）。当患者耗竭回路中的氧气,新鲜氧气自通气机从头至尾沿长管进入回路系统,可以抵消回路中其他气体或挥发性麻醉剂向长管弥散。若设计正确,就可成功构成一完全自动紧闭的氙气输入系统。值得注意的是前 15 min 氙气需要量很大,而后才可稳定于很小量。

（二）自动反馈调控装置

这一装置为一完全紧闭式麻醉机,在传统风箱部位,有一系列可活动的隔膜,由计算机调控并示明系统内及机械通气时的气体容量。回路系统容量小于 4L,输入经计算机分析构成回路内的气体成分（氧气、氧化亚氮、空气及挥发性麻醉剂）。新鲜气流量等于患者摄取量。回路周围有一鼓风机,以 70L/min 推动气体,因而无需常用的单向活门,且可增强气体混合。麻醉者仅需在计算机上设定回路中各组成气体所需的浓度。另有电控活门以输入 Xe 吸入浓度,Xe 不得不事先洗入回路而导致在维持完全紧闭麻醉前尚有部分 Xe 浪费。

（三）平衡回路系统

是一种完全紧闭系统,包括低流量密闭呼吸系统及二氧化碳吸收装置。与此相连接的是一有折叠风箱的通气机。当驱动气体(氧气)输至风箱外腔可使风箱活动,如系完全紧闭,呼吸系统中的氧气渐被患者消耗,引起风箱慢慢腾空,通过风箱上的活门,于每次吸气末,可见经流量指示器输入补充的氧气量。该通气机也可作为计算机控制反馈系统,与长管死腔装置有一定的相似,只是本装置系机械性紧闭而非功能性紧闭,因加入的氧气量或耗氧量可见于其风箱活动,使麻醉者尤为放心。应用风箱的特点还有在麻醉初始,能使风箱事先充满 Xe,致麻醉初始浓度即能上升,也不会因快速洗入而导致 Xe 外溢的浪费。

（四）低流量紧闭麻醉系统

低流量紧闭麻醉系统的特点：① 新鲜氧气输入口改在麻醉呼吸回路之外,并在风箱区设置了单向活门,从而输入氧量可同步按患者摄氧量自动等量补充。② 以下端开口的储气管代替贮气囊。③ 以微量(计算机调控)注射器,按 Lowe's 3/4 及时间的平方根的原则自呼气侧注入氙气。④ 通气机风箱按下垂式设置,从而以确保万一氧供不足或中断,借风箱下垂的重力作用将空气吸入补充,不致即刻造成缺氧的危险。

第五节　氙气麻醉的应用前景

氙气具有理想麻醉气体的许多特性,如麻醉效能高,诱导和苏醒迅速,对心肺功能无明显影响,具有镇痛作用等,同时因氙气主要通过蒸馏液态空气获得,排放到空气中后不会破坏臭氧层而引起温室效应,无环境污染问题。这些优点都使氙气的使用前景被普遍看好。目前限制氙气在临床广泛应用的主要原因在于其价格昂贵,产量较少(世界氙气的年产量约 600 万 L,其中可供临床麻醉使用的仅 40 万 L,远不能满足临床麻醉的需要)。不过随着低流量紧闭麻醉回路系统的改进,氙气麻醉的临床应用范围将有很大的扩展。氙气在标准大气压下可产生麻醉作用。在俄罗斯、德国、荷兰、瑞典已被应用于临床常规麻醉。英国伦敦国王大学在进行冠状动脉搭桥术时对患者输入氙气,以保护手术后大脑不受损伤。该项研究可能会有助于研究人员最终找到治疗神经细胞受损,如脑卒中和大脑或脊髓损伤的方法。氙气能阻断氮甲基天门冬胺酸(NMDA)的谷氨酸受体(glutamate receptor)的作用。NMDA 谷氨酸受体是一个位于神经细胞表面的蛋白分子,在神经细胞死亡路径上起重要的作用。研究人员在实验中在对老鼠脑部进行伤害之前,对老鼠施以氙气可以使老鼠脑部的伤害最多减少 45％。而这个气体的浓度比用于麻醉时低。而且这篇研究报告也指出,氙气能使培养的老鼠神经细胞完全免于缺氧所造成的伤害,也能使细胞免于化学物质所造成的伤害至多达到 80％。Mervyn Maze 教授表示"氙气是自然产生的气体,相当安全,易于管理,而且使用之后一分钟内就能产生明显效果"。氙气也是惟一能抑制但不会损害谷氨酸受体的麻醉药。氙气对心血管系统影响极微,在麻醉过程中通过测定受试者的心电图、心排血指数、血压及全身血管阻力,未见有大影响。它可以作为人类神经蛋白的候选物质,因此有助于研究人员发现新的疗法。最终,氙气可成为内科治疗的一部分,用于终止卒中和大脑损伤患者的神经细胞死亡进程。氙气无职业性及环境危害,麻醉效能强,具有一定的镇痛作用,所需辅助用药极少,特别是麻醉诱导快、苏醒快、不易受生物转化的影响,是现知对心血管影响最小的一种麻醉药,因此氙气是一种理想的麻醉剂。氙气可用于多种手术的麻醉,如普外科、妇科、整形科及骨科手术。但是氙气价格昂贵,我国目前还没有引入临床常规使用。

(朱慧琛　王祥瑞)

参考文献

1　Luttropp HH，Rydgren，G，Thomasson R，et al. A minimal-flow system for xenon anesthesia. *Anesthesiology*，1991，75：896 - 902.

2　Burov NE，Kornienko LIu，Makeev GN，et al. Clinical and experimental study of xenon anesthesia. *Anesteziol Reanimatol*，1999，6：56 - 60.

3　Reinelt H，Schirmer U，Marx T，et al. Diffusion of xenon and nitrous oxide into the bowel. *Anesthesiology*，2001，94：475 - 477.

4　Rossaint R，Reyle-Hahn M，Schulte Am Esch J，et al. Multicenter randomized comparison of the efficacy and safety of xenon and isoflurane in patients undergoing elective surgery. *Anesthesiology*，2003，98：6 - 13.

5　Nakata Y，Goto T，Saito H，et al. Plasma concentration of fentanyl with xenon to block somatic and hemodynamic responses to surgical incision. *Anesthesiology*，2000，92：1043 - 1048.

6　Calzia E，Stahl W，Handschuh T，et al. Respiratory mechanics during xenon anesthesia in pigs：comparison with nitrous oxide. *Anesthesiology*，1999，91：1378 - 1386.

7　Goto T，Saito H，Shinkai M，et al. Xenon provides faster emergence from anesthesia than does nitrous oxide-sevoflurane or nitrous oxide-isoflurane. *Anesthesiology*，1997，86：1273 - 1278.

8　H. Mayumi Homi，Noriko Yokoo，et al. The neuroprotective effect of xenon administration during transient middle cerebral artery occlusion in mice. *Anesthesiology*，2003，99：876 - 881.

第 **20** 章　吸入麻醉药的研究进展

第一节　吸入麻醉药与术后认知功能障碍

术后认知功能障碍(POCD)是指麻醉和手术后出现的记忆能力下降、注意力不能集中等认知功能改变,严重者还会出现人格和社会行为能力下降。大多数POCD可以在出院前消失,但是仍然有一部分患者可以持续至术后相当长的时间,甚至成为不可逆的认知障碍。

POCD可以影响术后患者恢复的速度和质量,影响患者长期的身心健康。POCD可以延迟患者在ICU停留的时间,阻碍术后康复治疗。研究POCD的本质、严重程度和发病率可以揭示麻醉、外科手术与中枢神经系统之间的关系以及心血管与中枢神经系统之间的关系,有助于进一步阐明麻醉药在中枢的作用机制。POCD的发病原因不明,与多种因素有关,但是近年来的研究表明,全身麻醉药特别是挥发性吸入麻醉药在POCD的发病中可能具有重要作用。

一、吸入麻醉药与术后认知功能障碍

很久以前学者们就注意到微量的麻醉药就能对认知功能产生影响。Bruce等的研究表明连续吸入500 ppm的氧化亚氮或者15 ppm的氟烷就能够明显降低受试者对视觉和听觉信号反应测试和记忆测试的结果。Bruce的后续研究表明,吸入1 ppm的氟烷和50 ppm的氧化亚氮就能够降低视觉感知评分、瞬时记忆和感知运动评分。但是,吸入麻醉药的这些作用会随着药物的消除而消失,引起学者们重视的是,近年来发现,吸入麻醉药对认知功能具有长期的影响。

Deborah等首先对大鼠进行12臂迷宫训练,然后应用1.2%异氟醚、70%N₂O和30%氧麻醉大鼠2 h,恢复24 h至第8周每天检测完成迷宫的情况。老年大鼠虽然训练次数增加后能够完成实验,但是错误次数却没有相应减少,也就是说并没有随着训练次数的增加而改善。这与没有用麻醉药作用的老年大鼠相比完全不同。这一状态一直持续8周,这说明,吸入麻醉药对于老年大鼠的认知功能具有长期的影响。这一影响不可能是由于全身麻

醉的生理影响造成的,因为血压、心率和血气指标在麻醉中和麻醉后一直都在生理范围内。迷宫的检测是在麻醉后 24 h 开始的,并且认知功能改变持续 3～8 周。说明这种长时间的记忆能力改变不是异氟醚/N_2O 的毒性作用,也不是麻醉药没有完全消除。

由于 POCD 的某些表现与阿尔茨海默病(AD)的早期表现甚为相似,因此引发了学者们对 POCD 与 AD 之间关系的研究,这其中研究最多的就是挥发性吸入麻醉药与 AD 之间的关系。AD 是一种发病隐匿的渐进性神经变性性疾病,是造成痴呆的主要原因之一。表现为全脑认知功能下降,脑组织内大量淀粉样物质沉积和神经原纤维缠绕。遗传学、神经病理学和生物化学的研究结果表明 beta 淀粉前蛋白(APP)过度的转化为 beta 淀粉样蛋白(Abeta),是 AD 神经病理的基本过程。APP 经 beta 分泌酶和 gamma 分泌酶作用生成 Abeta,包括早老素、NCSTN、APH-1 和 PEN-2。另外 Abeta 清除和 APP 衔接蛋白可以通过影响 Abeta 的水平影响 AD 的神经病理过程。细胞凋亡也与 AD 的神经病理机制相关。外科手术与麻醉可以造成认知功能障碍,特别是老年人,但是其发病机制还不清楚,围术期的多种因素包括低氧血症、低碳酸血症和麻醉药,均可能与 AD 相关,可能通过触发 AD 的神经病理过程而造成 POCD。

Roderic 等应用光散射、电子显微镜、荧光光谱分析、色谱分析等方法研究了挥发性吸入麻醉药对 beta 淀粉样蛋白的作用,结果发现,异氟醚、氟烷能够增加 beta 淀粉样蛋白的寡聚化,并增加其毒性作用。xie 专用 2% 的异氟烷作用于转染了人 β 淀粉样前体蛋白的 H4 神经酸质细胞 6 h,结果发现该细胞表达的 APP 明显增加,并出现明显的细胞凋亡,进一步的研究表明,该凋亡效应与 APP 表达无关。由于 APP 增加是 AD 的主要发病机制,因此这一研究结果进一步强化了临床应用浓度的吸入麻醉药与 AD 以及 POCD 之间的关系。在接下来的研究中,Shannon 等还对转基因 AD 鼠和非转基因 AD 鼠分别用氟烷或异氟醚间断作用 5 d,分别在处理前和处理后检测其在水迷宫中的表现,结果发现,两种吸入麻醉药均不能进一步加重 AD 鼠的认知功能障碍,但是异氟醚可以使非转基因小鼠认知功能降低。总之,吸入麻醉与 POCD、AD 之间的各种关系还处于探索阶段,但这已经足够使我们对吸入麻醉药进行重新的认识。

第二节　吸入麻醉药对缺氧组织细胞的调节作用

近年来随着分子生物学的飞速发展,吸入麻醉药物的临床应用和机制研究都取得了很大进展。本部分就吸入麻醉药参与缺氧组织细胞的调节及其相关分子机制作一介绍。

一、组织缺氧的病理生理

氧为生命活动所必需。组织的缺氧使代谢、功能,甚至形态结构都可能发生异常变化。

成年人需氧量约为 250 ml/min,而体内贮存的氧仅为 1.5 L,因此一旦呼吸、心跳停止,数分钟内就可能死于缺氧。缺氧是临床极常见的病理过程,是很多疾病引起死亡最重要的原因。

(一)缺氧的分类、原因及其特点

1. 乏氧性缺氧(hypoxic hypoxia) 是指由于肺泡氧分压降低,或静脉血分流入动脉,血液从肺摄取的氧减少,以致动脉血氧含量减少,PaO_2 降低,组织供氧不足,属于低张性低氧血症(hypotonic hypoxemia)。其原因主要有吸入气氧分压低、外呼吸功能障碍、静脉血分流入动脉。

2. 血液性缺氧(hemic hypoxia) 是指由于血红蛋白含量减少或性质发生改变,致血液携带的氧减少、血氧含量降低或血红蛋白结合的氧不易释出所引起的组织缺氧。此类缺氧的 PaO_2 正常,属于等张性低氧血症(isotonic hypoxemia)。其原因为:① 贫血:使血红蛋白数量减少,血液携氧因而减少而导致的缺氧,称为贫血性缺氧(anemic hypoxia)。② 一氧化碳中毒:Hb 与 CO 结合形成碳氧血红蛋白(carboxyhemoglobin,HbCO),从而失去运氧功能。③ 高铁血红蛋白血症:血红蛋白的二价铁,在氧化剂的作用下可氧化成三价铁,形成高铁血红蛋白(methemoglobin,$HbFe^{3+}OH$)。高铁血红蛋白的三价铁因与羟基牢固结合而丧失携带氧的能力,加上血红蛋白分子的四个二价铁中有一部分氧化为三价铁后还能使剩余的 Fe^{2+} 与氧的亲和力增高,导致氧离曲线左移,使组织缺氧。④ 血红蛋白与氧的亲和力异常增强。

3. 循环性缺氧(circulatory hypoxia) 由于血液循环障碍,供给组织的血液减少而引起的缺氧,又称低血流性缺氧(hypokinetic hypoxia)。循环性缺氧可以是局部的(如血管狭窄或阻塞)或是全身性的(如心力衰竭、休克)。由于动脉狭窄或阻塞,致动脉血灌流不足而引起的缺氧,又称缺血性缺氧(ischemic anoxia);由于静脉血回流受阻,血流缓慢,微循环淤血,导致动脉血灌流减少而引起的缺氧,称淤血性缺氧(stagnant anoxia)。

4. 组织性缺氧 是氧利用障碍性缺氧(dysoxidative hypoxia)。其原因为:① 组织中毒如氰化物、硫化氢、磷等可引起组织中毒性缺氧(histotoxic anoxia),最典型的是氰化物中毒。各种氰化物,如 HCN、KCN、NaCN、NH_4CN 等可由消化道、呼吸道或皮肤进入体内,迅速与氧化型细胞色素氧化酶的三价铁结合为氰化高铁细胞色素氧化酶,不能还原成还原型细胞色素氧化酶,以致呼吸链中断,组织不能利用氧。② 细胞损伤,如大量放射线照射、细菌毒素作用等可损伤线粒体,引起氧的利用障碍。③ 呼吸酶合成障碍。

临床所见缺氧的原因往往不是单一的,常为混合性缺氧。例如感染性休克时主要是循环性缺氧,内毒素还可引起组织利用氧的功能障碍而发生组织性缺氧,并发休克肺时可有低张性缺氧。

（二）缺氧时组织细胞的功能代谢变化

1. 代偿性反应

（1）细胞利用氧的能力增强　慢性缺氧时,细胞内线粒体的数目和膜的表面积均增加,呼吸链中的酶如琥珀酸脱氢酶、细胞色素氧化酶可增加,使细胞的内呼吸功能增强。

（2）无氧酵解增强　缺氧时,ATP 生成减少,ATP/ADP 比值下降,以致磷酸果糖激酶活性增强。该酶是控制糖酵解过程最主要的限速酶,其活性增强可促使糖酵解过程加强,在一定的程度上补偿能量的不足。

（3）肌红蛋白增加　慢性缺氧可使肌肉中肌红蛋白含量增多,肌红蛋白和氧的亲和力较大。

（4）低代谢状态　缺氧可使细胞和耗能过程减弱,如蛋白质合成、葡萄糖合成、离子泵功能等均降低,使细胞处于低代谢状态,有利于在缺氧下生存。

细胞对缺氧反应不仅有能量代谢改变,使细胞适应在缺氧环境中生存,有些组织细胞还对缺氧发生特有的反应,有利于整体的生存。近年来大量研究表明,低氧诱导因子-1（hypoxia inducible factor-1,HIF-1）是调节氧和能量稳态的核心转录因子,在机体缺氧过程中起着关键作用。

2. 缺氧介导的细胞损伤

（1）能量生成障碍　缺氧的病理生理变化涉及氧依赖性酶（O_2-dependent enzymes）和氧反应元件（O_2-dependent elements）的改变。目前已知有 100 多种酶需要氧为底物,对调控基因表达的氧反应元件（如 HIFs）的缺氧引起细胞能量代谢障碍的中心环节是干扰氧化磷酸化,减少 ATP 合成。

严重缺氧时,线粒体调节能量代谢的主要位点,如 ATP 合酶、腺嘌呤核苷酸载体和 Pi 载体等功能异常,迅速导致线粒体电化学质子梯度改变,线粒体肿胀和溶解。线粒体电子脱耦联可导致大量自由基产生,自由基的化学性质非常活泼,很易与体内的脂质和蛋白质发生反应,引起细胞损伤。能量不足使离子转运失常,糖酵解增加引起乳酸堆积等多种改变。细胞内溶质积聚,膜两侧渗透压失衡和细胞自溶是生物能量代谢障碍最普遍的严重后果。

（2）细胞膜功能障碍　包括膜磷脂和膜蛋白的改变,因细胞能量代谢障碍或膜结构直接受损引起的细胞水肿。细胞容量的稳定是细胞执行其功能的重要条件之一。细胞容量增加主要是由细胞膜上的 Na^+-K^+-ATP 酶介导的。缺氧时能量不足或对细胞膜的刺激使 Na^+-K^+-ATP 酶功能抑制,Na^+ 主动转出细胞减少,胞浆 Na^+ 浓度增加使细胞内渗透压上升,细胞外水内流,细胞肿胀。细胞器对水的吸收增加可引起线粒体肿胀、内质网扩张等变化,进一步影响其功能。

细胞水肿是对能量不足的最初反应,是可逆性损伤。如果供氧和 ATP 合成恢复,细胞可恢复原来的健康状态。另一方面,如果损伤刺激持续存在,细胞膜损伤加重,如膜完整性丧失、物质转运障碍、跨膜信号传导异常,进而导致钙超载、线粒体损伤和溶酶体破裂等甚至细胞死亡。细胞内钙积聚可激活磷脂酶催化膜磷脂降解。钙可激活蛋白酶,破坏细胞骨架蛋白;而骨架蛋白异常又可加重膜损伤。ATP 不足抑制细胞合成新的磷脂和蛋白质,细胞内堆积的代谢产物也可破坏已损伤的膜结构。

(3) 基因表达的改变 可逆性细胞损伤通常累及胞膜和胞质,细胞核在形态上多能维持完整性,但对基因表达的调控已出现变化。缺氧可激活某些对氧化反应敏感的转录因子如 HIF-1、AP-1、NF-κB 等;诱导糖酵解酶的表达增加;上调热休克蛋白的表达。

二、吸入麻醉药对缺氧组织细胞的调节

自 20 世纪 80 年代以来,有关吸入麻醉药对机体组织的低氧反应进行了大量的研究,虽然结果不尽完全相同,但基本都表明低浓度(0.1~0.5 MAC)的氟烷、异氟醚都会选择性地损伤外周化学感受器,从而抑制其对低氧的应激反应;同时有研究显示氟烷、异氟醚能够调节低氧下机体的呼吸功能和血管紧张度。随着分子生物学的发展,HIF-1 作为调节氧稳态的核心转录因子已成为广大学者的研究焦点。有关吸入麻醉药对 HIF-1 的表达调控有较多的研究报道。

(一)低氧诱导因子(HIF)

哺乳动物和人体内细胞存在着一类介导低氧适应性反应的转录因子,能激活许多低氧反应性基因(hypoxia responsive genes,HRG)的表达,是在低氧条件下维持氧稳态的关键性物质,称低氧诱导因子-1(hypoxia inducible factor,HIF-1)。HIF-1 是 Semenza 等于 1992年发现的。HIF-1 是由 α 和 β 亚基即 HIF-1α 和 HIF-1β 组成的异源二聚体。HIF-1α 是由氧浓度调控并决定 HIF-1 活性的亚基,而 HIF-1β,也称芳香烃受体核转运蛋白(aryl hydrocarbon receptor nuclear translocateror,ARNT)是结构亚基,HIF-1 的 α 和 β 亚基均为转录因子的碱性螺旋/PAS(bHLH/PAS)家族的成员,并均含有 bHLH 结构域、PAS 结构域以及羧基末端的反式激活结构域(TAD)。PAS 结构域又包括 A 和 B 两个重复序列,每个重复序列包含一个不变的基序结构。bHLH 中的碱性区介导 DNA 结合,HLH 区和 PAS 区共同提供了亚基之间蛋白二聚化以及 DNA 结合的功能界面,bHLH 是两个亚基二聚化的部位。

在低氧条件下,HIF-1α 增多,转位到细胞核内,和 HIF-1β 形成活性的 HIF-1,再与下游HRG 启动子或增强子中的低氧反应元件(hypoxia-responsive element,HRE)结合,促进HRG 的转录激活过程(图 20-1)。在体内,HIF-1α 活性可被很多因素影响。最近有关 HIF-1α 研究的重大进展是人 HIF-1α 在常氧下可被脯胺酰羟化酶羟化第 402 和第 564 号脯胺酸,从而介导其在常氧条件下的降解。

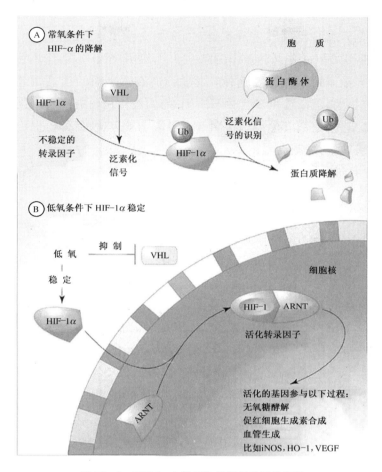

图 20-1　HIF-1α 在常氧和低氧条件下的表现

（二）吸入麻醉药对 HIF-1 的调节

2001 年日本学者研究发现临床常用浓度下的氟烷能可逆性地抑制低氧以及 $COCl_2$、DFX 刺激 Hep3B 细胞内 HIF-1α 的蛋白积聚、转录活性及其下游靶基因表达,但作者未阐明其具体的分子机制。

异氟醚可诱导低氧缺血损伤的保护作用,已证实异氟醚可诱导 HIF-1 下游靶基因如诱导一氧化氮合酶（inducible nitric oxide synthase,iNOS）、肝脏中血红素氧合酶（heme oxygenase-1,HO-1)、肺脏中血管内皮生长因子（vascular endothelial growth factor,VEGF）的基因表达。但异氟醚诱导这些基因的具体信号通路则尚不清楚。2006 年,研究采用 Hep3B 细胞这一广泛用于低氧基因表达研究的细胞株,运用报告基因分析和 SiRNA 等技术来研究异氟醚对 HIF-1α 的调控作用,发现异氟醚可上调 HIF-1α 的表达,同时也进一步探讨了异氟醚调控作用的可能机制和意义。异氟醚和氟烷对 HIF-1 的调节出现相反的结果,可能是因为吸入麻醉剂有不同的生理特性,如氟烷和异氟醚在正性肌力和舒张血管方面的作用有显著不同。在健康志愿者,氟烷和异氟醚对低氧性化学反射弧的调控作用明显不同。常用吸入麻醉药对肝中 HO-1 基因调控作用也不同。且异氟醚在无氧下对心脏发挥保护作用而氟烷则不能。异氟醚可影响与大脑神经递质传递有关基因的表达而氟烷则无此作用。因此,已有的研究提示,异氟醚和氟烷对 HIF-1α 的调控作用可能确实不同;同时说明尽管 HIF-1α 主要为低氧所调控,其他的一些因素也可影响其表达;另外也提示 HIF-1α 的调控既与刺激因素有关,也与细胞类型相关。

低氧在 Hep3B 细胞可明显诱导 HIF-1α 蛋白的表达。异氟醚可在常氧下诱导 HIF-1α

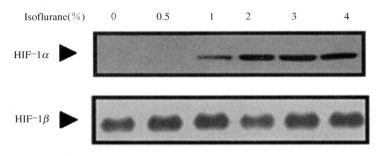

图 20 - 2　异氟醚在常氧下浓度依赖性诱导 HIF-1α 蛋白表达

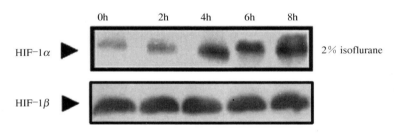

图 20 - 3　异氟醚在常氧下时间依赖性诱导 HIF-1α 蛋白表达

蛋白表达,并呈浓度和时间依赖性,Western Blot 结果如图 20-2、3 所示。但异氟醚并不能促进 HIF-1α 基因表达,因为 HIF-1α mRNA 水平没有增高。低氧不是通过促进 HIF-1α 基因表达来提高 HIF-1α 蛋白水平而是通过对其蛋白降解过程的阻断来实现的。异氟醚在复氧时对 HIF-1α 的降解也没有影响,提示异氟醚对 HIF-1α 蛋白的诱导作用可能是通过蛋白翻译过程来实现的。MG132 可阻断蛋白酶体降解过程。常氧下,MG132 存在时异氟醚仍可显著提高 HIF-1α 蛋白量;而蛋白翻译阻断剂 CHX 可阻断异氟醚对 HIF-1α 的诱导作用。比较细胞在 DFX 和异氟醚处理时,HIF-1α 蛋白的半衰期发现异氟醚不能增加 HIF-1α 蛋白的稳定性。

异氟醚也可能调控一种蛋白的表达,可阻断 HIF-1α 的降解,可增加 HO-1、iNOS 和

VEGFmRNA 水平。HO-1 和 iNOS 分别是重要的信使递质 CO 和 NO 合成的限速酶,异氟醚所诱导的心脏和脑保护时,iNOS 发挥重要的介导作用。用 VEGF 启动子的 HRE 序列构建质粒来检测 HIF-1α 在这调控过程中的具体作用,发现在异氟醚诱导的报告基因表达中,HIF-1α 发挥关键的作用,且当干扰 HIF-1α 后,VEGFmRNA 水平显著下降。HIF-1α 通过调控 VEGF 的表达而发挥心脏保护作用。因此,异氟醚在常氧下诱导 HIF-1α 蛋白表达,在低氧下则发挥协同作用,可进一步提高 HIF-1α 蛋白水平。异氟醚作为一种非低氧性因素,也可上调转录因子 HIF-1α 蛋白表达和转录活性。其对缺血缺氧的保护作用是通过磷脂酰肌醇 3-激酶和细胞内钙离子通路实现的,异氟醚可激活磷脂酰肌醇 3-激酶通路。也有研究发现在低氧下钙信号通路可促进 HIF-1α 蛋白翻译过程,在海马切片,异氟醚诱导的低氧性神经保护作用是通过钙离子信号通路实现的。

第三节　吸入麻醉药的制动效应

Antognini 和 Schwartz 等提出:吸入麻醉药诱导的制动很大程度上取决于脊髓而不是更高级中枢的反应。他们的结论引出了很多后续的研究。

一、脊髓作为调节制动的主要调节位点

众多动物试验结果提示吸入麻醉药最主要作用于脊髓来制动,大脑只控制制动的很小一部分。不同物种和不同实验方法得到的共同的结果使这些结论的可信度大大增加。

二、体外脊髓研究的发现

由于运动神经元整合所有的传入冲动并向肌肉发出运动的信号,麻醉药对运动神经元的作用可能对制动的发生很重要。脊髓的其他部分(原始的传入端和中间神经元)也可能有一定的作用。幼鼠的完整分离的脊髓被用于试验麻醉药对运动神经元的作用。挥发性麻醉药和乙醇能抑制由背根神经刺激诱发的运动神经元冲动。

吸入麻醉药在 GABA 或甘氨酸的应用下,通过 γ-酪氨酸(GABA$_A$)和甘氨酸抑制性氯通道来增加电流。在整个脊髓中,阻断 GABA 和甘氨酸抑制性氯通道可以减少麻醉药物的抑制作用。与前面提到的作用机制相反,吸入麻醉药和乙醇还能影响乙酰胆碱受体,乙酰胆碱受体可以显著地影响脊髓神经元传导,但是无论是体内还是体外对烟碱受体和毒蕈碱受体的阻断不能改变麻醉效果,因此,是抑制性氯通道,而不是乙酰胆碱受体,可能和麻醉药诱导的制动有关。

在脊髓切片中乙醇和吸入麻醉药抑制由谷氨酸盐诱发的电流,这说明药物可以直接抑制运动神经元的兴奋性。此外,乙醇和吸入麻醉药通过独立于 GABA$_A$ 和甘氨酸受体的动

作可以抑制 AMPA 和 NMDA 受体介导的电流,也说明抑制兴奋性刺激和增强抑制性刺激都可以增加麻醉药对运动输出的抑制。

总而言之,对分离的脊髓的研究结果提示,包括兴奋性(AMPA 和 NMDA)和抑制性(甘氨酸和 GABA)的传导在内的动作可能产生制动。对钠通道和其他通道的动作,包括那些决定膜静息电位的通道,可能也非常重要。而胆碱能受体只有很少的作用或完全没有作用。

三、对单独的抑制性和兴奋性受体的体外研究

神经和一些非神经表达系统显示,合适的吸入麻醉药(1MAC)能加强 $GABA_A$ 和甘氨酸受体的功能。大多数的静脉麻醉药物也可以增强 $GABA_A$ 受体的功能,而且有些能激发甘氨酸受体的功能。

NMDA 受体也可能是麻醉药作用的一个位点。NMDA 受体组成一个谷氨酸盐亚型并且需要甘氨酸和谷氨酸盐共同激动。NMDA 受体由 NR_1、NR_2(A-D)和 NR_3(A-B)亚基组成。NR_1 亚基使得 NMDA 受体有了基本的功能,并且在 CNS 中广泛表达。在成年鼠脑中,NR_1、NR_2A 和 NR_2B 亚基有广泛的表达,但是 NR_2C 主要出现在小脑,低水平的 NR_2D 则只出现在丘脑、脑干和脊髓。大部分 NR_3B 亚基存在于运动神经元上,然而 NR_3A 分布得比较广泛。

异氟醚、七氟醚和地氟醚的临床相关浓度能可逆性剂量依赖性以及电压不敏感性抑制 NR_1/NR_2A 和 NR_1/NR_2B 重组 NMDA 受体。安氟醚、氧化亚氮、氙气能抑制表达 NMDA 受体的卵母细胞中 NMDA 刺激产生的电流。这些研究结果表明吸入麻醉药可以抑制 NMDA受体的功能。

吸入麻醉药对门控离子通道的作用可以解释吸入麻醉药为什么能够产生制动;它们还指出了可能调节制动的候选蛋白。当然,相关受体是否对麻醉诱导的制动有贡献,这个问题只能通过对完整器官的研究才能明确。

四、离子通道调控 MAC 的在体研究

药理学方法可用于分辨受体系统对 MAC 的直接和间接效果。假设一种拮抗剂对 MAC 有效,因为是脊髓调控 MAC,所以将同样或更大的剂量静脉注射相比,鞘内(脊髓)的拮抗剂量应该改变 MAC 更多一点。如果不是这样,那么这种拮抗效应可能在脊髓之上,并且不直接和 MAC 相关。

(一)抑制性 ionotropic 配体门控和电压门控通道

1. 甘氨酸 甘氨酸受体是脊髓抑制性神经递质的主要调控剂。它们在脊髓中的定位和能被吸入麻醉药增强的特性使其成为首要的 MAC 调控剂。静脉和鞘内给予 strychnin(一种甘氨酸受体拮抗剂),能增加 MAC。

2. GABA$_A$　　GABA$_A$受体调控丙泊酚和依托咪酯产生的制动,但可能不调控由吸入麻醉药介导的制动。很多吸入麻醉药的麻醉浓度可以增加 GABA 的体外作用。对 β3 敲除和敲入的小鼠的研究揭示 GABA$_A$受体可能对吸入麻醉药制动有调控作用,但是,体内阻断 GABA$_A$受体功能的药物并不显著地增加吸入麻醉药的 MAC;体内结果提示 GABA$_A$受体调控制动的作用很少或没有,但是体外受体研究如丙泊酚的研究则显示其有作用。

3. 钾离子通道　　由于钾离子通道数量和种类都很多,而且钾离子传导的增加会降低神经系统的兴奋性,所以钾离子通道似乎是吸入麻醉药产生制动的理想调控剂。Franks 和 Lieb 发现吸入麻醉药激活钾离子渗漏通道,由此降低池塘螺属 Lymnaea 神经元的兴奋性。渗漏通道(即指电流没有受到电压的严格门控)的 KCNK 亚族的哺乳动物钾离子通道亚基(K 指钾离子,CN 是通道,最后一个 K 是钾离子通道的亚族),有 lymnaea 通道相似的特性,包括被吸入麻醉药激活。但是,目前还没有证据证明钾离子通道直接调控吸入麻醉药的制动作用。

(二)兴奋性 ionotropic 配体门控和电压门控通道

1. 5-HT$_3$受体　　5-HT$_3$受体是一个包含可观的和 GABA$_A$、甘氨酸和烟碱样乙酰胆碱受体同源序列的阳离子载体。因此,一些吸入麻醉药能激活 5-HT$_3$受体的离子载体反应。一些麻醉药的体外预激动作用说明 5-HT$_3$受体不能调控制动。在大鼠中,通过全身或鞘内注入恩丹西酮而阻断 5-HT$_3$受体并不影响异氟醚的 MAC。

2. 神经元的烟碱样乙酰胆碱受体　　神经元中表达的烟碱受体被假定认为是全身麻醉的调控剂,低浓度的挥发性吸入麻醉药和氯胺酮就可以抑制很多这种受体。注射经典的激动剂尼古丁不改变异氟醚的 MAC。这些观察结果说明 nAChRs 不调控吸入麻醉药诱导的制动。

(三)谷氨酸盐(NMDA,AMPA 和 Kainate)

谷氨酸盐是哺乳动物 CNS 中主要的兴奋性神经递质。

1. NMDA 受体　　乙醚、氯仿、甲氧氟烷、氟烷、安氟醚和异氟醚会降低由谷氨酸盐激活的 MK-801 和 NMDA 受体的结合率[MK-801(又被称为 dizocilpine)]是 NMDA 受体的标准阻断剂。说明了 NMDA 受体调控吸入麻醉药制动能力的重要性。体外研究表明,吸入麻醉药可以阻断 NMDA 受体;NMDA 受体的阻断(如用 MK-801)会降低 MAC;并且与浓度相关。

2. AMPA 受体　　AMPA 受体是调控兴奋性突触后传递的快(初始)元件,并为吸入麻醉药提供合理的靶点。这种快传导和由 NMDA 受体调控的慢(后)兴奋性传递形成对比。通过静脉或鞘内给予 AMPA 受体的竞争性拮抗剂能显著降低产生制动的氟烷的浓度。

3. Kainate 受体　　GluR5-7、KA1 和 KA2 亚基的结合组成了 ionotropic 谷氨酸盐受体的 Kainate 亚型。在体外,吸入麻醉药增强 GluR6 的 Kainate 受体调控的电流。但 Kainate

受体对 MAC 的重要性还处于推理时期。

4. 钠离子通道　最近研究数据表明麻醉药可以抑制突触前末端的神经递质的释放。注射利多卡因可降低动物和人的 MAC，也说明了钠通道对 MAC 的调控作用。

（四）Metabotropic 受体

metabotropic 受体一般通过与细胞内复合物（如 G 蛋白）相结合后释放第二信使发挥作用。这类受体包括以下几种：

1. 神经元毒蕈碱乙酰胆碱受体　鞘内注入阿托品不改变异氟醚的 MAC。即使将毒蕈碱和烟碱阻断药物合用，也不能改变 MAC。

2. 阿片受体　假设吸入麻醉药增强内源性阿片样物质的释放，并且这种释放影响麻醉状态，这个假设应该是合理的。但是，吸入麻醉药没有显示可以增加脑脊液中内源性阿片样物质，并且它们在抑制体动的浓度下不降低对手术刺激的自主或通气反应。另外，小剂量的阿片样物质显著地降低吸入麻醉药的浓度，这就是说，阿片样物质提供了一些吸入麻醉药不提供的镇痛物质。相反，大剂量的摄入纳洛酮对啮齿类动物的氟烷或氧化亚氮的MAC 没有作用制动。

3. α_2 肾上腺素受体　研究提示 α_2 肾上腺素受体可能调控吸入麻醉药产生的制动。给予 α_2 肾上腺素受体激动剂能降低大鼠和犬中的吸入麻醉药的 MAC。α_2 肾上腺素受体激动剂可乐定能降低人的麻醉需求。α_2 肾上腺素受体抑制新生大鼠脊髓中的伤害感受神经传导，可能是通过抑制 P 物质和谷氨酸盐调控的途径实现的。脊髓 α_2 肾上腺素受体可能调控延髓和脊髓 δ-阿片受体的抗伤害感受作用的一部分。通过鞘内或硬膜外给犬注射右旋美托咪啶比通过脑池内或静脉注射有更强的抗伤害感受效果。大鼠鞘内 l 注射右旋美托咪会产生剂量依赖的对伤害感受的抑制，并产生背角神经元对经皮电刺激的无害的 Aβ 反应。

4. 5-HT$_{2A}$受体　吸入麻醉药可以阻断体外 5-HT，对 5-HT$_{2A}$ 受体的作用，5-HT$_{2A}$ 受体可能参与伤害感受过程，虽然 Dringenberg 发现给羊腹膜内注射酮色林（ketanserin）700 $\mu g/kg$ 后没有麻醉反应，但是 Doherty 等发现在犬身上，拮抗剂 R51703 能降低氟烷的 MAC。而大鼠异氟醚的 MAC 最多降低约 60%。体外的研究发现非制动剂 F6 和氟烷，在 1MAC 这个预测的浓度，对 5-HT$_2$ 受体的影响是一样的。

五、5 埃假设

部分氟化的 n 烷烃和乙醇系列的研究结果提示吸入麻醉药可能通过同时作用被 5 埃分隔的两个位点而产生制动。5 埃近似等于分隔 α 螺旋的相邻环的距离，或相邻跨膜片段上一些位点间的距离，或甘氨酸和 GABA$_A$ 受体的有效孔径。但是这一发现的最终意义还未知。

我们对吸入麻醉药作用产生制动的机制的观念和了解在过去的 20 年中有了很大的提高。虽然体外的研究结果表明吸入麻醉药的相关浓度可以调节离子通道，从而产生制动，但是只有一部分候选受体可能有相关性(表 20 - 1)。这些受体包括一些神经递质门控的离子通道。分子生物学、神经生理学的和行为学的研究支持甘氨酸是有作用的。其连接位点存在于细胞膜的外表面。

表 20 - 1　特殊受体作为 MAC 直接调控剂的相关性

受体	原理
相关	
甘氨酸受体	脊髓分布;在临床相关浓度下,麻醉药延长突触后微电流的甘氨酸能持续时间;拮抗剂对 MAC 的作用和体外的作用有关
可能相关	
5 - HT₂A受体 钠离子受体	鞘内注射酮色林降低 MAC 达 20%～50%,但是没有体外数据支持有直接作用　全身给利多卡因降低 MAC 达 40%～50%;麻醉剂在适当的浓度可以抑制钠离子通道,但是非制动剂不可以;对钠离子通道的阻断可能减少 NMDA 神经端的谷氨酸盐的释放
NMDA 受体	在体外,几种吸入麻醉药在临床适当的浓度可以阻断 NMDA 受体;NMDA 受体的阻断会减少 MAC,而且这种减少和阻滞剂在脊髓中的浓度有关;吸入麻醉药对神经末梢钠离子通道的阻滞可能减少谷氨酸盐的释放,并因此降低 NMDA 受体的活性;暂时总和在异氟醚而不是氙气麻醉时产生持续现象;而且 NMDA 阻断能消除异氟醚的暂时总和效应
可能无关	
钾离子通道	一个敲除不改变 MAC;鞘内注射 riluzole 不降低无毒注射时的 MAC 或在同样剂量静脉注射时降低 MAC
AMPA 和 kainate 受体	虽然 AMPA/kainate 受体的阻断可降低 MAC,并且麻醉剂抑制 AMPA -/kainate 调控的兴奋性突触后电流(只有很少一部分),但是 GluR2 无义突变的小鼠有正常的 MAC 值
基本无关	
GABA_A 受体	鞘内注射给予 GABAA 拮抗剂而导致的 MAC 的增加和体外效应无关;MAC 和体外效应不一致;静脉给予拮抗剂增加 MAC 和氯胺酮 ED50
阿片受体	纳洛酮不改变 MAC
α₂ 肾上腺素受体	全身和或鞘内注射阻滞剂和耗竭剂不明显增加 MAC
5HT₃ 受体 乙酰胆碱受体	恩丹西酮不影响 MAC;一些体外麻醉作用时兴奋性的烟碱和毒蕈碱受体的阻滞剂以及这些阻滞剂组合应用不改变 MAC;非制动剂 F6 抑制烟碱胆碱能受体

第四节　全身麻醉药对血管张力细胞的调节机制

全身麻醉药显著地改变流向各种器官的血流。大部分全身麻醉药影响交感神经系统的多个位点,从而降低交感神经系统对外周脉管系统的影响,进而降低对外周血管阻力的影响。当给予各种全身麻醉药时,在绝大多数的外周循环中,血管张力降低;但是,在一些外周循环中,血管张力没有受到影响或反而增加了。全身麻醉药在各种血管床中可能直接影响调节血管活性的细胞机制,从而改变总的外周和(或)局部血管的阻力。为了证实这些假设的可靠性,给予数据支持,很多项目研究全身麻醉药对体外或原位条件下的各种血管床的血管平滑肌细胞(VSMCs)和内皮细胞的直接作用(非神经性的作用)。临床常用的全身麻醉药有卤代挥发性麻醉药,静脉的非阿片类麻醉药(如巴比妥类、氯胺酮、丙泊酚、依托咪酯、地西泮)和静脉阿片类麻醉药(如吗啡、芬太尼)对血管平滑肌细胞的张力都有不同程度的影响。

一、麻醉药对血管反应性的作用

在以往的体外或原位研究中,大部分全身麻醉药影响血管对生理和药理刺激的舒缩反应,也影响基础血管张力。

二、麻醉药对血管收缩反应的影响

无论是否存在血管内皮细胞,大部分吸入和静脉麻醉药抑制其对氯化钾或去甲肾上腺素的收缩反应,(氯化钾反应:氟烷、安氟醚、异氟醚、七氟醚、巴比妥类、氯胺酮、丙泊酚、依托咪酯、地西泮、吗啡;去甲肾上腺素反应:氟烷、安氟醚、异氟醚、七氟醚、氯胺酮、丙泊酚、依托咪酯、地西泮、咪达唑仑、吗啡、芬太尼)。但是,所有以往的观察发现静脉麻醉药只有在浓度超过临床浓度时才能抑制这些反应。以往体外研究对麻醉药对血管收缩反应的作用是否需要内皮细胞有不同的结果,可能反映了种类或来源的不同,或试验条件的不同(如试验刺激物)。但是,有试验清楚地证明,在一些血管中,在内皮依赖条件下,氟烷、安氟醚、异氟醚和七氟醚都增加血管对去甲肾上腺素或新福林的收缩反应,虽然机制还不清楚。在大鼠的小肠系膜动脉中,通过氧化亚氮、EDHF、环氧合酶合脂氧酶途经的抑制作用,或用ET-1、AT-II 或 5-羟色胺受体阻断后,仍可观察到氟烷、异氟醚或七氟醚对它们的增强作用。因此,氧化亚氮、EDHF、环氧合酶产物、脂肪氧化酶产物、ET-1、AT-II 和 5-羟色胺不参与这些麻醉药造成的增强作用。

在离体的大鼠小肠系膜动脉暴露在氟烷、异氟醚或七氟醚的试验中,在存在内皮细胞的情况下,可以观察到去甲肾上腺素的血管收缩反应增强,但没有内皮细胞的情况下发生抑制或无作用。VSMCs通过氯化钾活化 VOCCs 发生的 Plasmalemmal 去极化(在体内是有活性的),可能促进基础血管张力的保持作为主要的钙离子源。由于去甲肾上腺素在血管张力的交感维持中有主要的作用,吸入麻醉药对血管、氯化钾或去甲肾上腺素的收缩反应的抑制作用与它们的挥发特性相关。但在阻力血管中,尤其在内皮组织存在的情况下,没有持续观察到这个现象。因此,吸入麻醉药对 VSMCs 的直接作用是否促进使用这些麻醉药时系统性低血压的发生还不清楚。但是,用氟烷、异氟醚或七氟醚,延长的系统性低血压,可能部分与去甲肾上腺素反应的抑制作用有关,此外,在离体的肠系膜阻力血管中观察到的,对去甲肾上腺素的收缩反应的增加和暴露在氟烷下内皮氧化亚氮或 EDHF 介导的血管舒张反应的抑制相关,减少肠血流,增加肠血管阻力。

1. 麻醉药的血管扩张作用　血管对氧化亚氮、EDHF、一氧化碳、β 肾上腺素受体激动剂和 KATP 通道的扩张反应被认为在血管张力的生理调节中起了重要的作用。上述全身麻醉药对血管扩展反应的抑制作用的体内关系还不明确。

2. 麻醉药对基础血管张力的作用　体内血管张力是由各种血管收缩剂和血管舒张剂的刺激的净平衡决定的。即使在静止状态下,交感性缩血管神经系统也持续有活力,维持血管的部分收缩状态。因此,离体试验观察得到的麻醉作用对基础血管张力的在体关联性是不明确的。但是,除了血管扩张作用,一些全身麻醉药还有血管收缩作用,可能参与了麻醉诱导的体内血管张力的改变。

三、全身麻醉药对血管平滑肌直接作用的机制

研究表明,吸入麻醉药包括氟烷、安氟醚、异氟醚、地氟醚、七氟醚的血管扩张作用可能与钙离子浓度减少和肌丝钙离子敏感性有关。

（一）全身麻醉药诱导的钙离子活动改变的机制

使用加载了荧光钙离子指示剂或 $^{45}Ca^{2+}$ 的 VSMCs 的实验表明氟烷、异氟醚、七氟醚、戊巴比妥、氯胺酮、丙泊酚、咪达唑仑通过抑制钙离子从 SR 释放和(或)质膜钙离子内流来减少钙离子浓度。

1. 麻醉药对磷脂酰肌醇级联反应的作用　氟烷、异氟醚和丙泊酚(≥10 uM)抑制用 AVP 或 ET-1 刺激的体外培养的大鼠动脉 VSMCs 的磷脂酰肌醇(IP)的生成。但是,在大鼠主动脉 VSM 组织中,氟烷和异氟醚都不影响去甲肾上腺素诱导的 IP3 对钙离子流的影响。

在受体被刺激的过程中,麻醉药可能干涉 PLC 介导的 PIP2 水解(即合成 IP3 和甘油二酯),因此,抑制来自 SR 的 IICR 并可能抑制受体调控的钙离子从 SMOCCs 的流入。但是,氟烷和异氟醚没有抑制去甲肾上腺素诱导钙离子释放的能力,提示它们可能抑制其他与 PIP2 分解有关的机制。此外,这种差异可能反映了培养的 VSMCs 和完整的 VSM 组织中血管对那些麻醉药的应答能力的差异。

2. 麻醉药对细胞内钙离子储存的作用(SR)　吸入麻醉药可以通过直接作用于 VSMCs 的 SR 改变钙离子浓度和血管反应能力。去除 SR 会改变它们对血管反应的能力,例如对去甲肾上腺素的收缩反应。

3. 麻醉药对通过 VOCCs 的 Plamalemmal 钙内流的作用　吸入麻醉药和静脉麻醉药都被认为能抑制通过 VOCCs 的质膜钙离子内流。在早期的使用离体主动脉或冠状动脉的研究中,氟烷、安氟醚、异氟醚和七氟醚都抑制血管对 KCl 的收缩反应,提示它们抑制通过 VOCCs 的质膜钙离子内流。大部分挥发性麻醉药抑制 VOCC 活性。但是,其潜在机制目

前还不清楚。由于没有监测麻醉药对单个通道活性的作用,所以我们还不清楚麻醉药是否直接抑制 VOCC 活性或间接通过可扩散的第二信使发挥作用。氟烷和异氟醚前面都有报道可以增加主动脉 VSMCs 的基础细胞质 cAMP 或 cGMP 水平。因此,它们可能通过增加胞质 cAMP 或 cGMP 水平间接抑制 VOCC 活性。但是,七氟醚不增加主动脉 VSMCs 的基础细胞质 cGMP 水平。

4. 麻醉药对通过 ROCCs 的质膜钙内流的作用　氟烷,异氟醚和七氟醚抑制受体激动剂诱导的钙离子内流提示它们能抑制 ROCC 活性。但是,由一些受体激动剂(如去甲肾上腺素)诱导的质膜钙离子内流被发现可以被 VOCC 阻滞剂消除,说明只受 VOCCs 调节。因此,上述结果可能简单的反映了麻醉药对 VOCCs 的作用。由于在受体激动过程中,配体门控的非选择性的阳离子通道(ROCCs 的一种类型)的激活和膜去极化作用的产物可能发生在 VOCCs 活化之前,吸入麻醉药通过抑制非选择性阳离子通道的活性来抑制受体激动剂诱导的、通过 VOCCs 的钙离子内流。但是目前没有电生理证据显示挥发性麻醉药改变 VSMCs 中的 ROCC 活性。

5. 麻醉药对通过 SOCCs 的质膜钙内流的作用　有些全身麻醉药被认为能影响 SOCCs 的活性,由此改变 VSMCs 的$[Ca^{2+}]$,提示 SOCCs 是全身麻醉药物的潜在靶位点。

6. 麻醉药对胞浆钙水平减少机制的作用　VSMCs 中刺激和抑制钙离子浓度减少的机制(即 SERCA-介导的钙离子被摄入 SR,PMCA 介导的质膜钙离子排出,钠钙交换剂)可能分别造成血管扩展和收缩。很少有关于全身麻醉药对这些机制的作用的信息。

7. 麻醉药对胞质钙活振动的作用　血管直径、血流或甚至氧压力的振动都能在体内观察到。这种振动活性在小动脉中尤其明显,但是,它的重要性还有待研究。它可能在不影响组织灌注的情况下调节血管阻力中起重要作用,还可能通过减少流体静压使滤过到血管外的液体降到最小,并通过邻近的小动脉的泵作用增加淋巴引流。这种振动收缩反应的细胞机制还没有完全清楚。但是它们可能和 VSMCs 的胞质钙离子振动有关。使用离体小肠系膜动脉和静脉的收缩研究中,挥发性吸入麻醉药能有效地抑制去甲肾上腺素的收缩反应过程中的有节奏的振动。

麻醉药诱导的钙振动可能导致血管内稳态的改变,例如对组织血流、血管通透性的精细调节。但挥发性吸入麻醉药还没有被发现能抑制 VSMCs 胞质钙离子振动。它们可能通过对 SR、VOCCs、钾离子通道、ClCa 通道、内皮组织和(或)间隙(这些结构都被认为参与胞质钙离子振动的产生,而且都是挥发性麻醉药作用的靶位点)起作用而抑制胞质钙离子振动。

(二) 全身麻醉药诱导的肌丝钙敏感性改变的机制

1. 麻醉药在缺少受体刺激时对肌丝钙敏感性的作用　氟烷和七氟醚能抑制膜完整(而不是膜通透的)VSMCs 的收缩蛋白的钙离子激活的能力,提示其抑制作用是由一些膜相关机制调控的。相反,在膜通透条件下氟烷和安氟醚抑制钙离子激活,提示其抑制作用是不依赖于细胞膜的完整性。

由此提示,除了它们的体内血管舒张特性外,氟烷、安氟醚和异氟醚可能通过增加VSMCS 钙离子激活和(或)刺激钙离子从 SR 释放来收缩血管。但是,它们也能对 VSMCs产生抑制作用,而且它们对 VSMCs 的整体作用取决于兴奋和抑制作用的净平衡。另外,有些血管收缩作用在 21 ℃～23 ℃下并在用化学去污剂处理后才能观察到。因此,它们的体内相关性目前还不清楚。以往报道了在一些血管床中(如心脏、肝脏、肠道和骨骼肌),在使用这 3 种麻醉药时,血流减少和血管阻力或张力的增加,可能反映了它们对血管收缩的直接作用。

2. 麻醉药对受体激动剂刺激下的肌丝钙敏感性的作用 有报道挥发性麻醉药在临床浓度下,可以影响 VSMCs 肌丝钙离子的敏感性,或影响一些信号途径,此途径参与了激动药增加肌丝钙离子敏感性(如 PKC 途径、Rho-Rho 激酶途径)。但是,关于静脉麻醉对受体激动下的肌丝钙离子敏感性的研究很少。

挥发性吸入麻醉药具有激活或抑制 VSMCs 的钾离子通道。可能通过改变钾离子通道活性来调节肌丝钙离子敏感性,并由此造成膜电位的改变。

(苏殿三　王蓓蕾　王祥瑞)

参考文献

1　Theodorou T, Hales P, Gillespie P, et al. Total intravenous versus inhalational anaesthesia for colonoscopy: a prospective study of clinical recovery and psychomotor function. *Anaesth Intensive Care*, 2001, 29:124 - 136.

2　Marshall SI, Chung F. Discharge criteria and complications after ambulatory surgery. *Anesth Analg*, 1999, 88:508 - 517.

3　Sanou J, Goodall G, Capuron L, et al. Cognitive sequelae of propofol anaesthesia. *Neuroreport*, 1996, 7: 1130 - 1132.

4　Culley DJ, Baxter M, Yukhananov R, et al. The memory effects of general anesthesia persist for weeks in young and aged rats. *Anesth Analg*, 2003, 96: 1004 - 1009.

5　Culley DJ, Baxter MG, Yukhananov R, Crosby G. Long-term impairment of acquisition of a spatial memory task following isoflurane-nitrous oxide anesthesia in rats. *Anesthesiology*, 2004, 100: 309 - 314.

6　Jevtovic-Todorovic V, Hartman RE, Izumi Y, et al. Early exposure to common anesthetic agents causes widespread neurodegeneration in the developing rat brain and persistent learning deficits. *J Neuroscience*, 2003, 23: 882 - 876.

7　Bedford PD. Adverse cerebral effects of anaesthesia on old people. *Lancet*, 1955, 2:259 - 263.

8　Shaw PJ, Bates D, Cartlidge NE, French JM, Heaviside D, Julian DG, Shaw DA. Early intellectual dysfunction following coronary bypass surgery. *Q J Med*, 1986, 58:59 - 68.

9 Gelb AW, Knill RL. Subanesthetic halothane: its effect on regulation of ventilation and relevance to the recovery room. *Canadian Anaesthetic Society Journal*, 1978, 25: 488 – 494.

10 Itoh T, Namba T, Fukuda K, et al. Reversible inhibition of hypoxia-inducible factor 1 activation by exposure of hypoxic cells to the volatile anesthetic halothane. *FEBS Lett*, 2001, 509: 225 – 229.

11 Li QF, Wang XR, Yang YW, et al. Up-regulation of hypoxia inducible factor 1alpha by isoflurane in Hep3B cells. *Anesthesiology*, 2006, 105: 1211 – 1219.

12 Pan JZ, Wei H, Hecker JG, et al. Rat brain DNA transcript profile of halothane and isoflurane exposure. *Pharmacogenet Genomics*, 2006, 16: 171 – 182.

13 Itoh T, Hirota K, Hisano T, et al. The volatile anesthetics halothane and isoflurane differentially modulate proinflammatory cytokine-induced p38 mitogen-activated protein kinase activation. *J Anesth*, 2004, 18: 203 – 209.

14 Roscoe AK, ChristensenJD, Lynch C. Isoflurane, but not halothane, induces protection of human myocardium via adenosine A1 receptors and adenosine triphosphate-sensitive potassium channels. *Anesthesiology*, 2000, 92: 1692 – 1701.

15 Hool LC, Arthur PG. Decreasing cellular hydrogen peroxide with catalase mimics the effects of hypoxia on the sensitivity of the L type Ca channel to beta-adrenergic receptor stimulationin cardiac myocytes. *Circ Res*, 2002, 91: 601 – 609.

16 Kaelin WG. ROS: really involved in oxygen sensing. *Cell Metab*, 2005, 1: 357 – 358.

17 Yang ZZ, Zhang AY, Yi FX, et al. Redox regulation of HIFlalpha levels and expression in renal medullary interstitial cells. *Am J Physiol Renal Physiol*, 2003, 284: 1207 – 1215.

18 Richard DE, Berra E, Pouyssegur J. Nonhypoxic pathway mediates the induction of hypoxia-inducible factor 1 alpha in vascular smooth muscle cells. *J Biol Chem*, 2000, 275: 26765 – 26771.

19 Liu Q, Berchner-Pfannschmidt U, Moiler U, et al. A Fenton reaction at the endoplasmic reticulum is involved in the redox control of hypoxia-inducible gene expression. *Proc Natl Acad Sci USA*, 2004, 101: 4302 – 4307.

20 Lee E, Yim S, Lee SK, et al. Two transactivation domains of hypoxia-inducible factor-1alpha regulated by the MEK1/p42/p44 MAPK pathway. *Mol Cells*, 2002, 14: 9 – 15.

21 Jiang BH, Jiang G, Zheng JZ, et al. Phosphatidylinositol 3-kinase signaling controls levels of hypoxia inducible factor 1. *Cell Growth Differ*, 2001, 12: 363 – 369.

22 Kietzmann T, Samoylenko A, Roth U, et al. Hypoxia-indueible factor-1 and hypoxia response elements mediate the induction of plasminogen activator inhibitor-1 gene expression by insulin in primary rat hepatocytes. *Blood*, 2003, 101: 907 – 914.

23 Thulin L, Andreen M, Irestedt L. Effect of controlled halothane anaesthesia on splanchinic blood flow and cardiac output in the dog. *Acta Anaesthesiol Scand*, 1975, 19: 146 – 153.

24 Stevens WC, Kingston HGG. Inhalational anesthesia, Clinical Anesthesia, 3rd edition. Edited by Barash PG, Cullen BF, Stoelting RK. Philadelphia, Lippincott-Raven, 1996: 359 – 383.

25　Menon DK. Cerebral circulation, Cardiovascular Physiology, 2nd edition. Edited by Priebe H-J, Skarvan K. London, BMJ Books, 2000: 244 - 278.

26　Reves JG, Glass PSA, Lubarsky DA, et al. Intravenous nonopioid anesthetics, Miller's Anesthesia, 6th edition. Edited by Miller RD. Philadelphia, Elsevier Churchill Livingstone, 2004: 317 - 378.

27　Gatecel C, Losser MR, Payen D. The postoperative effects of halothane versus isoflurane on hepatic artery and portal vein blood flow in humans. *Anesth Analg*, 2003, 96: 740 - 745.

28　Akata T, Kanna T, Yoshino J, et al. Mechanisms of direct inhibitory action of isoflurane on vascular smooth muscle of mesenteric resistance arteries. *Anesthesiology*, 2003, 99: 666 - 677.

29　Somlyo AP, Somlyo AV. Signal transduction by G-proteins, Rho-kinase and protein phosphatase to smooth muscle and non-muscle myosin II. *J Physiol* (Lond) 2000, 522: 177 - 185.

30　Jurd R, Arras M, Lambert S, et al. General anesthetic action in vivo strongly attenuated by a point mutation in the GABA(A) receptor beta3 subunit. *GASEB J*, 2003, 17: 250 - 252.

31　Pashkov VN, Westphalen RI, Hemmings HC Jr. General anesthetics do not affect release of the neuropeptide cholecystokinin from isolated rat cortical nerve terminals. *Anesthesiology*, 2002, 97: 1500 - 1506.

32　Antognini JF, Carstens E, Atherley R. Does the immobilizing effect of thiopental in brain exceed that of halothane? *Anesthesiology*, 2002, 96: 980 - 986.

33　Jinks SL, Martin JT, Carstens E, et al. Peri-MAC depression of a nociceptive withdrawal reflex is accompanied by reduced dorsal horn activity with halothane but not isoflurane. *Anesthesiology*, 2003, 98: 1128 - 1138.

附录　中英文对照

阿芬太尼	alfentanil
埃托啡	etorphine
氨酪酸	GABA
安氟醚	enflurane
暴发谱边缘频率	burst spectral edge frequency(BSEF)
暴发-代偿性谱边缘频率	burst-compensated spectral edge frequency(BcSEF)
暴发抑制率	burst suppression ratio(BSR)
丙氨酸氨基肽酶	alanine aminopeptidase
布托啡喏	butorphanol
大脑中动脉	middle cerebral artery(MCA)
蛋白激酶 C	PKC
蛋氨酸合成酶	methionine synthetase
单氧化	monooxygenation
地西泮	diazepam
地氟醚	desflurane
癫痫波样脑电活动	epileptic activity
癫痫样放电	seizure-type discharges
定量麻醉	quantitative anaesthesia
多沙普仑	doxapram
恶性高热	malignant hyperthermia(MH)
恶性贫血	pernicious anaemia
肺血管阻力	pulmonary vascular resistance(PVR)
芬太尼	fentanyl
氟马泽尼	flumazenil
氟烷	halothane
格隆溴铵(胃长宁)	glycopyrrolate

继发应激现象	"second-stage" arousal phenomenon
棘-慢复合波	spike-and-dome complexes
肌肉组织	muscle group(MG)
甲苯噻嗪	xylazine
甲氧氟烷	methoxyflurane
经颅超声多普勒	transcranial doppler(TCD)
抗利尿激素	vasopressin
可变旁路型挥发器	variable Bypass Vaporizer
六氟异丙醇	hexafluoroisopropanol(HFIP)
氯丙嗪	chloropromazine
颅内压	intracranial pressure(ICP)
吗啡	morphine
麻醉机	anesthetic machines
麻醉箱	anesthetic chambers
美沙酮	methadone
咪达唑仑	midazolam
面罩	face masks
纳布啡	nalbuphine
脑代谢率	cerebral metabolic rate(CMR)
脑电双频指数	Bispectral index(BIS)
脑灌注压	cerebral perfusion pressure(CPP)
脑脊液压力	cerebral spinal fluid pressure(CSFP)
脑葡萄糖代谢率	CMR for glucose(CMRg)
脑血管阻力	cerebral vascular resistance(CVR)
脑血流	cerebral blood flow(CBF)
脑血流量	cerebral blood flow volume(CBFV)
哌替啶	pethidine
频谱边缘频率	spectral edge frequency(SEF)
平方根法则	square-root-of-time rule
七氟醚	sevoflurane
气管内导管	endotracheal tubes
躯体感觉诱发电位	Somatosensory evoked potentials(SSEP)
三氟乙酸	trifluoro acetic acid(TFA)

三磷酸肌醇	IP3
时间常数	time constants
视网膜病变	retinopathy of Prematurity(ROP)
舒芬太尼	sufentanil
体重指数	BMI
同步曲线波	synchronous and sinusoidal
铜罐	copper Kettle
心排血量	cardiac output(CO)
血管丰富组织	vessel-rich group(VRG)
n-乙酰胆碱受体	nAChR
氧化亚氮	nitrous oxide(N_2O)
氧输送	DO_2
氧消耗	VO_2
异氟醚	isoflurane
乙醚	ether
运动诱发电位	motor evoked potentials(MEP)
脂肪组织	Fat group(FG)
中潜伏期听觉诱发电位	Midlatency auditory evoked potentials(MAEP)
中位功率频率	median power frequency(MPF)
组织内弥散组织	intertissue diffusion group(ITG)
最低肺泡有效浓度	minimum alveolar concentration(MAC)

（赵延华　周密）